AURELIA

DR. MED. VOLKHARD HÜHN

Rheuma

Sanfte Hilfe gegen den Schmerz

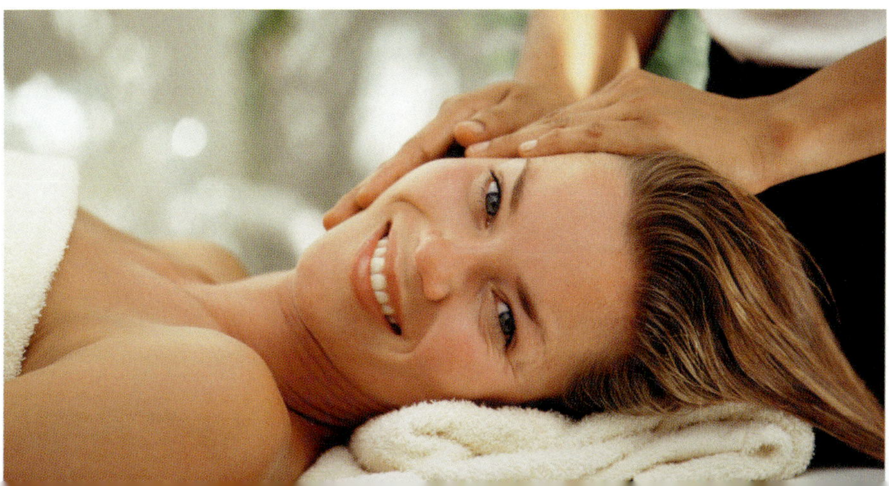

Inhalt

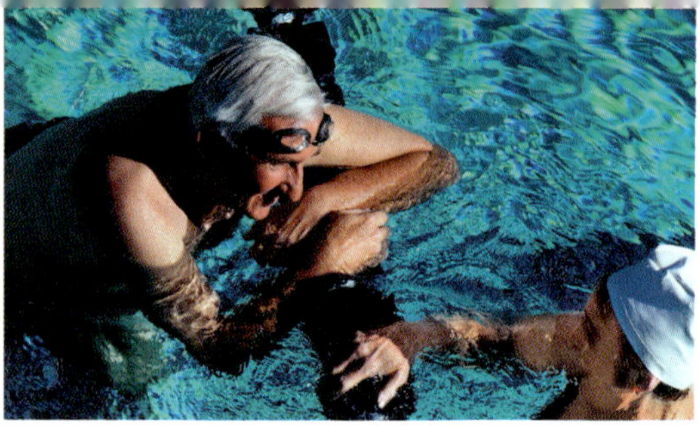

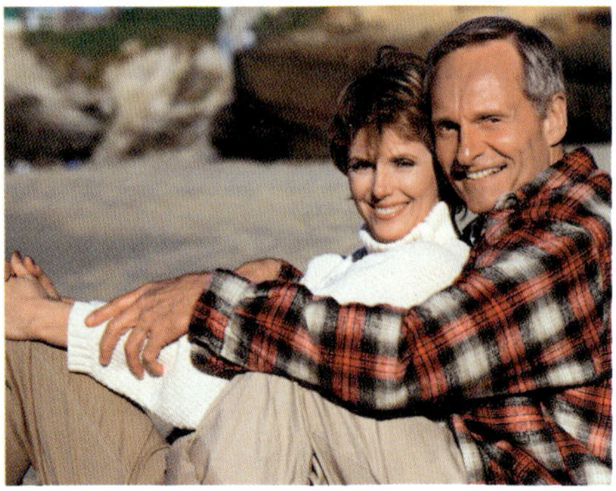

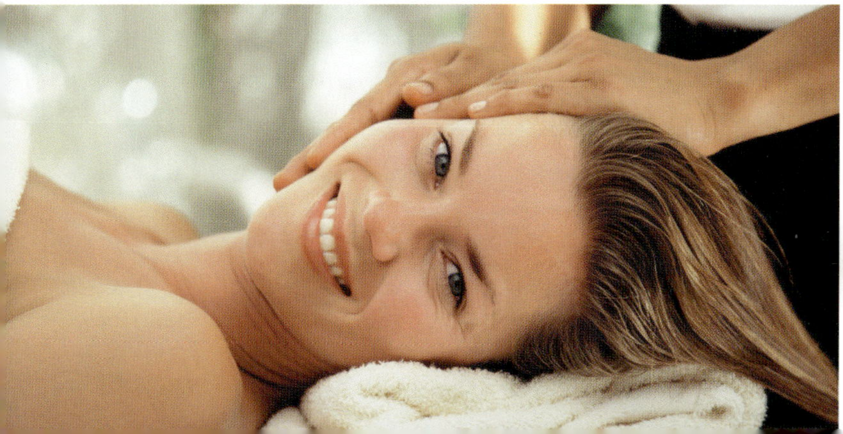

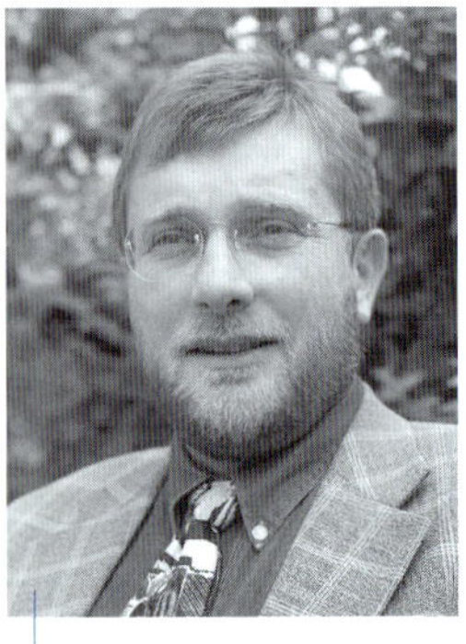

Dr. med.
Volkhard Hühn

Vorwort

Der vorliegende „Ratgeber Rheuma" soll sowohl eine Informationsschrift für medizinische Laien als auch ein naturheilkundliches Fachbuch sein. Betroffene Patienten, pflegende Angehörige, Apotheker, Heilpraktiker und Ärzte sollen gleichermaßen angesprochen werden, eine breit gefächerte Zielgruppe, die leider häufig verschiedene Sprachen benutzt. Der Ausspruch eines alten Kollegen hat mich bewegt, mit meinen Patienten und Kollegen einfach deutsch zu reden: „Die alten Ärzte sprachen Latein, die jungen und modernen Ärzte sprechen englisch-amerikanisch, die guten Ärzte sprechen die Sprache ihrer Patienten!"

Im vorliegenden Buch habe ich versucht, für alle Leser verständlich zu bleiben und hoffe, dass mir dies gelungen ist! Vielleicht ist für viele Heilpraktiker, Apotheker und Ärzte die Wissenschaftlichkeit auf der Strecke geblieben, ich hoffe jedoch, dass die Therapeuten trotzdem viele Anregungen zum Nutzen der Kranken finden können. Das Buch gibt eine Übersicht über die moderne Homöopathie (Homotoxikologie) und davon untrennbare naturmedizinische Behandlungsverfahren sowie konkrete Therapievorschläge bei zahlreichen Krankheiten des Rheumatischen Formenkreises. Es kann im Ganzen gelesen, aber auch als Nachschlagewerk benutzt werden. Die jeweiligen Kapitel können auch einzeln gelesen werden. Ein Anspruch auf Vollständigkeit wird nicht erhoben. Die Kunst des Therapeuten besteht meiner Überzeugung nach darin, bei jedem Kranken zum geeigneten Zeitpunkt die individuell richtige Kombination verschiedener Verfahren einzusetzen und nicht schematisch wie mit Kochrezepten zu behandeln. Insofern sind die Therapieempfehlungen als Anregung und Überblick zu verstehen. Der Ausspruch „Wer heilt, hat Recht" hat auch heute und in Zukunft seine Berechtigung.

Meiner Familie, insbesondere meinen Kindern Lars-Gunar und Tom Niklas, danke ich für ihr Verständnis für meine Arbeit und die damit verbundenen Entbehrungen, meiner Frau Anja für die konstruktive Unterstützung und unbezahlbare, aktive Hilfe bei der Erstellung des Manuskripts.

Ich hoffe, dass dieser Rheuma-Ratgeber alle Zielgruppen ansprechen kann und freue mich auf konstruktive Kritik in jeder Form.
Dem Aurelia-Verlag danke ich für die gute Zusammenarbeit und Unterstützung.

Wiesbaden, im Mai 2003 — Dr. med Volkhard Hühn

1 Was ist Rheuma? Formen und Ursachen

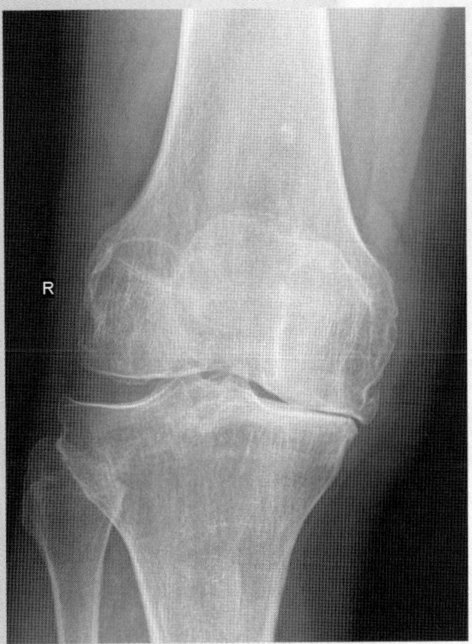

1 | Was ist Rheuma?

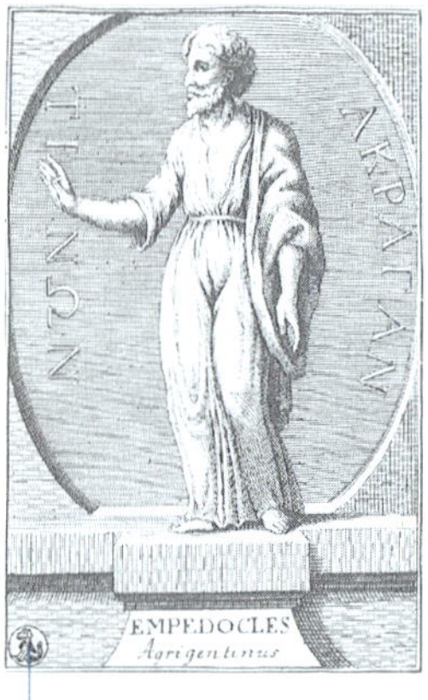

Empedokles aus Akragas (Akrigent, Sizilien), ca. 482 - 423 v. Chr.

Rheuma ist wahrscheinlich so alt wie die Menschheit. Schon immer gab es Menschen, die an Rheumatismus litten – wohl nicht so häufig wie heute, aber auch die Ärzte der Antike mussten sich damit befassen. Schon im fünften Jahrhundert vor Christus taucht der Begriff bei dem griechischen Gelehrten Empedokles auf. Die Bezeichnung hat sich bis heute erhalten.

Rheuma ist somit ein mehr als 2 000 Jahre alter Begriff. Er stammt aus dem Griechischen und bedeutet soviel wie „das Fließen", „das Fließende". Die alten Ärzte bezeichneten mit Rheuma alle im Muskel- und Gelenksystem „herumziehenden", „wandernden" oder „fließenden" Schmerzen. Als Ursache sahen sie krank machende Stoffe in den Körpersäften an.

Wenn wir heute dieses überlieferte Wort Rheuma benutzen, verstehen wir hierunter keine einheitliche Krankheit mit bekannter Ursache. Es ist vielmehr ein Sammelbegriff für eine Vielzahl verschiedenartiger Erkrankungen des Stütz- und Bewegungsapparates. Betroffen sind also Gelenke, Muskeln, Sehnen, Bänder, Knochen, Knorpel und Schleimbeutel. Bei Rheuma schmerzen sie und können in ihrer Funktion erheblich beeinträchtigt sein, manchmal auch mit chronischem Krankheitsverlauf.

Korrekter ist es daher, den altüberlieferten Begriff „Rheuma" zeitgemäß durch „Erkrankungen des Rheumatischen Formenkreises" zu ersetzen.

Diese können im Wesentlichen in vier Gruppen eingeteilt werden:

- Entzündungsrheuma
- Verschleißrheuma
- Weichteilrheuma
- Rheuma als Begleiterkrankung

Das Verschleißrheuma kommt am häufigsten vor. Es macht etwa die Hälfte aller Erkrankungen des Rheumatischen Formenkreises aus. Etwa 40 Prozent sind dem Weichteilrheuma und rund zehn Prozent dem Entzündungsrheuma zuzurechnen. Rheuma als Begleiterkrankung fehlt in dieser Statistik, da es sich hierbei um andere Grunderkrankungen handelt, in deren Verlauf rheumatische Beschwerden auftreten können.

Präzise statistische Daten über die Rheumahäufigkeit können nur schwer ermittelt werden, da die Krankheitsbilder des Rheumatischen Formenkreises nicht eindeutig definiert sind. Hinzu kommt, dass viele rheumatische Beschwerden im Verborgenen ablaufen und nicht akut behandelt werden müssen. Die Zahlenangaben, die sich in der Literatur finden, sind dementsprechend recht unterschiedlich.

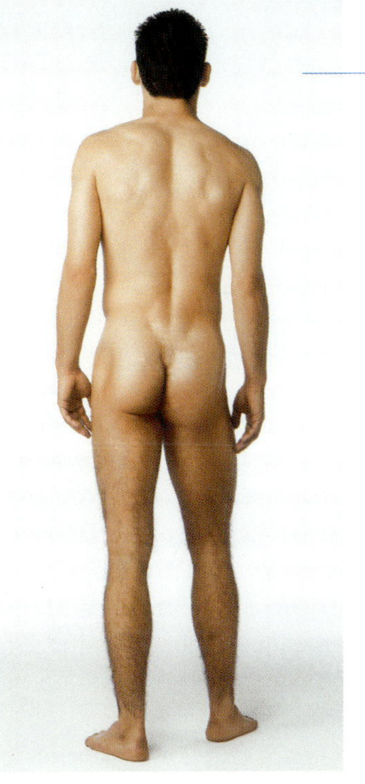

Der gesamte Bewegungsapparat – Muskeln und Bänder, Knorpel und Knochen – können von Rheuma betroffen sein.

Insgesamt gesehen leiden wahrscheinlich mehr als vier Prozent der Weltbevölkerung an Krankheiten des Rheumatischen Formenkreises. Allein in Deutschland wird die Zahl der Rheumakranken auf ungefähr 13 Millionen geschätzt. Davon brauchen rund drei bis vier Millionen dauernde medizinische Hilfe. Auch Kinder leiden an Rheuma: Ihre Zahl wird in Deutschland auf etwa 16 000 geschätzt.

Der allein durch Erkrankungen des Rheumatischen Formenkreises bedingte volkswirtschaftliche Ausfall in Deutschland beläuft sich schätzungsweise auf 50 bis 60 Millionen Arbeitstage pro Jahr. Etwa jede zweite Kur geht auf rheumatische Beschwerden zurück. Jährlich werden rund eine halbe Million Heilverfahren wegen Rheuma durchgeführt, wobei sich das Millionenheer der Rheumafrührentner jedes Jahr vergrößert. Die Behandlungskosten belaufen sich in Deutschland auf ungefähr sieben bis acht Milliarden Euro. Hinzu kommen jährlich mehr als 15 Milliarden Euro für die Versorgung rheumabedingter Frührentner.

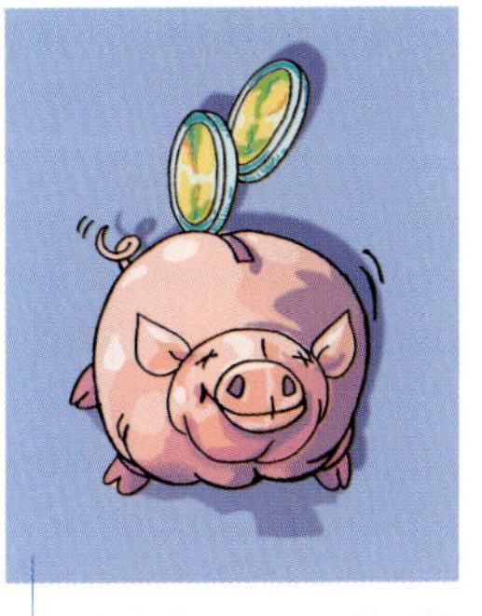

Jährliche Kosten durch Rheuma: 15 Milliarden EUR für Frührenten und 8 Milliarden EUR für die medizinische Versorgung.

Erhebungen mehrerer europäischer Länder lassen den Schluss zu, dass etwa 16 Prozent aller Kranken Rheumatiker sind, also etwa jeder sechste Patient ein Rheumakranker ist. Untersuchungen zeigten, dass sich schon nach dem zweiten Lebensjahrzehnt bei etwa der Hälfte aller Menschen die Gelenke zunehmend verändern. Nach dem 70. Lebensjahr ist praktisch jeder von solchen degenerativen Prozessen im Bewegungsapparat betroffen. Allerdings muss erfreulicherweise nur ein geringer Anteil medizinisch behandelt werden.

Insgesamt gibt es weltweit mehr Rheumatiker als Krebs-, Herz-Kreislauf-, Diabetes- und Tuberkulosekranke zusammen. Rheuma ist

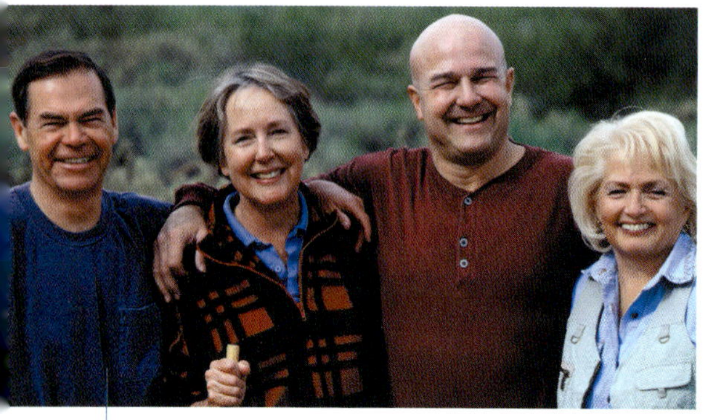

Rheuma tritt vor allem – aber nicht nur – im Alter auf.

somit die mit Abstand häufigste Geißel der Menschheit und kann als Volkskrankheit Nummer eins angesehen werden.

Rheuma ist immer mit Schmerzen, eingeschränkter Bewegungsfreiheit und oft einem Verlust an Lebensfreude verbunden. Darüber hinaus verursacht es auch medizinische und volkswirtschaftliche Kosten in schwindelerregender Höhe. Die Krankheiten des Rheumatischen Formenkreises gehören somit zu den dringlichsten medizinischen und volkswirtschaftlich-sozialpolitischen Herausforderungen unserer Zeit.

Wie bereits beschrieben, werden die verschiedenen rheumatischen Erkrankungen vier Formen zugeordnet. Diese unterscheiden sich in ihren Ursachen, Verläufen, Prognosen und Altersverteilungen. Allerdings können sie sich auch überschneiden oder kombiniert auftreten.

Für die zahlreichen und vielgestaltigen Krankheitsbilder, die daraus entstehen, gibt es keine einheitliche Ursache. Zwar sind schon eine Menge einzelner Faktoren bekannt, aber viele Auslöser liegen noch im Dunkeln.

Störungen der körpereigenen Schutz- und Abwehrmechanismen werden ebenso als Ursachen angesehen wie verschleißbedingte Faktoren, Infektionen mit Bakterien, Viren oder Pilzen. Dazu kommen erbliche Veranlagung, angeborene oder erworbene Körperfehlhaltungen, seelische Einflüsse, Stoffwechselstörungen sowie mangelhafte oder falsche Ernährung.

1.1 | Entzündungsrheuma

Die Krankheiten des entzündlichen Rheumatismus gehen immer mit Gelenkentzündungen einher und der Hinweis auf eine Entzündung findet sich meist in der Bezeichnung der jeweiligen Erkrankung wieder. So leitet sich der Begriff Arthritis aus dem Griechischen ab: „arthros" heißt Gelenk und die Endung „-itis" bedeutet Entzündung. Weitere Krankheiten gehören zu dieser Gruppe, wie beispielsweise die Bechterewsche Erkrankung. Sie werden alle im Kapitel 5 detailliert beschrieben.

Entzündungen zeigen sich im Körper durch Rötung, Überwärmung, Schwellung, Schmerz und beeinträchtigte Funktion. Mit diesen Symptomen reagiert die körpereigene Abwehr – das Immunsystem – auf schädliche Substanzen. Schadstoffe können von außen einwirken oder auch im Körper entstanden sein, zum Beispiel im Stoffwechsel. Sie abzuwehren und eingetretene Schäden so gut wie möglich zu reparieren, ist die Aufgabe des Immunsystems.

Kennzeichen einer Entzündung

Rötung	Rubor
Überwärmung	Calor
Schwellung	Tumor
Schmerz	Dolor
beeinträchtigte Funktion	Functio laesa

Die weißen Blutkörperchen, von denen es verschieden spezialisierte Arten gibt, übernehmen diese Arbeit in einem komplizierten Zusammenspiel miteinander. Sie eilen wie eine Polizeitruppe zum Ort des Geschehens, um schädliche Eindringlinge wie Bakterien oder Viren abzubauen. Eine Gruppe von ihnen, die Lymphzellen oder Lymphozyten, bilden spezielle Schutzeiweiße, so genannte Antikörper, die die Fremdstoffe an sich binden und so unschädlich machen. Dieser Zusammenschluss von Antikörper und Fremdstoff (Antigen) kann dann von anderen Blutkörperchen, den Fresszellen, aufgenommen und zerstört werden.

Außerdem setzen verschiedene Zellen körpereigene chemische Substanzen frei, so genannte Entzündungsmediatoren, die verschiedene Reaktionen auslösen. Unter anderem erweitern sich feinste Blutgefäße, das entzündete Gebiet schwillt an und wird stärker durchblutet. Auf diese Weise werden die unschädlich gemachten Fremdstoffe schneller mit dem Blut abtransportiert. Gleichzeitig wird durch die vermehrte Durchblutung das entzündete Gebiet heiß und schmerzt. Funktion und Bewegung des betroffenen Körperteils sind eingeschränkt, so dass es geschont wird.

Eine Entzündung ist also ein biologisch sinnvoller Vorgang, mit dem sich der Körper vor Schädigungen zu schützen versucht. Bei gesunden Menschen wehrt das Immunsystem auf diese Weise viele in den Körper eindringende Bakterien, Viren oder andere körperfremde Stoffe erfolgreich und problemlos ab.

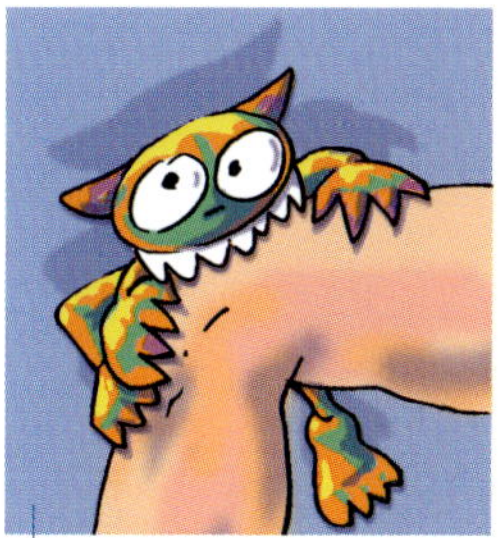

Bei Autoimmunkrankheiten richtet sich das Immunsystem gegen den eigenen Körper.

Aus bislang ungeklärten Ursachen heraus kann es jedoch passieren, dass unsere Körperabwehr plötzlich „Amok läuft“ und eigenes Gewebe wie einen schädlichen Eindringling behandelt. Das Immunsystem greift hierbei fälschlicherweise körpereigene Zellen an, zum Beispiel an den Gelenken. Dadurch entstehen Entzündungen, die Zerstörungen an Gelenkknorpel, Gelenkknochen und Sehnen mit sich bringen.

Einmal in Gang gekommen, läuft eine solche fehlgeleitete Abwehrreaktion immer weiter. Durch die Bildung von Schutzeiweißen (oder

Antikörpern) gegen körpereigenes Gewebe entsteht eine andauernde, chronische Entzündung, die allgemein als Autoimmunerkrankung bezeichnet wird. Entzündliche rheumatische Erkrankungen wie die chronische Polyarthritis oder der Lupus erythematodes beruhen auf solchen Mechanismen.

1.2 | Verschleißrheuma

Das Verschleißrheuma, auch degenerativer Rheumatismus genannt, ist durch Abnutzungserscheinungen von Knochen und Knorpel der betroffenen Gelenke gekennzeichnet. Diese Gelenkveränderungen werden als Arthrose bezeichnet. Häufig kommen Hüft-, Schulter-, Knie- und Fingergelenksarthrosen vor, aber auch die kleinen Gelenke der Wirbelsäule können betroffen sein.

Bei den degenerativen Gelenkleiden oder Arthrosen besteht ein Missverhältnis zwischen Belastung und Belastbarkeit des Gelenkknorpels, also in erster Linie ein rein mechanisches, nicht entzündliches Geschehen. Die Widerstandskraft und die Elastizität des Gelenkknorpels nehmen mit steigendem Alter ab. Je nachdem, wie stark er belastet wird, beginnt der Knorpel früher oder später zu verschleißen, er baut sich ab (degeneriert). Folgen davon sind arthrotische Veränderungen der betroffenen Gelenke.

Die Belastbarkeit des Knorpels ist in erster Linie von seinem Ernährungszustand abhängig. Knorpelzellen haben keine eigenen Blutgefäße, sondern werden unmittelbar und ausschließlich direkt aus der Gelenkflüssigkeit mit Nährstoffen versorgt. Ihre Stoffwechsel-Abbauprodukte geben sie an die Gelenkinnenhaut (die Synovialis) ab. Diese wird dadurch angeregt, neue Gelenkflüssigkeit und damit neue Nährstoffe für den Knorpel zu produzieren.

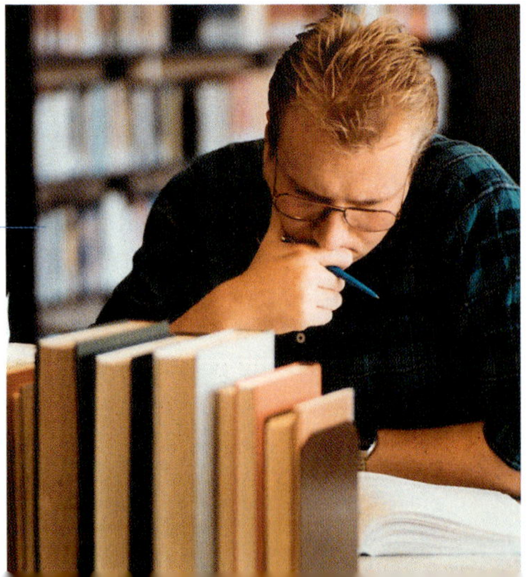

Langes Sitzen am Schreibtisch mit schlechter Körperhaltung belastet die Wirbelsäule und kann die Entstehung von Arthrosen fördern.

Die Gelenkflüssigkeit muss gut durchmischt und die Gelenke gut durchblutet sein, damit der Knorpel optimal versorgt ist. Fehl- und Überbelastungen jedoch belasten die Gelenke stark, so dass sie unter einem erhöhten mechanischen Druck stehen und schneller verschleißen können. Die Entstehung von Arthrosen wird so ganz wesentlich gefördert.

Übergewicht beispielsweise strapaziert vor allem die den Körper tragenden Hüft-, Knie- und Sprunggelenke. Fehlstellungen in den Hüften, X- oder O-Beine machen diese Gelenke ebenfalls anfälliger für Verschleißerscheinungen. Weiterhin können Verletzungen von Gelenkkapseln, Sehnen und Bändern sowie nach einem Bruch schief zusammengewachsene Knochen zu ungleichmäßiger, punktuell sehr starker Überbelastung von Gelenkknorpelflächen führen. Auch Verletzungen der Muskeln sind hier zu nennen, denn hierbei nimmt die Stützung der Gelenke ab. Schließlich begünstigen auch berufsbedingte einseitige Belastungen von Gelenken die Entstehung von Verschleißrheuma, beispielsweise bei Akkord- und Fließbandarbeit.

Weichteilrheuma | 1.3

Zum Weichteilrheuma oder Extraartikulären Rheumatismus gehören schmerzhafte Veränderungen des Bewegungsapparates, die nicht die Gelenke selbst, sondern ihre Umgebung, die „Weichteile“, betreffen. Als solche werden Muskeln und Muskelhäute, Sehnen- und Sehnenscheiden, Schleimbeutel, Nerven- und Bindegewebe bezeichnet.

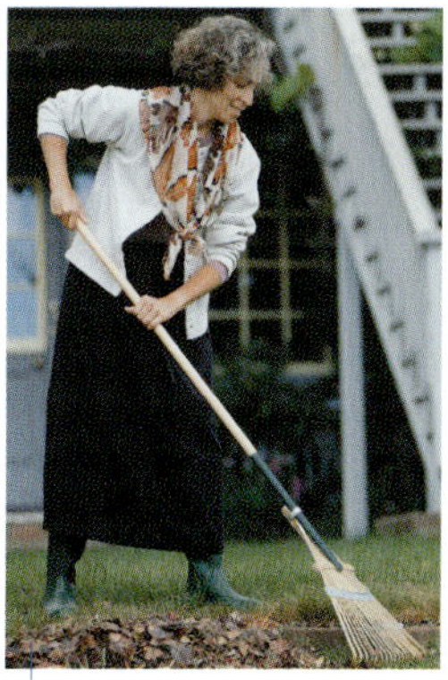

Besonders im Herbst, wenn es neblig und trüb ist und langsam kälter wird, nehmen die Schmerzen bei Weichteilrheuma zu.

Das Weichteilrheuma spielt sich also außerhalb der Gelenke ab und führt im Gegensatz zu anderen Rheumaformen nicht zu Gelenkzerstörungen. Davon leitet sich auch der Name extraartikuläres Rheuma ab (extra = außerhalb, artikulär = das Gelenk betreffend).

Auch beim Weichteilrheuma sind die verschiedenen Ursachen noch weitgehend unbekannt. Charakteristisch ist eine ausgeprägte Temperatur- und Wetterabhängigkeit. In aller Regel verschlechtern Kälte und Nässe die Beschwerden, während Wärme sie deutlich lindern kann. Wer beruflich oder privat häufig Nässe und Kälte ausgesetzt ist, läuft Gefahr, an Weichteilrheuma zu erkranken oder bestehende Beschwerden zu verschlimmern.

Neben einer persönlichen, möglicherweise erblichen Veranlagung werden auch Störungen im Schlaf-Wach-Rhythmus, seelische Einflüsse, andauernde private oder berufliche Stressbelastung, Lebenskrisen und eine herabgesetzte Schmerzgrenze und -empfindlichkeit als ursächlich diskutiert. Auch beim Weichteilrheuma gibt es keine eindeutige wissenschaftlich fundierte Begründung. Letztlich kann man davon ausgehen, dass es durch verschiedenste Faktoren ausgelöst werden kann, die sich individuell miteinander kombinieren.

1.4 | Rheuma als Begleiterkrankung

Unter Pararheumatischen Erkrankungen oder Rheumatoiden versteht man Krankheiten, bei denen rheumatische Beschwerden als Begleiterscheinung oder Folge einer völlig andersartigen Grunderkrankung auftreten. Sie kommen gegenüber den anderen Rheumaformen deutlich seltener vor.

Eine der häufigsten pararheumatischen Krankheiten ist die Gicht, die mit einer erhöhten Harnsäurekonzentration in Blut und Gelenken einhergeht. Viel tierisches Eiweiß in der täglichen Nahrung, vor allem Fleisch- und Wurstwaren, können Gicht auslösen und verschlimmern. Ein weiteres Beispiel ist der Morbus Crohn, eine Entzündung des Dünndarms. Diese und andere Darmkrankheiten bringen häufig Gelenkentzündungen mit sich. Auch bei Infektionen mit Bakterien wie Salmonellen oder Mykoplasmen kommen rheumatische Begleiterkrankungen vor.

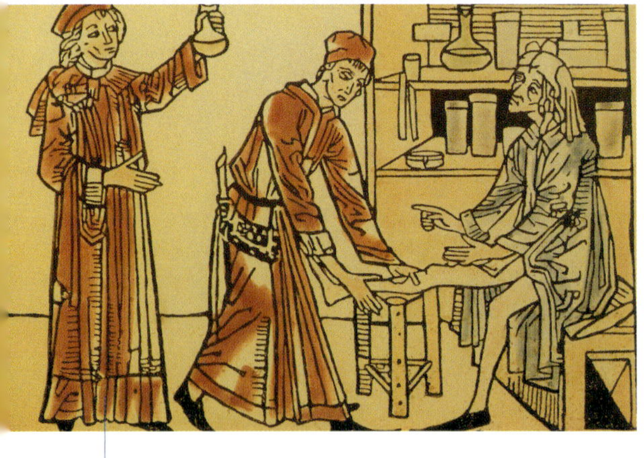

Holzschnitt aus dem Jahr 1484: Ärzte behandeln einen Gichtkranken.

Angesichts der Vielfalt von möglichen Rheumatoiden wird hier auf weitere Details der verschiedenen Krankheitsbilder verzichtet. Diese werden – soweit bekannt – bei der Besprechung der einzelnen rheumatischen Erkrankungen in Kapitel 5 beschrieben.

2 Der Besuch beim Arzt

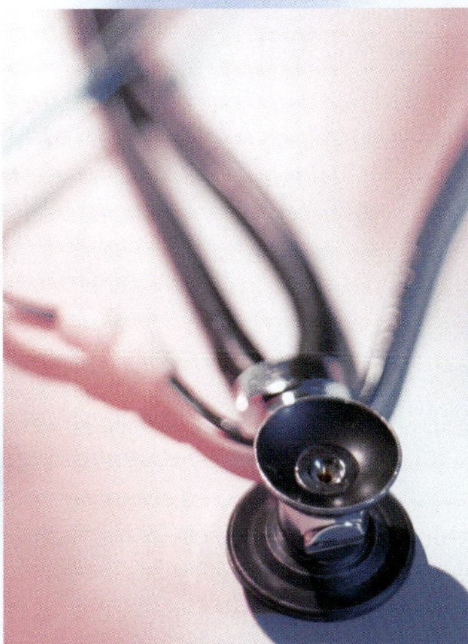

2 | Der Besuch beim Arzt

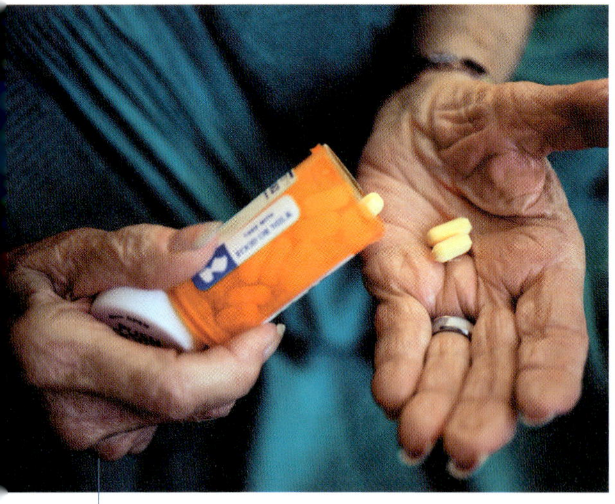

Bei Rheuma selbst aktiv werden ist richtig – aber immer in Absprache mit einem Arzt.

Viele Menschen halten ein tägliches Leben mit rheumatischen Beschwerden leider immer noch für normal, denn – so ein oft zu hörender, aber eindeutig falscher Ausspruch – „Rheuma hat doch fast jeder!“ Wer so denkt, geht deswegen auch nicht zu einem Arzt, sondern behandelt sich selbst, oft mit vollkommen unzureichenden, frei verkäuflichen Schmerzmitteln und zahlreichen „Rheumasalben“.

Entsprechend hoch ist die Dunkelziffer nicht erkannter Rheuma-Erkrankungen. Große Mengen Schmerzmittel werden verbraucht und die damit verbundenen Nebenwirkungen und Folgekrankheiten in Kauf genommen. Nicht selten treten beispielsweise arzneibedingte Magenprobleme auf.

Bei rheumatischen Beschwerden sollten Sie immer einen Arzt um Rat fragen, denn vor eine Therapie gehört die Diagnose. Erst wenn eine exakte Untersuchung nach allen Regeln der medizinischen Kunst erfolgt und eine Diagnose gestellt worden ist, kann eine sinnvolle Behandlung unter fachlich qualifizierter Leitung und Kontrolle erfolgen.

Von heroischen Selbstbehandlungsversuchen ohne eine genaue Kenntnis der Erkrankung ist grundsätzlich abzuraten. Sie sollten hier keine wertvolle Zeit verschwenden, denn gerade bei rheumatischen Erkrankungen, die zu Gelenkzerstörungen und dadurch zu dauerhaften Schäden führen können, ist eine Frühdiagnose von herausragender Bedeutung.

2.1 | Untersuchungsmethoden

Was erwartet Sie bei Ihren Arztbesuchen? Welche Untersuchungen werden bei Rheuma vorgenommen? Was wird bei den verschiedenen Untersuchungsmethoden geprüft? Was sagen die einzelnen Verfahren aus? Dieses Kapitel soll Ihnen helfen, sich in der Welt der medizinischen Fachsprache und Abkürzungen zurechtzufinden und zu verstehen, was wie warum bei Ihnen untersucht wird.

Die Krankenvorgeschichte

Die genaue Vorgeschichte Ihrer Rheuma-Erkrankung ist trotz aller moderner Untersuchungstechnik bis heute der wesentliche Baustein der Diagnose. Die so genannte „Anamnese" – abgeleitet aus dem Griechischen „anamnesis" für „Erinnerung" – ist die Grundlage für gezielte weiterführende Untersuchungen. Viele Rheumatherapeuten benutzen einen standardisierten Fragebogen zur Anamneseerhebung. Allerdings kann dieser nicht das persönliche Gespräch ersetzen.

Die Anamnese zusammenzutragen ist mehr als nur ein Sammeln von Fakten, Symptomen und Beschwerden. Der Therapeut sollte Sie dabei als Rat suchenden Menschen in seiner Ganzheit von Körper, Geist und Seele kennen lernen. Dazu ist eine Kenntnis Ihrer individuellen Lebensgeschichte, Ihres beruflichen, sozialen und familiären Umfeldes, Ihrer Sorgen, Ängste, Hoffnungen und Wünsche ebenso wichtig wie Ihre aktuell im Vordergrund stehenden körperlichen Beschwerden. Ausreichend Zeit und ungestörte Ruhe, genaues, wertfreies und aufmerksam konzentriertes Zuhören sowie gezieltes, gründliches und taktvoll diskretes Nachfragen sind hierbei unabdingbare Voraussetzungen, die der Arzt oder die Ärztin mitbringen sollte.

Die erste Begegnung zwischen Ihnen als Patient und Ihrem Therapeuten ist somit nicht nur ein wichtiger Baustein zur Diagnosefindung, sondern auch das Fundament für eine vertrauensvolle, möglicherweise langjährige Zusammenarbeit bei der Behandlung Ihrer Erkrankung. Sie sollten sich angenommen und verstanden fühlen, sich als aktiv handelnde Person erleben und gleichberechtigter Mitarbeiter und Partner bei einer zukünftigen Therapie sein. Ängste, etwas „Falsches" gesagt zu haben oder überhaupt sagen zu können, sind beim Gespräch mit dem Arzt völlig fehl am Platz.

Folgende Fragen sollte Ihnen Ihr Arzt stellen:

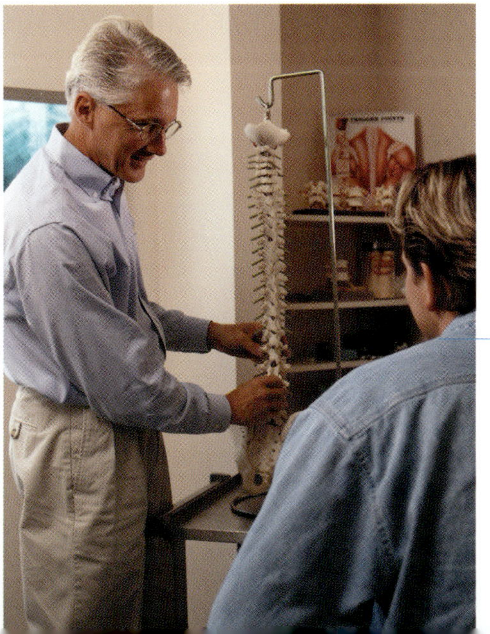

Rheuma ist eine langjährige Krankheit, daher sollte das Verhältnis zum Arzt vertrauensvoll und offen sein.

WO SIND IHRE BESCHWERDEN?

Aus dem Verteilungsmuster der rheumatisch befallenen Gelenke und Körperteile kann der Arzt häufig schon Rückschlüsse auf die Erkrankung ziehen. Beispielsweise betrifft die primäre Polyarthritis häufig die Fingergrundgelenke, die direkt an der Handfläche ansetzen. Dagegen zeigt sich die Gicht oft an den Grundgelenken der großen Zehen. Die Schuppenflechte befällt meist die Gelenke der Finger und Mittelhandknochen sowie der Zehen und Mittelfußknochen. Eine beginnende Bechterewsche Erkrankung wiederum macht sich häufig zuerst in den Kreuzbeingelenken der unteren Wirbelsäule bemerkbar. Auch ist ein symmetrischer Gelenkbefall bei einigen Rheumaformen typisch.

WANN UND IN WELCHEN SITUATIONEN TRETEN IHRE SCHMERZEN AUF?

Nächtliche, tief sitzende Kreuzschmerzen beispielsweise treten oft bei entzündeten Kreuzbeingelenken im Rahmen der Bechterew-Krankheit auf. Beim Weichteilrheuma nehmen die Beschwerden bei feucht-kaltem Wetter zu. Sie hängen außerdem von der allgemeinen seelischen Verfassung ab.

WODURCH NEHMEN IHRE SCHMERZEN ZU ODER AB?

Wärme mindert häufig die Symptomatik beim Weichteilrheumatismus, aber auch bei Arthrosen. Bei akuten Entzündungen dagegen verschlimmert sie die Schmerzen meistens, hier ist Kälte besser.

WAS KÖNNTE IHRE SCHMERZEN AUSGELÖST HABEN?

Gab es eine erkennbare Ursache oder äußere Einwirkungen als Aus-

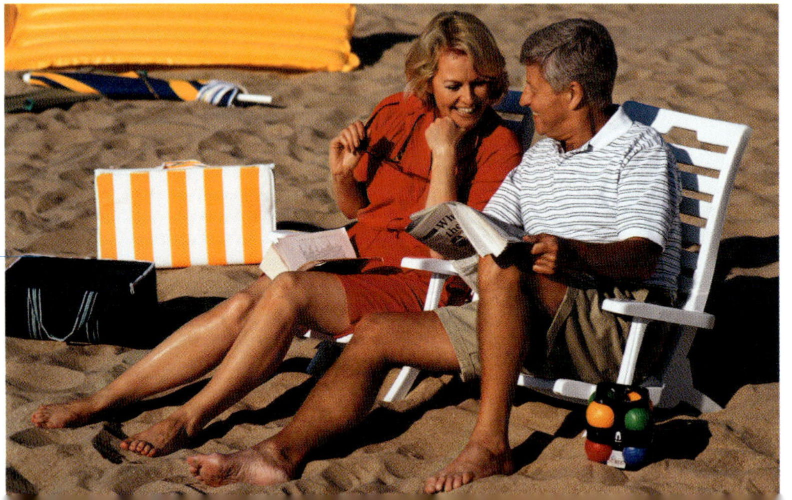

Wärme – für die einen eine Wohltat, für andere eher eine Qual.

löser für Ihre Krankheit? Beispielsweise Verletzungen, besondere körperliche Belastungen, klimatische Einflüsse, Temperaturextreme, psychische Konflikte oder gravierende Lebensereignisse, Einnahme von Arzneimitteln?

Besteht ein Zusammenhang mit scheinbar anderen Krankheiten wie Darmentzündungen oder Hautleiden? Litten Sie in der Zeit vor dem ersten Erscheinen Ihrer rheumatischen Beschwerden an irgendwelchen Infektionskrankheiten?

Auch andere, hier nicht aufgeführte, Ihnen persönlich gar merkwürdig oder unerklärlich vorkommende Zeichen Ihres Körpers können hier wichtig sein. Sie sollten diese in jedem Fall dem Arzt berichten! Gerade solche besonderen – „sonderlichen" – Symptome können dem homöopathisch arbeitenden Behandler wertvolle Hinweise geben, die richtige Diagnose zu stellen und das geeignete homöopathische Arzneimittel zu finden. Auch sollten Sie offen und ohne Scheu über Ihre Ernährungsgewohnheiten und Ihren Konsum von Genussgiften wie Tabak oder Alkohol sprechen.

> AN WELCHEN WEITEREN KRANKHEITEN LEIDEN SIE?

Neben Angaben zu konkreten rheumatischen Beschwerden des Bewegungs- und Stützapparates sollte der Arzt auch nach allen anderen Krankheiten, Verletzungen und Operationen fragen. Sowohl aktuelle als auch frühere Leiden sind hier wichtig, und zwar von allen Körperbereichen. Denn bei den Rheumatoiden treten ja – wie schon im Kapitel 1.4 beschrieben – rheumatische Veränderungen als Begleiterscheinungen vollkommen andersartiger Grunderkrankungen auf.

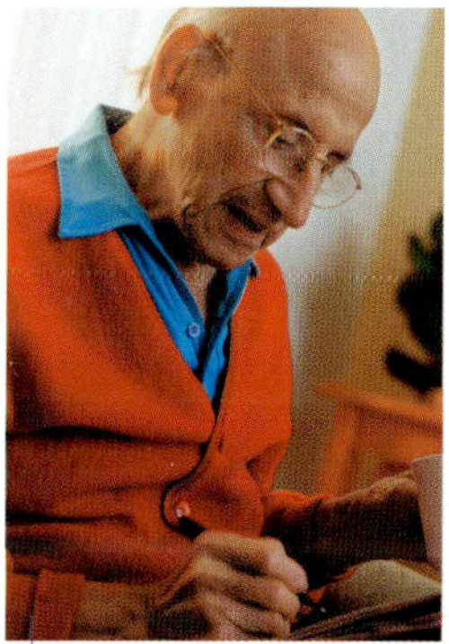

Sie können sich schon zu Hause auf den Besuch beim Arzt vorbereiten.

Auch im Hinblick auf die Therapie muss der Behandler umfassende Kenntnis über Ihren Gesamtzustand erlangen. Denn einige konventionelle Rheumamittel können beispielsweise bei Krankheiten des Magens oder der Nieren nur mit großen Einschränkungen und Vorsichtsmaßnahmen zur Anwendung kommen – unter Umständen auch gar nicht.

Die Frage nach bereits erfolgten Behandlungen, regelmäßiger Medikamenteneinnahme, ihrer Verträglichkeit und Wirksamkeit sollte ebenfalls Bestandteil der Anamnese sein.

Wenn Ihre individuelle, persönliche Krankenvorgeschichte auf diese Weise in vertrauensvoller und partnerschaftlicher Zusammenarbeit erhoben worden ist, schließt sich in aller Regel eine körperliche Untersuchung an.

Die körperliche Untersuchung

Bei der körperlichen Untersuchung verschafft sich Ihr Arzt vor allem einen Überblick über Zustand und Funktionsfähigkeit Ihres Stütz- und Bewegungsapparates. Er wird Sie anschauen, abtasten und abklopfen, beispielsweise auch mit einem Reflexhammer. Schon durch dieses einfache Betrachten können sich in kürzester Zeit viele Hinweise auf ungleichmäßige Fehlbelastungen Ihres Stütz- und Bewegungssytems sowie angeborene oder erworbene Fehlhaltungen und -stellungen ergeben. Besonders die Gelenke werden eingehend geprüft, häufig auch im Liegen.

Hat sich der Behandler mit diesen einfachen und Sie nicht belastenden Untersuchungen einen Überblick über den aktuellen Ist-Zustand Ihres Muskel- und Gelenksystems verschafft, so wird er eine allgemeine körperliche Untersuchung anschließen. Hierbei werden neben Körpertemperatur, Puls und Blutdruck die Organe von Brustkorb und Bauchraum überprüft, um Hinweise auf mögliche Herz-, Lungen-, Magen-Darm- oder andere Krankheiten zu erhalten. Zu dieser allgemeinärztlich-internistischen Untersuchung gehört auch eine genaue Inspektion der Haut, der Haare, Finger- und Fußnägel sowie der sichtbaren Schleimhäute. Oft finden sich so auch ganz diskrete Hinweise zum Beispiel auf eine Schuppenflechte oder andere Hautkrankheiten, die Ihnen bisher selbst noch gar nicht aufgefallen sind oder denen Sie keine Bedeutung zugemessen haben.

Ebenso genau betrachtet der Untersucher Ihre Augen, um beispielsweise eine rheumatische Entzündung der Regenbogenhaut (Iritis oder

Den Körper unter die Lupe nehmen

- Wirbelsäule: Ist sie normal geschwungen oder verkrümmt? Wie beweglich ist sie? Schmerzt sie beim Beklopfen oder Drücken? Sitzt der Schmerz an bestimmten Stellen oder ist er eher diffus?
- Schultern: Stehen sie gleich oder sind sie unterschiedlich hoch?
- Becken: Steht es gerade?
- Beine: Haben Sie X-Beine oder O-Beine? Ist ein Bein deutlich länger als das andere? Ist die Fußform normal oder verformt wie zum Beispiel bei Senk-, Spreiz- oder Knickfüßen?
- Allgemein: Haben Sie unfall- oder operationsbedingte Narben?

Die Gelenke genau betrachten

- Bestehen Rötungen oder Hauterwärmungen?
- Sind die Gelenke geschwollen?
- Ist ein Reiben oder Knirschen der Gelenke bei Bewegung zu hören, zu fühlen oder zu ertasten?
- Schmerzen die Gelenke bei Druck oder Bewegung?
- Ist die Gelenkbeweglichkeit aktiv oder passiv eingeschränkt?
- In welchem Zustand befinden sich Muskeln, Sehnen und Bänder?
- Sind die Muskel-Sehnen-Reflexe und das Empfindungsvermögen der Haut und damit die Funktion der zuständigen versorgenden Nerven normal oder eingeschränkt?
- Sind Muskeln beim Abtasten hart, verspannt, verschmächtigt oder schmerzhaft?
- Sind schmerzhafte Rheuma- oder Gichtknoten in oder unter der Haut tastbar?

Iridocyclitis) oder eine Bindehautentzündung (Konjunktivitis, zum Beispiel beim Reiter-Syndrom) festzustellen. Naturmedizinisch orientierte Behandler finden hierbei auch Hinweise auf genetische Veranlagungen zu rheumatischen Erkrankungen und geeignete naturmedizinische Therapieansätze, auch wenn diese jahrhundertealte konstitutionelle Augendiagnostik von der offiziellen Schulmedizin abgelehnt wird.

Der körperliche Befund ist zusammen mit der Anamnese eine wesentliche Grundlage für weiterführende Spezialuntersuchungen.

Untersuchung von Blut und Urin

Hat sich aufgrund der Krankenvorgeschichte und des körperlichen Untersuchungsbefundes der Verdacht auf eine Krankheit ergeben, beispielsweise auf eine Bindegewebserkrankung, werden weitere spezifische Blutwerte bestimmt oder Urintests vorgenommen. Allerdings gibt es leider keinen Labortest, der für sich alleine eine bestimmte Diagnose sichert. Auch Laborbefunde müssen immer – ebenso wie andere Untersuchungsergebnisse – im Gesamtzusammenhang mit anderen Befunden beurteilt werden.

Zahlreiche laborchemische Untersuchungen werden standardisiert und routinemäßig vorgenommen. Hierzu werden in der Regel 15 bis 20 Milliliter Blut aus einer Armvene entnommen.

Mehr als das 250fache, nämlich vier bis fünf Liter Blut, fließen in jedem von uns, vom Herzen bis in die feinsten Blutgefäße in den Armen und Beinen und wieder zurück. In ihm schwimmen rote und weiße

Blutkörperchen und weitere Zellen, die fast die Hälfte des Blutvolumens ausmachen. Die andere Hälfte ist das Blutplasma, also Wasser, in dem Mineralstoffe und Bluteiweiße gelöst sind. Beide Stoffklassen regeln verschiedene Gleichgewichte im Blut, die lebensnotwendig sind.

Daneben enthält Blut auch viele Substanzen, die sich auf dem Weg durch den Körper befinden, zum Beispiel Atemgase und Hormone. Zu diesen „reisenden“ Stoffen gehören auch die Bestandteile unserer Nahrung wie Zucker, Fettsäuren oder Vitamine.

Viele Blutwerte werden im Blutserum gemessen, also Blut, dessen Zellen und Gerinnungsfaktoren entfernt wurden. Blutwerte sind Momentaufnahmen aus dem Inneren des Körpers. Sie geben Auskunft darüber, welche Stoffe gerade in welchen Mengen im Blutstrom unterwegs sind. Sie verändern sich ständig und hängen von verschiedensten Einflüssen ab. Deshalb dürfen Blutwerte nur im Zusammenhang und auf den einzelnen Menschen bezogen bewertet werden. Sie hängen zum Beispiel ab von Geschlecht, Alter, Ernährung, psychischen Belastungen, Tagesrhythmus, Medikamenteneinnahme und Körperhaltung.

Veränderte Blutwerte, die nicht in die Norm zu passen scheinen, müssen also nicht unbedingt krankhaft sein. Sie können allerdings gestörte Stoffwechselabläufe anzeigen, die zu Krankheiten führen können. Veränderte Blutwerte sind selbst aber keine Krankheitsursachen, sondern ihrerseits Folgen. Ursachen können zum Beispiel in einer einseitigen Ernährungsweise liegen.

Messergebnisse können bei vielen Menschen große Unsicherheit erzeugen. Welche Werte sind als normal anzusehen und was bedeuten veränderte Werte? Zunächst einmal sollten Sie bedenken: Sie bestehen nicht nur aus Einzelsubstanzen. Ihr Körper ist kein Labor, sondern eine individuelle Ganzheit, zu der auch Geist und Seele gehören. Im Folgenden werden verschiedene Blutbestimmungen vorgestellt, die in Bezug auf rheumatische Leiden aussagekräftig sein können.

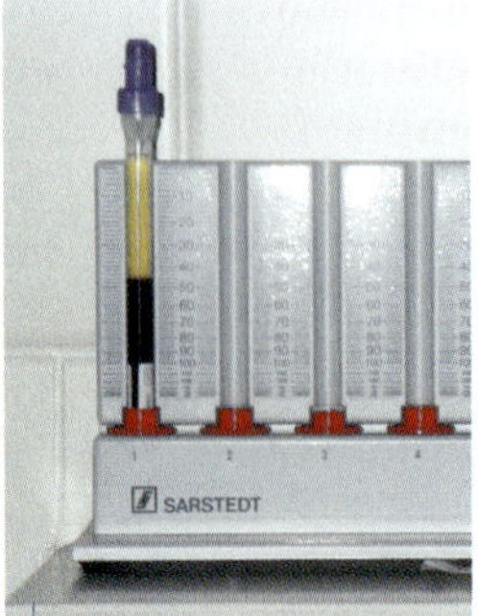

Blutsenkungsgeschwindigkeit: Die roten Blutkörperchen sinken mit der Zeit nach unten.

> **BLUTSENKUNG (BSK ODER BSG):** Die Blutsenkung (BSK) oder Blutkörperchensenkungsgeschwindigkeit (BSG) dient einer ersten orientierenden Unterscheidung zwischen entzündlichen und nicht-entzündlichen Rheumaformen. Zu den Blutkörperchen zählen die roten Blutkörperchen (Erythrozyten), Blutplättchen (Thrombozyten), die für die Blutgerinnung wichtig sind, und Zellen des körpereigenen Abwehrsystems (Lymphozyten, Monozyten und andere weiße Blutkörperchen). Ungerinnbar gemachtes Blut wird in ein standardisiertes, senkrecht aufge-

stelltes Glasröhrchen pipettiert, das mit einer Millimeter-Skala versehen ist. Nach einer und nach zwei Stunden wird auf der Skala abgelesen, wie weit die Blutkörperchen nach unten gesunken sind.

Für die erste Stunde gelten BSG-Werte von bis zu zwölf Millimetern bei Frauen und neun Millimetern bei Männern als normal, für die zweite Stunde bis zu 20 Millimetern bei Frauen und 15 Millimetern bei Männern. Werte, die jeweils darüber liegen, werden als erhöht und krankhaft angesehen.

Eine beschleunigte Blutsenkung kann darauf hinweisen, dass eine Entzündung im Körper vor sich geht. Je höher die Entzündungsaktivität, desto höher auch die Blutsenkung. Ein erhöhter BSG-Wert erlaubt aber

Übersicht über mögliche Blutwertmessungen und ihr Aussagewert

Blutwert	Interpretation
Blutsenkung	erhöht bei Entzündung im Körper
C-reaktives Protein	erhöht bei starken rheumatischen oder anderen Entzündungen
Serumeiweiß	Abweichung vom Normalwert bei Entzündungen und Autoimmunkrankheiten
Rheumafaktoren	treten bei Rheuma auf, unzuverlässiger Messwert
Antinukleäre Faktoren	kommen u.a. bei Bindegewebserkrankungen vor
Blutbild	allgemeine Aussagen über Krankheit, z.B. akute Entzündungen von chronischen Leiden unterscheidbar
Leberwerte	erhöht bei Leberschäden oder Medikamenten-Nebenwirkungen
Nierenwerte	erhöht bei Nierenschäden
Elektrolyte (Blutsalze)	Abweichung vom Normalwert z.B. bei Osteoporose, Wadenkrämpfen, unregelmäßigem Herzschlag, erhöhtem Blutdruck
Borrelien-Antikörper oder andere Antikörper	nachweisbar bei Infektionen mit spezifischen Erregern
HLA-System	Hinweise auf mögliche erbliche Veranlagung zu rheumatischen Leiden
Urinuntersuchungen	Hinweise auf Nierenschäden oder Nieren-Blasen-Infektionen oder zur Verlaufskontrolle einer medikamentösen Behandlung

keine Aussage darüber, um welche Krankheit es sich konkret handelt. Es kann zum Beispiel Entzündungsrheuma dahinter stecken, aber auch Tumoren oder andere Krankheiten.

> **C-REAKTIVES PROTEIN (CRP):** Das C-reaktive Protein ist ein Eiweiß, das bei starken Entzündungen vermehrt im Blut nachzuweisen ist. Allerdings nimmt dieses Protein nicht nur bei Rheuma, sondern auch bei anderen Krankheiten zu. So wie bei der Blutsenkung auch, kann daher nur im Zusammenhang mit anderen Untersuchungsergebnissen eine Aussage getroffen werden.

> **SERUMEIWEIß-ELEKTROPHORESE:** Mithilfe der Elektrophorese wird ein Gemisch von geladenen Teilchen in einem elektrischen Feld aufgetrennt, so dass ihre Einzelbestandteile mengenmäßig erfasst werden können. Das Blutserum ist solch ein Gemisch aus verschiedenen Bluteiweißen mit unterschiedlichen elektrischen Ladungen. Ihre Mengenanteile können mit dem Verfahren der Elektrophorese gut bestimmt werden. Eine Weiterführung der Elektrophorese ist die Immunelektrophorese, mit der körpereigene Abwehrstoffe des Immunsystems, die Antikörper, mengenmäßig nachgewiesen werden.

Bei Entzündungen und Autoimmunkrankheiten, aber auch bei anderen Erkrankungen weichen die Anteile der verschiedenen Serumeiweiße oder Antikörper in charakteristischer Weise vom Normalbefund ab.

> **RHEUMAFAKTOREN (RF):** Rheumafaktoren sind Schutzeiweiße, so genannte Antikörper, die sich gegen körpereigenes Gewebe richten. Sie wurden historisch erstmals bei Rheumakranken gefunden und erhielten hierdurch ihre Bezeichnung. Dennoch sind sie leider nicht spezifisch für Erkrankungen des rheumatischen Formenkreises, sondern können auch bei vollkommen andersartigen Leiden und sogar bei Gesunden gefunden werden.

Die Aussagekraft der Rheumafaktoren wird immer noch häufig überschätzt. Auch für die Frühdiagnose einer rheumatischen Erkrankung ist ein positiver Rheumafaktor nicht unbedingt ein Beweis.

> **ANTINUKLEÄRE FAKTOREN ODER ANTIKÖRPER (ANF, ANA):** Auch bei den Antinukleären Faktoren handelt es sich um Antikörper gegen körpereigene Zellkerne. Mit ihnen kann man Bindegewebskrankheiten unterscheiden und von anderen Rheumaformen abgrenzen.

BLUTBILD UND DIFFERENZIALBLUTBILD: Das Blutbild gibt Aufschluss über Art, Zahl und Beschaffenheit der Blutkörperchen. Hierbei werden rote und weiße Blutkörperchen und Blutplättchen gezählt sowie auch deren Größe bestimmt. Bei den roten Blutzellen wird außerdem der Gehalt an rotem Blutfarbstoff (Hämoglobin) gemessen.

Bei entzündlichen Krankheiten kann die Zahl der weißen Blutkörperchen stark erhöht sein. Chronisch rheumatische Leiden können auch mit einer Verminderung der roten Blutkörperchen (Blutarmut oder Anämie) einhergehen.

Das Differenzialblutbild gibt eine Übersicht über die verschiedenen Gruppen an weißen Blutkörperchen. Einige schulmedizinische Rheumamittel können Veränderungen des Blutbildes verursachen, daher ist diese Untersuchung sowohl vor Beginn als auch während einer solchen Behandlung zur Kontrolle möglicher Nebenwirkungen erforderlich.

LEBERWERTE: In der Leber werden unter anderem Aminosäuren verstoffwechselt, die Abbauprodukte von verdauten Nahrungseiweißen sind. Wenn die Aminosäuren nicht als Bausteine für den Aufbau von körpereigenen Eiweißen gebraucht werden, werden sie weiter abgebaut in verschiedene Stoffwechselprodukte. Diese Abbaureaktionen werden durch mehrere Hilfsstoffe – Enzyme oder Biokatalysatoren genannt – in Gang gebracht. Die wichtigsten Enzyme, die hierbei in Aktion treten, sind die Glutamat-Oxalacetat-Transaminase (GOT) und die Glutamat-Pyruvat-Transaminase (GPT). Beide sind auch im Blut messbar und dienen dadurch als Maßstab für die Leberfunktion.

Bei Schädigung der Leberzellen treten diese Enzyme im Blutserum erhöht auf. Je stärker dieser Enzymanstieg, desto größer der Leberschaden. Auch die Enzyme Gamma-Glutamyl-Transferase (Gamma-GT) und alkalische Phosphatase (AP) können Leberzellschäden anzeigen, falls sie im Blutserum erhöht sind. Die Leberzellen können unter anderem durch Virusinfektionen, Alkohol, Vergiftungen oder Tumoren verletzt werden.

Bei Rheumakranken werden die Leberwerte gemessen, um eine Leberkrankheit auszuschließen oder auch, um eine medikamentöse Therapie zu kontrollieren, die sich möglicherweise nachteilig auf die Leber auswirken kann.

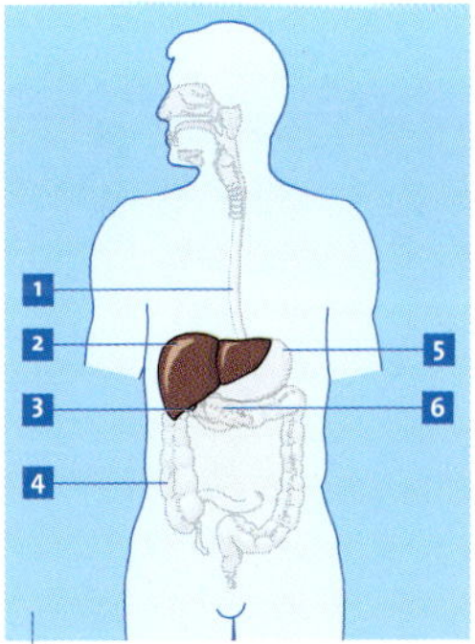

Die Leber und ihre Lage im Körper.
1 Speiseröhre,
2 Leber,
3 Bauchspeicheldrüse,
4 Dickdarm,
5 Magen,
6 Dünndarm

NIERENWERTE: Täglich fließen 1 000 bis 2 000 Liter Blut durch die Nieren eines Menschen – das entspricht drei bis vier Badewannen-

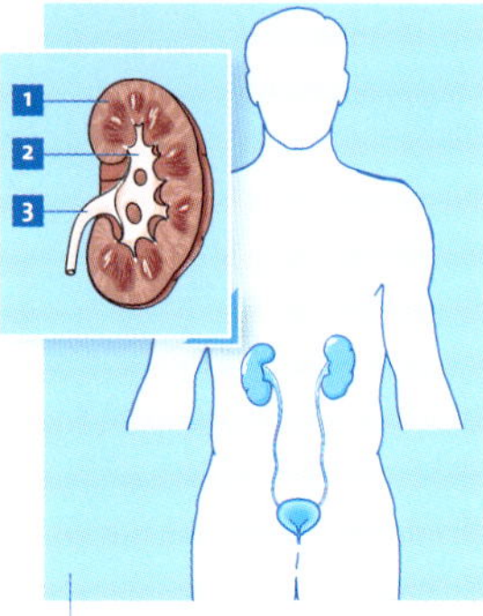

Die Niere und ihre Lage im Körper. Detailzeichnung: 1 Nierenrinde, 2 Nierenkelch, 3 Nierenbecken

füllungen! Der überwiegende Teil davon wird wieder in den Blutkreislauf aufgenommen. Nur rund 1,5 Liter Wasser pro Tag werden mit dem Harn ausgeschieden und mit ihm verschiedene Abbauprodukte des Stoffwechsels, die den Körper sonst vergiften würden. Damit leisten die Nieren einen Beitrag zu einer lebenswichtigen Funktion: die Entgiftung des Organismus. Zur Erfüllung dieser Aufgabe muss die gesamte Blutmenge des Körpers immer wieder die Nieren durchströmen.

Stoffe, die der Körper mit dem Urin ausscheiden muss, um eine übermäßige Konzentration im Organismus zu verhindern, werden als harnpflichtige Substanzen bezeichnet. Zu diesen zählen Kreatinin, Harnstoff, Harnsäure und Ammoniak.

Kreatinin ist die Ausscheidungsform von Kreatin, das sich als Energiereserve im Muskel befindet. Es wird in das Blut abgegeben und über die Nieren ausgeschieden. Der Kreatininspiegel im Blutserum ist abhängig von der Muskelmasse, vom Lebensalter und von der Nierenfunktion. Kreatinin hat keine besondere Bedeutung für den Körper. Da es aber fast vollständig filtriert wird, wird es zur Überprüfung der Nierenfunktion verwendet.

Allerdings zeigt der Kreatininspiegel eine Störung erst relativ spät an. Erst wenn die Filterfähigkeit der Nieren um mehr als 50 Prozent abgenommen hat, ist ein deutlicher Anstieg der Kreatininwerte zu erwarten. Die normalen Werte sind bei Frauen 0,6 bis 1,2 Milligramm pro Deziliter (mg/dl), bei Männern 0,7 bis 1,4 mg/dl.

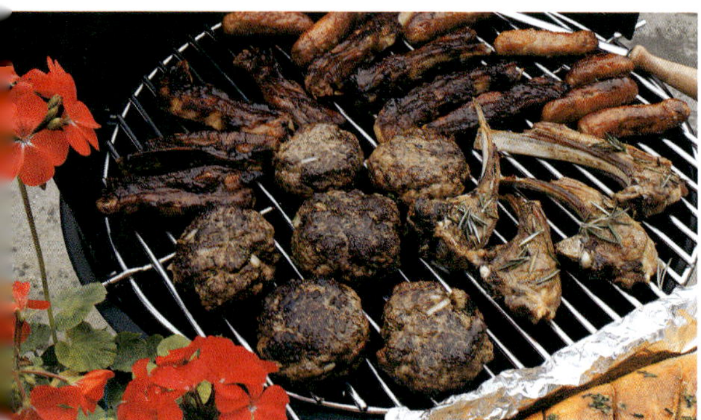

Wer viel Fleisch isst, hat in der Regel einen höheren Harnstoff- und Harnsäurespiegel im Blut.

Kreatinin wird im Blutserum und im Urin (24-Stunden-Sammelurin) bestimmt. Während der Urinsammelperiode soll kein Fleisch gegessen und keine körperliche Arbeit verrichtet werden.

Harnstoff ist ein Endprodukt des Eiweißstoffwechsels und wird in der Leber gebildet. Die Harnstoff-Konzentration im Blut hängt im wesentlichen von der täglichen Eiweißzufuhr, dem Ernährungszustand und der Ausscheidungsfunktion der Nieren ab. Die Normalwerte liegen bei Männern bei zehn bis 40 mg/dl, bei Frauen bei 23 bis 44 mg/dl.

Auch die Bestimmung des Harnstoffs im Blut ist nur ein unspezifisches und ungenaues Maß zur Beurteilung der Filterfunktion der Nieren, da die Konzentrationen erst ansteigen, wenn mehr als die Hälfte

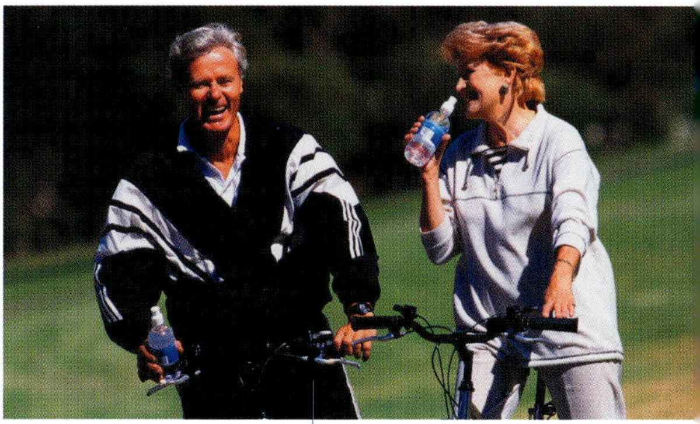

Beim Sport verliert der Körper mit dem Schweiß wichtige Elektrolyte.

aller Nierenfilter geschädigt sind. Erhöhte Harnstoff-Konzentrationen im Blut zeigen somit ein fortgeschrittenes Stadium von Nierenfunktionsstörungen an.

Wie die Leberwerte auch, dienen die Kreatinin- und Harnstoffspiegel zur Therapiekontrolle. Denn Schmerzmittel, Entzündungshemmer und andere Medikamente haben maßgeblichen Einfluss auf diese beiden Stoffe.

Harnsäure entsteht beim Abbau von Zellkernbestandteilen, den Purinen, und wird über die Nieren ausgeschieden. Der häufigste Anlass zur Bestimmung der Harnsäure im Blutserum ist die Vermutung, dass Gelenkschmerzen auf eine Gichtattacke zurückzuführen sind. Mit steigender Harnsäure-Konzentration im Blut erhöht sich das Risiko, an Gicht zu erkranken.

Der Normbereich der Harnsäurekonzentration liegt bei Männern 3,5 bis 7,1 mg/dl und bei Frauen 2,5 bis 5,9 mg/dl. Bei einem Harnsäurespiegel um 9 mg/dl erleidet die Mehrzahl der Betroffenen irgendwann einen Gichtanfall. Zur Normalisierung von erhöhten Harnsäurewerten empfiehlt es sich, keine Innereien wie Bries oder Leber zu essen und Wild, Sardinen, Sardellen oder Fleischextrakte vom Speiseplan zu streichen.

> **ELEKTROLYTE:** Als Elektrolyte werden die Salze im Blut bezeichnet. Dazu gehören vor allem Natrium, Kalium, Kalzium, Chlorid, Phosphat und Bikarbonat. Der Körper braucht diese Blutsalze in ausreichenden Mengen und im richtigen Verhältnis zueinander.

Sie werden mit der Nahrung aufgenommen und mit Stuhl, Urin und Schweiß wieder ausgeschieden. Elektrolyte regeln das Leben jeder Körperzelle, sie steuern den Stoffwechsel und den Energiehaushalt. Dabei wirken sie aufeinander ein und arbeiten zusammen.

So sorgt in der Muskelzelle Kalzium für die Anspannung und Magnesium für die Entspannung. Magnesium nimmt unter den Mineralstoffen eine Schlüsselrolle ein. Es aktiviert im Körper mehr als 300 Enzyme. Die Hälfte des im Körper vorkommenden Magnesiums ist in den Knochen gebunden, die andere Hälfte in den Körperzellen gespeichert. Auch Kalzium ist ein wichtiger Baustein für die Knochen: Zu 95 Prozent ist es dort gebunden und gibt ihnen Festigkeit.

Ein Mangel an Elektrolyten wie Magnesium oder Kalzium kann bei verschiedenen, auch rheumatischen Erkrankungen beobachtet werden, wie zum Beispiel der Osteoporose (Knochenschwund). Ist ein Mineralstoff vermindert, ist es meist auch ein anderer. Oft zeigt sich das in Wadenkrämpfen, Nervosität, unregelmäßigem Herzschlag oder erhöhtem Blutdruck.

> **BORRELIEN- UND ANTISTREPTOLYSIN-ANTIKÖRPER:** Borrelien sind Bakterien, die durch den Biss unserer einheimischen Zecke übertragen werden können. In den deutschen Mittelgebirgen wie dem Bayerischen Wald sind bis zu 20 Prozent der Zecken mit Borrelien infiziert, in den anderen Regionen Deutschlands weniger. Allerdings wird nur ein geringer Teil der Menschen, die von einer infizierten Zecke gebissen werden, selbst infiziert und krank. Nur infizierte Zecken, die länger als zwölf Stunden am Körper bleiben, übertragen die Krankheit – die Borreliose.

Die Borreliose kann sich auf unterschiedlichste Weise in vielen verschiedenen Organen äußern, was eine exakte Diagnose sehr erschwert. Sind die Gelenke betroffen wie bei der so genannten Lyme-Arthritis, tritt meist eine Entzündung eines oder mehrerer Gelenke auf. Die Kniegelenke sind besonders häufig betroffen. Ob diese Gelenkentzündungen aber tatsächlich durch die Borreliose verursacht werden, ist unter Wissenschaftlern noch umstritten. Schmerzen der Sehnen und Muskeln können vorkommen, sind aber oft nur sehr schwer von anderen Erkrankungen zu unterscheiden. Der Nachweis von körpereigenen Abwehrstoffen (Antikörpern) im Blut zeigt nur, dass das Immunsystem sich mit Borrelien auseinandergesetzt hat. Ob ein Patient auch erkrankt ist, kann der Bluttest allein nicht zeigen.

Antistreptolysin (ASL) ist ein Antikörper, der in Reaktion auf bestimmte Streptokokken-Bakterien vom Immunsystem gebildet wird. Die Streptokokken können beispielsweise eine Hals- oder Mandelentzündung auslösen und einige Zeit danach auch noch zum Rheumatischen Fieber führen. Dieses ist mit schmerzhaften Gelenkentzündungen und häufig knotenförmigen, entzündlichen Veränderungen der Haut verbunden.

Untersuchungen auf Borrelien-Antikörper, auf Antistreptolysin oder andere Abwehrstoffe gegen Krankheitserreger werden insbesondere dann vorgenommen, wenn der Verdacht auf infektiös ausgelöstes Rheuma besteht – oder um dieses auszuschließen. Dazu gehören auch Tests von Gelenkflüssigkeit auf Zellen, Eiweiß und Bakterien.

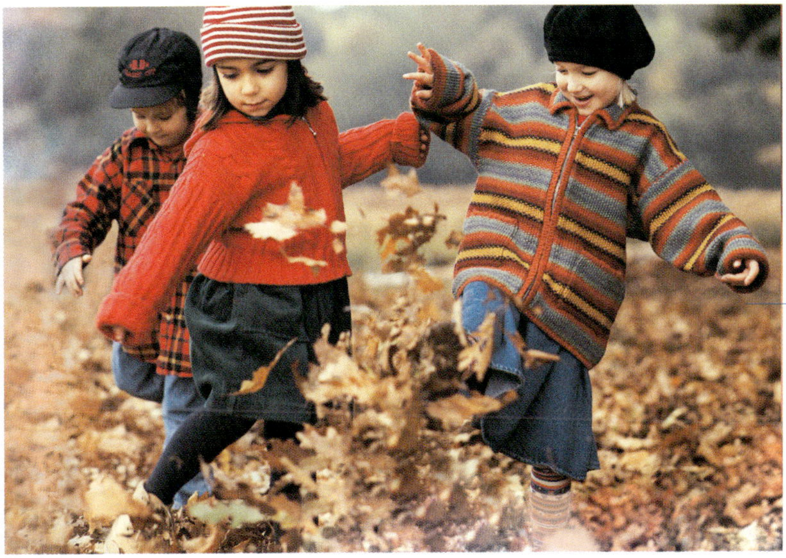

Nach dem Waldspaziergang den Körper nach Zecken absuchen. Hat sich eine in der Haut festgebissen, zieht man sie am besten mit einer Pinzette in einem Ruck heraus. Im Zweifelsfall jedoch besser zum Arzt gehen!

> **HLA-SYSTEM:** HLA ist eine Abkürzung für die englische Bezeichnung „human leucocyte antigen". Das bedeutet übersetzt „menschliche Leukozyten-Antigene", also Eiweiße (Proteine), die auf der Oberfläche von weißen Blutkörperchen sitzen und hier auch gut laborchemisch nachgewiesen werden können. HLA-Proteine befinden sich allerdings nicht nur dort, sondern auf fast allen Körperzellen.

Das HLA-System ist eine Gruppe von Oberflächenproteinen, die für jeden Menschen individuell ist und die vererbt wird. Entdeckt wurden die HLA-Proteine, als Organverpflanzungen immer häufiger durchgeführt wurden. Sie bestimmen, ob ein fremdes Organ akzeptiert oder abgestoßen wird. Ähnlich wie die Blutgruppen gibt es auch verschiedene Gewebsgruppen mit unterschiedlichen HLA-Proteinen. Aber das Gewebsgruppensystem ist sehr viel komplizierter. Bisher sind über 70 HLA-Proteine bekannt und es werden immer wieder neue entdeckt. Zur Unterscheidung werden sie mit Buchstaben und Zahlen benannt.

Die HLA-Proteine spielen bei vielen Erkrankungen eine Rolle und werden deshalb zur Diagnostik herangezogen. Dabei stehen bestimmte HLA-Typen mit bestimmten Erkrankungen in Verbindung. Das heißt, die Betroffenen haben ein erhöhtes Risiko, eine spezielle Krankheit zu bekommen. Es ist auch möglich, dass diese Erbfaktoren die Krankheit direkt auslösen.

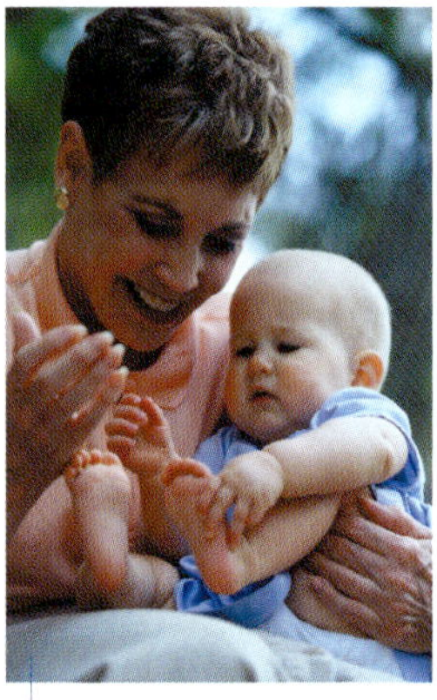

Auch erbliche Faktoren spielen bei der Entstehung von Rheuma eine Rolle.

Beispielsweise ist es bei Menschen, die den HLA-Typ B27 tragen, wahrscheinlicher als bei anderen, dass die Bechterewsche Krankheit bei ihnen ausbricht. Auch weitere Erkrankungen des rheumatischen Formenkreises hängen mit bestimmten HLA-Proteinen zusammen, so das Sjögren-Syndrom, die Schuppenflechte, das Reiter-Syndrom oder die rheumatoide Arthritis.

Die HLA-Proteine weisen also auf eine erbliche Neigung zu bestimmten rheumatischen Leiden hin, allerdings sind sie – wie andere Messwerte auch – für sich alleine betrachtet kein Beweis, dass die Krankheit wirklich ausbricht.

> **URINUNTERSUCHUNGEN:** Die Untersuchungen des Urins dienen der Einschätzung der Nierenfunktion sowie dem Nachweis infektiös entzündlicher Nieren-Blasen-Erkrankungen. Eine rheumatische Miterkrankung der Niere kann beispielsweise mit einer Blut- und Eiweißausscheidung im Urin einhergehen. Andererseits können Nieren-Blasen-Krankheiten auch ursächlich rheumatische Leiden auslösen, zum Beispiel das Reiter-Syndrom (siehe Kapitel 5.15). Auch zur Verlaufskontrolle einer antirheumatischen Behandlung bietet sich diese einfache und nicht belastende Methode an.

Spezielle Untersuchungsverfahren

Die bildgebenden Untersuchungsverfahren haben in den vergangenen Jahren eine rasante Entwicklung erfahren. Die Bildqualität konnte wesentlich verfeinert werden. Diese Verfahren sollten jedoch grundsätzlich zielgerichtet angewendet werden, abhängig von der medizinischen Fragestellung, der möglichen Strahlenbelastung und einer gründlichen Kosten-Nutzen-Analyse. Ein kritikloser, routinemäßiger Einsatz ist nicht angemessen und bringt die Diagnose nicht unbedingt weiter.

Dieses Kapitel soll Ihnen eine Übersicht über die möglichen bildgebenden Untersuchungsverfahren und andere Methoden geben und erläutern, welche Aussagen und Erkenntnisse hiermit über rheumatische Erkrankungen erreicht werden können.

> **KONVENTIONELLE RÖNTGENUNTERSUCHUNGEN:** Trotz aller technischer Neuerungen ist die konventionelle Röntgenuntersuchung auch weiterhin das wichtigste bildgebende Verfahren. Röntgenstrahlen

durchdringen das Körpergewebe und erzeugen durch Belichtung einer hinter dem untersuchten Körperteil stehenden Bildplatte ein Röntgenbild. Hierbei lassen sich Knochen sehr gut darstellen. Dagegen sind Muskeln, Sehnen, Gelenkkapseln und Bandscheiben auf dem Röntgenbild nur schwer zu erkennen und können nicht aussagekräftig beurteilt werden.

Mit Röntgenaufnahmen können zum Beispiel der Schweregrad einer entzündlichen Gelenkschädigung bei chronischer Polyarthritis beurteilt, Aufweichung der Knochenstruktur bei Osteoporose, Anomalien, Fehlstellungen, Knochenbrüche und arthrotische Veränderungen dokumentiert werden. Auch vor geplanten Gelenkoperationen sind Röntgenuntersuchungen unerlässlich.

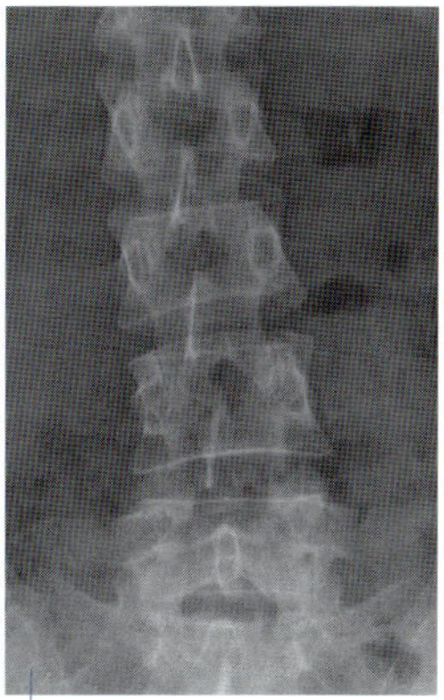

Röntgenbild der Lendenwirbelsäule

Ein Röntgenbild kann immer nur eine Momentaufnahme sein, den aktuellen Zustand festhalten. Zur Beurteilung des Krankheitsverlaufes sind daher wiederholte Kontrollaufnahmen in zeitgerechten Abständen notwendig.

Dank moderner Technik konnte die Strahlenbelastung des Patienten deutlich herabgesetzt werden. Wenn der Behandler Nutzen und Risiken sorgfältig abwägt, ist eine übertriebene Angst vor Röntgenstrahlen daher unbegründet. Ein Röntgenpass, in dem Untersuchungen dokumentiert werden, dient zur Vermeidung unnötiger Doppeluntersuchungen. Auch ein Schutz der Keimzellen wie Hoden und Eierstöcke mit Schutzschürzen ist heutzutage Standard.

> **COMPUTERTOMOGRAPHIE:** Bei der Computertomographie (CT) werden viele Röntgenbilder in Schichten hintereinander angefertigt. Diese Schichtaufnahmen können eine räumliche Vorstellung des untersuchten Körperteils geben: Knochen und Weichteile werden überlagerungsfrei dargestellt.

Das Gesamtbild aus vielen kleinen Querschnittaufnahmen eignet sich besonders gut zur Beurteilung von Bandscheibenvorwölbungen und -vorfällen. Beim Bandscheibenvorfall ist die Computertomographie sogar die Untersuchungsmethode der ersten Wahl. Denn mit einem Röntgenbild kann dieser nicht diagnostiziert werden. Auch der Durchmesser des knöchernen Wirbelkanals und eventuelle Verengungen können mit der Computertomographie festgestellt werden.

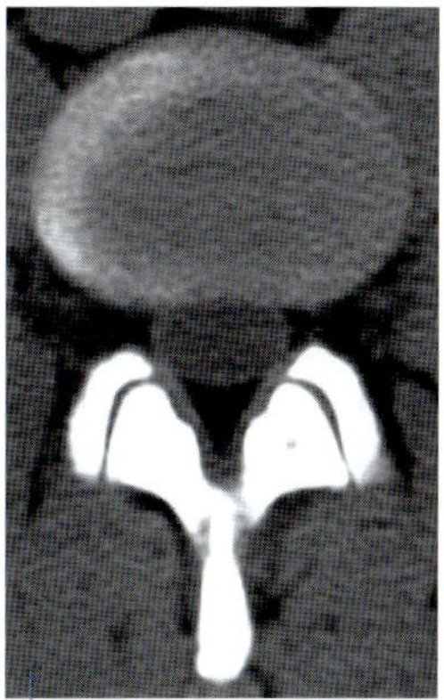

Computertomografische Aufnahme eines Wirbelkörpers mit Bandscheibe.

> **KERNSPINTOMOGRAMM ODER MAGNETRESONANZTOMOGRAPHIE:** Die Magnetresonanztomographie (MRT) ist ein modernes

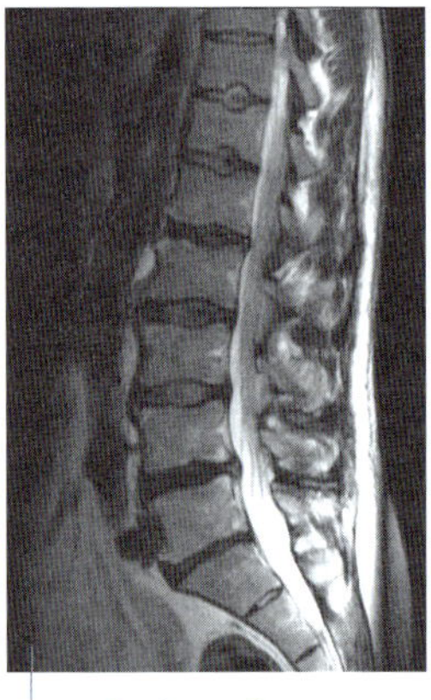

Aufnahme der Wirbelsäule mit der Kernspintomographie.

Verfahren, mit dem – ähnlich wie bei der Computertomographie – viele kleine Querschnittaufnahmen erstellt werden. Ein starkes Magnetfeld bringt die Körperzellen in Schwingungen, die gemessen und mittels Computer in sichtbare Bilder umgewandelt werden. Die MRT stellt für den Patienten keine Strahlenbelastung dar.

Da mit diesem Verfahren die Weichteile besonders gut dargestellt werden, können Schädigungen von Muskeln, Gelenkkapseln, Bändern und Knorpelstrukturen hiermit früh erkannt werden. Wenn zusätzlich Kontrastmittel benutzt werden, kann man sogar auch Einblick in die Blutgefäßsituation und die Durchblutung des untersuchten Gewebes gewinnen.

> **SKELETTSZINTIGRAPHIE:** Die Skelettszintigraphie und darauf basierende weitere Spezialverfahren wie die computergestützte Dreiphasen-Szintigraphie sind ergänzende Untersuchungen zum konventionellen Röntgen. Nach einem ausführlichen Gespräch mit dem Arzt wird Ihnen ein radioaktives Kontrastmittel in die Armvene gespritzt. Danach werden mit einer Kamera Aufnahmen gemacht.

Die Szintigraphie-Bilder erlauben eine Beurteilung des Knochenstoffwechsels. Die Ganzkörper-Szintigraphie ermöglicht im Gegensatz zu konventionellen Röntgenaufnahmen eine Beurteilung des ganzen Skeletts, Veränderungen sind meist früher erkennbar als im Röntgen. Entzündliche und arthrotische Veränderungen können lokalisiert und unterschieden werden, aber auch Knochentumoren und ihre Tochtergeschwülste (Metastasen).

> **KNOCHENDICHTEMESSUNG:** Die Knochendichte kann mit verschiedenen Verfahren gemessen werden, die entweder mit schwachen Röntgenstrahlen oder mit hochfrequenten Ultraschallwellen arbeiten. Eine Knochendichtemessung oder Osteodensitometrie wird in erster Linie zur Früherkennung von Knochenentkalkungen bei Osteoporose eingesetzt. Sie dient aber auch dazu, eine eventuelle Zunahme der Knochendichte unter Behandlung zu verfolgen.

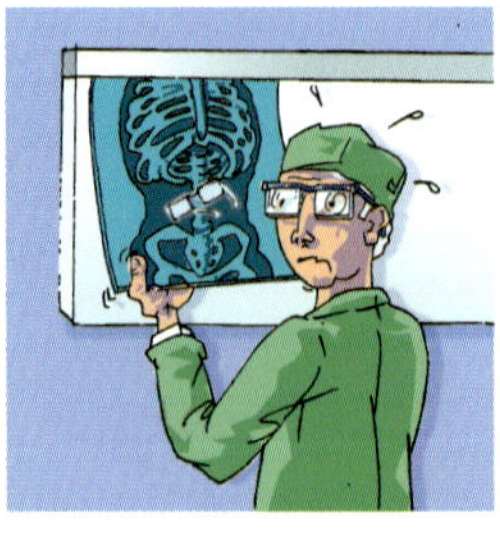

> **ULTRASCHALLUNTERSUCHUNG:** Ultraschall besteht aus Schallwellen mit einer Frequenz oberhalb der menschlichen Hörgrenze. Bei der Ultraschalluntersuchung (Sonographie) werden Körperareale mit Ultraschallwellen bestrahlt, die je nach Gewebsdichte unterschiedlich reflektiert werden. Ein Empfänger nimmt die reflektierten Strahlen auf und

leitet sie an einen Computer weiter, der aus diesen Informationen das Ultraschallbild errechnet.

Die Sonographie wird ebenfalls ergänzend zur Röntgendiagnostik eingesetzt, um Weichteilstrukturen in und um die Gelenke zu beurteilen. Flüssigkeit in den Gelenken (Gelenkerguss), Schwellungen der Gelenkinnenhaut, Zysten und Gelenkkapselveränderungen sowie Knorpelschädigungen und Sehnenscheidenentzündungen insbesondere im Bereich von Schulter-, Ellenbogen-, Hüft- und Kniegelenken können hiermit erkannt werden. Auch Wuchsstörungen und angeborene Fehlstellungen des Hüftgelenks bei Säuglingen gehören zum Hauptanwendungsgebiet der Ultraschalluntersuchungen.

Der große Vorteil der Sonographie ist, dass sie keine Strahlenbelastung darstellt. Befunde lassen sich rasch, kostengünstig, risikoarm und schmerzfrei abklären. Kontrastmittel müssen nicht gegeben werden.

> **GELENKPUNKTION:** Bei Flüssigkeitsansammlungen im Gelenk (Gelenkergüssen) kann eine Gelenkpunktion weiterhelfen. Hierbei wird unter sterilen Bedingungen eine Injektionskanüle in das Gelenk eingeführt und die Flüssigkeit mit einer Spritze herausgezogen. Diese wird auf Eiweiß- und Zellgehalt, Kristalle und Krankheitserreger untersucht. Neben einer therapeutischen Wirkung – denn die Flüssigkeit wird entfernt – erlaubt diese Untersuchung auch häufig Rückschlüsse auf die Ursache einer rheumatischen Erkrankung. Eine Gelenkpunktion ist bei guter Technik nahezu schmerzfrei und in keiner Weise belastend.

> **GELENKSPIEGELUNG:** Bei unklaren, immer wiederkehrenden Kniegelenksergüssen oder -schmerzen kann eine schmerzlose Gelenkspiegelung (Arthroskopie) sinnvoll sein. Dafür ist eine Teil- oder Vollnarkose erforderlich. Das Gelenkinnere wird mit einer speziellen optischen Vorrichtung direkt in Augenschein genommen. Dabei können gleichzeitig Gewebeproben entnommen (Synovialbiopsie), Gelenkhaut entfernt (Synovektomie) oder andere operative Maßnahmen, zum Beispiel eine Meniskusoperation oder eine Knorpelglättung, durchgeführt werden. Auch bei Schultergelenkserkrankungen kann die Gelenkspiegelung zu diagnostischen oder therapeutischen Zwecken eingesetzt werden.

> **ELEKTROMYOGRAPHIE:** Bei der Elektromyographie (EMG) wird die Nervenleitgeschwindigkeit gemessen, zum Beispiel an den großen Bein- oder Armnerven. Störungen von Nerven und Muskeln können mit einer

herabgesetzten Nervenleitgeschwindigkeit einhergehen. Diese in der Regel von einem Neurologen durchgeführte Spezialuntersuchung kommt besonders bei Bandscheibenvorfällen im Hals- und Lendenwirbelsäulenbereich zur Anwendung.

2.2 | Die Diagnose

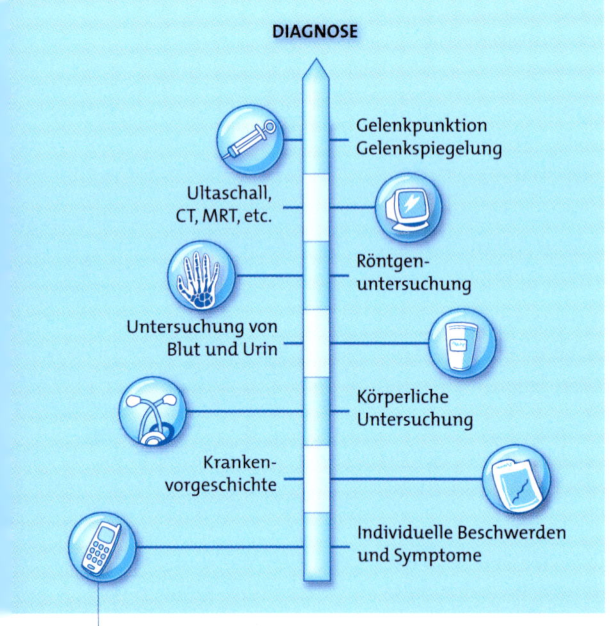

Eine Vielzahl von Schritten führt schließlich zur Diagnose.

Das Wort „Diagnose“ stammt aus dem Griechischen und bedeutet soviel wie Krankheitserkenntnis. In der modernen Medizin ist dieser Begriff leider häufig nur noch auf die Störung eines einzelnen Organs reduziert. Man sollte sich aber damit nicht begnügen, sondern sich für die Diagnose immer zum Ziel setzen, die Krankheit des ganzen Menschen zu erkennen.

Um zu einer Diagnose zu gelangen, werden die im Kapitel 2.1 beschriebenen Untersuchungen unter Berücksichtigung der individuellen Beschwerden und Symptome zielgerichtet auf den kranken Menschen eingesetzt. Der Weg zur Diagnosefindung ist mit einem Puzzle zu vergleichen. Denn die in den verschiedenen Schritten erhobenen Befunde sind wie Mosaiksteine, die richtig zusammengesetzt am Ende ein Bild, ein Mosaik, eben die Diagnose ergeben.

Erst, wenn eine auf diese Weise gesicherte Diagnose vorliegt, kann der Therapeut unter Berücksichtigung von eventuellen Begleitkrankheiten, Medikamentenunverträglichkeiten und Gegenanzeigen gemeinsam mit dem Patienten eine geeignete Therapie planen und einleiten.

2.3 | Den richtigen Therapeuten finden

Auf die oft gestellte Frage „Wie finde ich den richtigen Therapeuten?“ gibt es leider keine pauschale Patentantwort. Wesentliche Hinweise wurden bereits in den Kapiteln „Anamnese“ und „Körperliche Untersuchung“ gegeben. Ihr Therapeut sollte in erster Linie vorurteilslos, wertfrei, mit Interesse und persönlicher Anteilnahme zuhören und Ihre im wahrsten Sinn des Wortes individuellen Beschwerden zur Kenntnis nehmen.

In der Regel wird es wohl Ihr Hausarzt sein, dem Sie Ihre rheumatischen Beschwerden zuerst schildern. Eventuell wird er weiterführende ambulante Untersuchungen wie Röntgen vornehmen oder Sie zusätzlich zu einem Orthopäden oder Rheumatologen schicken. Je nach persönlicher Ausbildung und medizinischen Schwerpunkten wird Ihr Hausarzt gemeinsam mit Ihnen beraten, ob er die Behandlung alleine durchführt, Sie zu einem Rheumatologen überweist oder stationär in eine Rheumaklinik einweist.

In allen Fällen wird es jedoch in erster Linie Ihr Hausarzt sein, der alle erforderlichen Maßnahmen koordiniert – auch nach einer stationären oder ambulanten rheumatologischen Therapie. Er wird beispielsweise Krankheitsverlauf, Behandlungserfolg, Dosisanpassungen, unerwünschte Nebenwirkungen und alle sonstigen Entwicklungen im Auge behalten. Bildlich gesprochen, sollten alle Fäden in den Händen Ihres Hausarztes zusammenlaufen.

Die Zusatzbezeichnung „Rheumatologie" können nach der ärztlichen Weiterbildungsordnung nur Internisten oder Orthopäden erwerben. Der internistische Rheumatologe ist von Hause aus mehr auf entzündliche Rheumaformen spezialisiert, während der Schwerpunkt des orthopädischen Rheumatologen oft überwiegend auf dem Verschleißrheumatismus liegt. Die Empfehlung, welchen Rheumatologen Sie aufsuchen sollten, wird ebenfalls meistens Ihr Hausarzt aussprechen.

Weil viele Rheumakranke teilweise über Jahre mehr oder weniger kontinuierlich medizinisch betreut werden müssen, ist es besonders wichtig, dass die „Chemie" zwischen Ihnen und Ihrem Arzt stimmt. Die Weichen für eine vertrauensvolle Beziehung werden häufig schon beim allerersten Gespräch gestellt (vgl. Kapitel „Krankenvorgeschichte", Seite 15). Bei aller fachlichen Kompetenz Ihres Arztes, die vorausgesetzt werden muss und kann, müssen seine menschlichen Qualitäten Ihren vollkommen individuellen Erwartungen entsprechen!

Nach verschiedenen Patientenumfragen wünschen sich bis zu 80 Prozent der Rheuma-

Schon mancher hat einen wahren Marathonlauf hinter sich, bis der richtige Therapeut gefunden wurde.

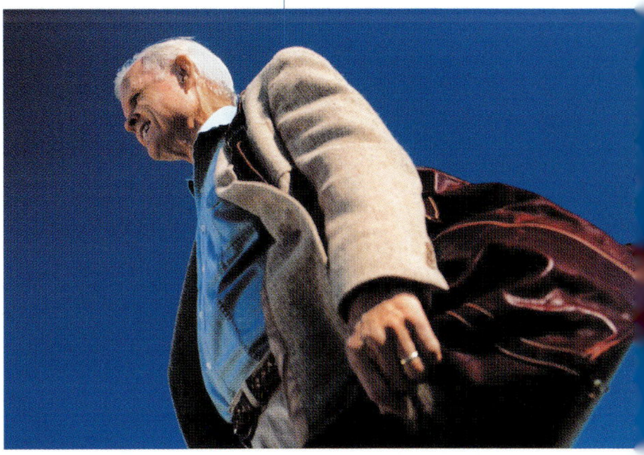

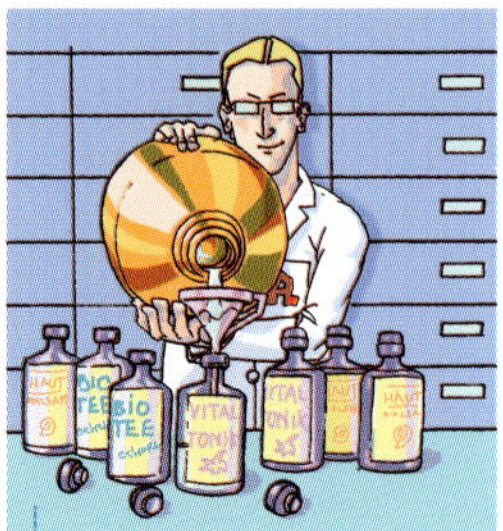

Zu einer naturheilkundlichen Behandlung gehört mehr als ein paar so genannte „Rheumatropfen".

kranken Alternativen oder Ergänzungen zur modernen hochschulmedizinischen Rheumatologie. Sie streben eine homöopathische, naturheilkundliche Behandlung oder Begleittherapie an. Leider ist die Zahl der homöopathisch oder naturheilkundlich ausgebildeten Rheumatologen nicht sehr hoch. Im Gegenteil, viele Rheumaärzte lehnen bedauernswerterweise jede biologische Therapie kategorisch ab, wollen davon überhaupt nichts hören. Letztlich sind Sie in diesen Fällen auch wieder auf die Hilfe Ihres Hausarztes angewiesen. In aller Regel setzen die Fachärzte für Allgemeinmedizin naturheilkundliche Behandlungsverfahren ein oder haben die Qualifikation für die Zusatzbezeichnungen „Homöopathie" oder „Naturheilverfahren" erworben.

Ideal wäre eine gute Zusammenarbeit zwischen dem allgemeinmedizinisch naturheilkundlich arbeitenden Hausarzt und einem ebenfalls naturmedizinisch orientierten oder zumindest hierfür offenen und unvoreingenommenen Rheumatologen oder Orthopäden, die sich gegenseitig kooperativ ergänzend für Ihr Wohlergehen einsetzen. Empfehlungen und Erfahrungen mit entsprechenden Therapeuten werden oft von Selbsthilfegruppen und anderen selbst betroffenen Rheumatikern weitergegeben.

Wenn Sie eine alternative Behandlung Ihres Rheumaleidens wünschen, so sprechen Sie Ihren Hausarzt offen und direkt darauf an! Arbeitet er bereits naturheilkundlich orientiert, wird er Ihnen schon von sich aus eine entsprechende Therapie vorschlagen oder zumindest unterstützende alternative Maßnahmen anbieten. Ist Ihr Hausarzt rein schulmedizinisch ausgerichtet, suchen Sie sich einen naturheilkundlich-homöopathischen Therapeuten, der Ihnen verständlich und für Sie logisch nachvollziehbar ein individuelles Behandlungskonzept verschiedenster Methoden aufzeigen kann. Er sollte Ihnen deutlich machen, dass er es mit einer biologischen Therapie ernst meint und auch uneingeschränkt dazu steht! Verlassen Sie sich hierbei auf Ihre Eindrücke und Ihr Gefühl. Sollte die gesamte biologische Behandlung nur auf der Rezeptur eines grün-ökologisch verpackten Fläschchens mit der Aufschrift „Rheumatropfen" bestehen, so ist es wahrscheinlich empfehlenswert, einen anderen Therapeuten zu suchen.

In jedem Fall sollten Sie Ihren Hausarzt über alle von Ihnen vorgenommenen alternativen Maßnahmen informieren. Wenn er auch nicht unbedingt alle naturheilkundlichen Methoden kennt, sollte er in aller Regel Ihre Entscheidungen akzeptieren, sich informieren und im Zweifelsfalle mit dem naturheilkundlichen Therapeuten Kontakt aufnehmen, um den für Sie besten Behandlungsweg mit ihm abzustimmen.

3 | Therapiemöglichkeiten – ein Überblick

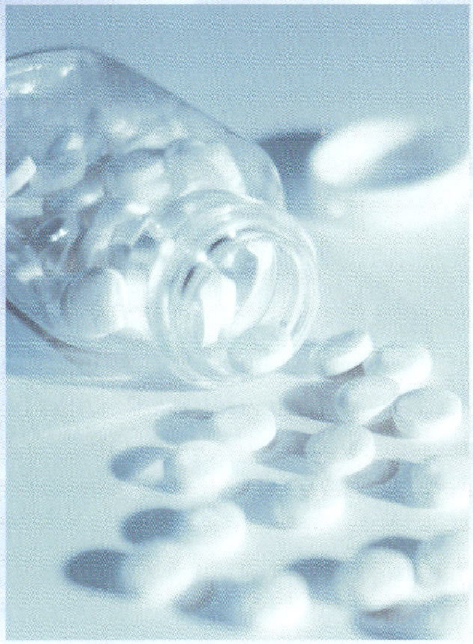

3 | Therapiemöglichkeiten – ein Überblick

Prinzipiell kann Rheuma auf verschiedene Weisen behandelt werden:

- rein schulmedizinisch,
- rein naturmedizinisch,
- schulmedizinisch und naturmedizinisch kombiniert.

Sowohl in der Schul- als auch in der Naturmedizin gibt es eine scheinbar unüberschaubare Vielzahl an Methoden, die einzeln oder kombiniert angewendet werden können, sowohl medikamentöse als auch nicht-medikamentöse. Damit Sie Ihren Therapeuten gezielt darauf ansprechen können, gibt Ihnen das folgende Kapitel eine Übersicht über gängige Therapieverfahren – ohne Anspruch auf Vollständigkeit. So können Sie die verschiedenen Möglichkeiten zumindest in ihren Grundzügen kennen lernen und haben damit eine gute Grundlage, sich für die passende Therapie zu entscheiden.

Dabei schließen sich scheinbar gegensätzliche Therapieansätze nicht generell aus, sondern können sich durchaus sinnvoll ergänzen. So kann beispielsweise eine homöopathische Behandlung dazu beitragen, konventionelle und möglicherweise nebenwirkungsreiche Arzneimittel einzusparen. Einige Verfahren wie zum Beispiel Bäder, Massagen und verschiedene physikalische Behandlungen werden sowohl in der konventionellen als auch der naturmedizinisch orientierten Praxis angewendet.

Machen Sie sich angesichts der zahlreichen Behandlungsmöglichkeiten bewusst, dass nicht alle Methoden gleichzeitig zur Anwendung kommen sollen. Viel hilft nicht viel, vielmehr kommt es darauf an, zur rechten Zeit mit rechtem Maß zu entscheiden, was für Sie persönlich das Beste in Ihrer jeweiligen Situation ist.

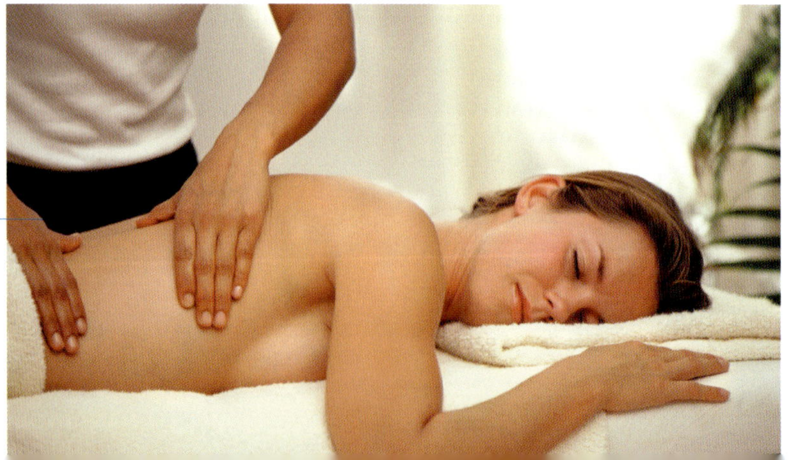

Massage ist eine von vielen ergänzenden Behandlungen.

Da viele Verfahren ohnehin nur von einem ausgebildeten Therapeuten durchgeführt werden können, sollten Sie sich möglichst immer mit ihm beraten und von heroischen Selbstbehandlungen unbedingt Abstand nehmen! Alle Maßnahmen, die Sie problemlos selbstverantwortlich anwenden können, sind speziell gekennzeichnet. Bitte informieren Sie aber auf jeden Fall Ihren Hausarzt oder Therapeuten, egal welche Art von Selbsthilfemaßnahmen Sie anwenden.

Konventionelle Behandlungsmethoden mit Medikamenten | 3.1

Die Verabreichung chemisch-synthetischer Arzneimittel stellt eine wesentliche, oft unentbehrliche Therapiesäule bei rheumatischen Erkrankungen dar. Welches Mittel zur Anwendung kommt, ist von Ursachen (soweit bekannt), Krankheitsverlauf und individueller Verträglichkeit abhängig. Diese Wahl kann nur ein Arzt treffen, zur Selbstbehandlung ist die konventionelle medikamentöse Therapie nicht geeignet!

Bei den chronischen Verlaufsformen von Rheumatismus sollen diese Medikamente ein weiteres Fortschreiten des Leidens verhindern oder verlangsamen und Sie von den Symptomen wie Schmerzen und eingeschränkte Beweglichkeit befreien. Eine Heilung von Rheuma im eigentlichen Sinne ist hiermit jedoch leider nicht in allen Fällen möglich.

Nicht-steroidale Antirheumatika (NSAR)

Die zahlenmäßig wohl am häufigsten verordnete Arzneimittelgruppe sind die nicht-steroidalen Antirheumatika (NSAR). Ihr Name besagt, dass sie eine andere chemische Struktur als Kortison haben, ein weiteres häufig eingesetztes Rheumamittel (siehe Seite 39). Die NSAR sind „nicht-steroidal", während Kortison aufgrund seiner chemischen Struktur zu den Steroiden gehört.

NSAR lindern in erster Linie den Schmerz, hemmen Entzündungen und können teilweise auch Fieber senken.

Die wohl älteste und bekannteste chemische Substanz aus der Gruppe der NSAR ist die Azetylsalizylsäure, abgekürzt ASS. Sie ist beispielsweise in Aspirin und vielen identischen Präparaten mit anderen

Mögliche Nebenwirkungen von NSAR

- Bauchschmerzen, Übelkeit, Erbrechen
- Blutungen der Magen- und Darmschleimhaut
- Wassereinlagerungen, geschwollene Beine
- Luftnot
- Anstieg der Leberwerte
- Kopfschmerzen
- Schwindel
- Hör- und Sehstörungen
- Hautausschläge, Nesselsucht

Namen enthalten. Des Weiteren gehören zu den NSAR die Wirkstoffe Diclofenac, Ibuprofen, Indometacin, Naproxen, Piroxicam und Meloxicam, welche ebenfalls unter vielen verschiedenen Handelsnamen von der pharmazeutischen Industrie angeboten werden.

NSAR greifen in den entzündlichen Prozess im Körper ein. Bei Entzündungen setzen verschiedene Gewebs- und Immunzellen hormonähnliche Botenstoffe, Mediatoren genannt, frei. Zu ihnen gehören zum Beispiel die Prostaglandine. Sie fördern das entzündliche Geschehen und lassen Schmerzen entstehen. Für die Bildung der Entzündungsmediatoren wird im Körper das Enzym Cyclooxygenase (COX) aktiv. Werden nun NSAR eingenommen, blockieren diese die Cyclooxygenase. Damit hemmen sie auch das Fortschreiten der Entzündung und lindern die Schmerzen. NSAR werden deshalb auch als COX-Hemmer bezeichnet.

NSAR werden häufig bei entzündlichen Rheumaformen, wie zum Beispiel bei akuter Arthritis oder der Bechterewschen Krankheit, eingesetzt, aber auch bei Verschleißrheuma, das mit Wirbelsäulen- und Gelenkschmerzen einhergeht sowie bei Weichteilrheuma.

Leider sind unerwünschte Nebenwirkungen bei allen NSAR nicht selten, vor allem, wenn sie mit weiteren chemischen Präparaten zusammen verabreicht werden. Neben Kopfschmerzen, Schwindel und Müdigkeit kann es zu Übelkeit, Bauchschmerzen, Erbrechen und auch Durchfall kommen. Besonders im Magen-Darm-Trakt können teilweise schwerwiegende Nebenwirkungen wie Geschwürbildung und Blutungen auftreten. Auch Erhöhungen der Leberwerte sind nicht selten. Fieber, Blut im Stuhl oder auch schwarzer Stuhl (Teerstuhl) sind höchste Alarmsymptome, bei denen Sie sofort Ihren Arzt aufsuchen müssen.

NSAR sind daher bei Menschen, die schon einmal an Magen-Darm-Krankheiten, beispielsweise an Geschwüren litten, nur unter größten Einschränkungen oder gar nicht anwendbar. Auch bei allergischen Leiden und Asthma ist höchste Vorsicht geboten, häufig dürfen NSAR hier nicht verordnet werden. Bei Nierenfunktions- und Blutbildungsstörungen, bekannten Unverträglichkeiten oder Allergien gegen NSAR wie auch in der Schwangerschaft sollten NSAR – wenn überhaupt – nur unter ärztlicher Anweisung und Kontrolle eingenommen werden.

Das bisher Gesagte gilt auch für neuere NSAR, die COX-2-Hemmer mit Wirkstoffen wie Celecoxib (zum Beispiel Celebrex) oder Rofecoxib (zum Beispiel Vioxx), die eine bessere Verträglichkeit mit weniger Nebenwirkungen aufweisen sollen. Auch hier ist dieselbe Vorsicht geboten.

Kortisonpräparate oder Glukokortikosteroide

Kortison ist ein lebensnotwendiges Hormon, das in der Nebennierenrinde gebildet wird. Genau genommen müsste es Hydrokortison oder Kortisol heißen. Der Einfachheit halber wird hier aber sowohl das körpereigene Hormon als auch das Medikament Kortison genannt. Die Nebennieren sitzen wie kleine Hütchen auf den Nieren und haben daher ihren Namen bekommen. Anders als die Nieren haben sie jedoch keine Ausscheidungs- und Filterfunktion. Die Nebennieren sind pyramidenförmige Hormondrüsen, die jeweils aus dem Nebennierenmark und der Nebennierenrinde bestehen. Der Anteil der Rinde ist recht groß: Er beträgt 75 Prozent. Das liegt daran, dass in der Nebennierenrinde eine Vielzahl von Hormonen hergestellt wird, darunter auch das Kortison.

Die Konzentration von Kortison wird vom Gehirn kontrolliert.

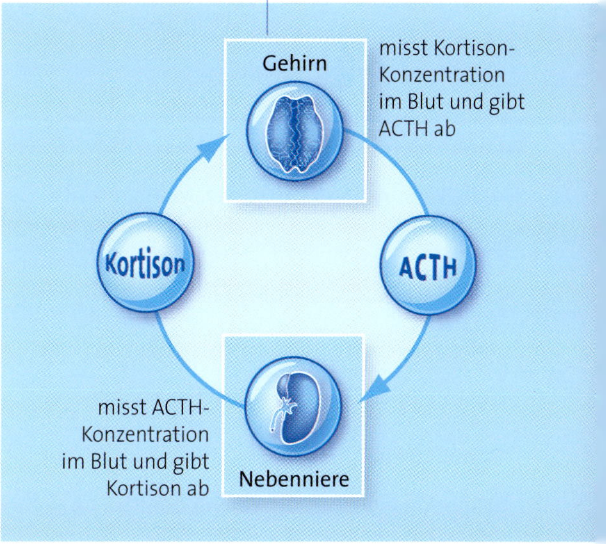

Dieses kontrolliert unter anderem die Aktivität des Immunsystems bei Entzündungsvorgängen im Körper. Die Kortison-Konzentration im Blut stellt sich mit Hilfe eines Regelkreis ein, an dem das Gehirn, die Nebennierenrinde und der Blutkreislauf beteiligt sind.

Die Nebennierenrinde gibt Kortison ins Blut ab. Der Hypothalamus, eine regulatorische Region im Gehirn, misst die Kortisonmenge im

Blut und setzt sie in Bezug zu äußeren Bedingungen wie körperliche Anstrengung oder Stress. Ist die Kortisonkonzentration zu niedrig, registriert dies das Gehirn und setzt das Hormon Adrenokortikotropin (ACTH) frei. Erreicht ACTH mit dem Blutstrom die Nebennierenrinde, löst es dort die Produktion von Kortison aus, dessen Konzentration im Blut damit ansteigt.

Synthetisch hergestelltes Kortison oder andere Hormone der Nebennierenrinde wie die Kortikoide sind die stärksten Wirkstoffe bei entzündlich-rheumatischen Erkrankungen. Sie werden auch bei anderen Leiden wie Allergien, Asthma oder Neurodermitis verordnet. 1948 wurde Kortison erstmalig in der Behandlung von Rheumatikern eingesetzt. Wegen seiner ausgezeichneten entzündungshemmenden und schmerzlindernden Wirkung wurde es zunächst als „Wundermittel" betrachtet, das bedrohliche chronische Entzündungen wie die Arthritis eindämmen konnte. Doch das erwies sich als eine Fehleinschätzung.

Zu hoch dosiert und zu lange unkritisch verabreicht, können Kortikoide beträchtliche Nebenwirkungen haben. Ebenso wie bei NSAR kann es zu gefährlichen Blutungen des Magen-Darm-Trakts kommen. Weiterhin können eine Schwächung des Immunsystems, Veränderungen im Zucker- und Elektrolythaushalt, Knochenentkalkung (Osteoporose) und weitere Beschwerden auftreten. Oft werden frühzeitig zusätzliche Schmerzmedikamente gegeben. Wassereinlagerungen im Gewebe (Ödeme), die Ausbildung eines „Vollmondgesichts", Veränderungen der Körperform, Gewichtszunahme, hoher Blutdruck, Neigung zu blauen Flecken an der Haut, Verstärkung eines grauen oder grünen Stars an den Augen und anderes können sich einstellen, wenn die verabreichte Dosis zu hoch und zu lange ohne kontinuierliche ärztliche Kontrolle und Dosisanpassung eingenommen wird.

Kortisonpräparate

Kortikoid	Präparate
Methylprednisolon	Urbason, Metypred
Prednisolon	Decaprednil, Decortin
Fluocortolon	Ultralan
Prednison	Decortin, Predni Tablinen
Triamcinolon	Volon A, Dephicort
Betamethason	Celestamin, Celestamine
Dexamethason	Dexa-Phlogont

Der Arzt muss Nutzen und Risiken einer Kortisonbehandlung gründlich und kritisch gegeneinander abwägen. Trotz aller möglichen Nebenwirkungen sollten Sie keine Angst vor einer Kortisonbehandlung haben, wenn diese fachlich qualifiziert durchgeführt und überwacht wird und abhängig vom Krankheitsbild unvermeidbar ist. Ihr Arzt wird versuchen, so viel Kortison wie nötig und so wenig wie möglich zu geben und die Dosis Ihrem Krankheitsverlauf anpassen. Dies gilt insbesondere dann, wenn eine Langzeitbehandlung unvermeidlich ist.

Hierbei wird der Therapeut regelmäßige Kontrolluntersuchungen durchführen, um Nebenwirkungen früh zu erkennen und zu vermeiden. Kortisonschäden sind heutzutage eher selten, wenn Dosis und Behandlungsdauer dem individuellen Krankheitsverlauf angepasst sind.

Langsam wirkende Antirheumatika (Basismedikamente)

Bei chronischer Polyarthritis und anderen chronisch entzündlichen Rheumaformen setzt die Schulmedizin eine Basistherapie mit Langzeittherapeutika ein. Diese sollen die Knorpel- und Knochenzerstörungen verlangsamen oder ganz unterdrücken – aber ohne direkte schmerzlindernde oder entzündungshemmende Wirkung.

Bei schweren rheumatischen Krankheiten wie der chronischen Polyarthritis, der Bechterewschen Krankheit, dem Lupus erythematodes, der Schuppenflechte und anderen sollte nach hochschulmedizinischer Lehrmeinung frühzeitig eine solche Basistherapie eingeleitet werden. Voraussetzung ist eine gesicherte Diagnose sowie die nicht ausreichende Wirksamkeit von NSAR. Frühestens nach vier bis zwölf Wochen geht die Entzündung spürbar zurück, die Schmerzen nehmen ab und die Beweglichkeit bessert sich. Oft ist es bei besonders schwerem Verlauf unvermeidbar, neben einem Basistherapeutikum zusätzlich NSAR oder Kortison einzunehmen.

Alle Basistherapeutika können zum Teil schwerwiegende Nebenwirkungen haben: auf den Magen-Darm-Trakt, Leber, Niere, Blutbildung und Haut. Ihre Verabreichung sollte daher ausschließlich einem erfahrenen Rheumatologen überlassen werden. Die Basistherapie erfolgt in der Regel ambulant, es kann jedoch auch ein stationärer Krankenhausaufenthalt erforderlich sein. Regelmäßige körperliche Untersuchungen sowie laborchemische Kontrollen sind unabdingbar.

Bei guter Wirksamkeit und Verträglichkeit des Basismittels ist eine jahrelange Einnahme

Langsam wirkende Antirheumatika.

Wirkstoff	Präparat
Chloroquin, Hydroxychloroquin	Resochin
Gold	Ridaura, Aureotan (Spritzen), Tauredon (Spritzen)
Sulfasalazin	Azulfidine
Methotrexat	Azathrioprin-Imurek, MTX, Lantarel

möglich und erforderlich. Der Wechsel auf ein anderes Basismedikament kann bei nachlassender Wirkung und schlechter Verträglichkeit notwendig werden. Unerwünschte Arzneiwirkungen können sich – rechtzeitig erkannt – nach Absetzen des betreffenden Mittels vollständig zurückbilden.

Neue medikamentöse Behandlungsformen

Wissenschaftler suchen weltweit fieberhaft nach neuen wirksamen und gleichzeitig nebenwirkungsarmen Substanzen zur Bekämpfung chronisch-entzündlicher Rheumaformen. Neue Angriffspunkte werden ausgewählt, zum Beispiel der Tumor-Nekrose-Faktor (TNF), ein Mediator, der nicht nur bei Krebserkrankungen, sondern auch bei entzündlichem Rheuma in erhöhter Menge im Blut nachweisbar ist. Biotechnologisch hergestellte Antikörper, die den TNF abfangen und unwirksam machen, können die Entzündung verlangsamen. Doch welche Medikamente wann in die klinische Erprobung gehen, ist zur Zeit noch nicht zu beantworten.

3.2 | Konventionelle Behandlungsmethoden ohne Medikamente

Nichtmedikamentöse Verfahren wie Massagen oder Bäder können die Therapie mit Arzneimitteln wirkungsvoll unterstützen und die Selbstheilungskräfte des Körpers anregen. Massagen können dabei in vielen verschiedenen Varianten zur Anwendung kommen – von der Lymphdrainage über die Reflexzonenmassage bis zur Manuellen Therapie. Weitere nichtmedikamentöse Therapiemöglichkeiten wie Gymnastik, Thermotherapie, Elektrotherapie und andere werden in diesem Kapitel vorgestellt.

Krankengymnastik

Alle physikalischen, gelenkentlastenden und orthopädischen Verfahren ergänzen die medikamentösen Behandlungen. Dazu gehört auch die

Krankengymnastik. „So wie die Gymnastik für Gesunde dienlich ist, so kann sie auch für Kranke in der angemessenen Form als Heilgymnastik gebraucht werden“, stellte der berühmte Pfarrer Sebastian Kneipp schon vor mehr als 100 Jahren fest.

Bewegungstherapie ist ein wesentlicher und unverzichtbarer Bestandteil jeder Rheumatherapie. Schmerzhafte und entzündete Gelenke gehen mit Schonung und damit Verkürzungen von Muskeln, Sehnen und Gelenkkapseln einher. Auf diese Weise kann ein Gelenk für immer versteifen – eine Folge, die unbedingt vermieden werden sollte.

Die alltägliche Arbeit und Bewegung reicht entgegen der landläufigen Meinung nicht als Bewegungstherapie aus. Nur gezielte Übungen unter fachlicher Anleitung eines Physiotherapeuten können dazu beitragen, dass der Patient seine Beweglichkeit erhalten, wieder erlangen oder verbessern kann. Dabei werden Missverhältnisse zwischen einzelnen Muskelgruppen beseitigt, Muskulatur und Sehnen gekräftigt, Gelenkfehlstellungen positiv beeinflusst und schmerzbedingte falsche Bewegungsabläufe korrigiert.

Krankengymnastik als Einzelbehandlung hat den Vorteil, dass der Physiotherapeut gezielt auf individuelle Störungen eingehen und diese befundabhängig therapieren kann. In der Regel erstellt der Krankengymnast ein spezielles Übungsprogramm, welches Sie zu Hause – möglichst mehrmals täglich! – absolvieren sollten.

Bei der Krankengymnastik bedarf es neben Geduld vor allem Ihrer aktiven Mitarbeit. Konsequent durchgeführt, kann diese Bewegungstherapie die Gelenkfunktionen wesentlich verbessern sowie Schmerzen deutlich lindern – bis hin zur Schmerzfreiheit.

Die krankengymnastische Therapie in einer Gruppe, auch im warmen Wasser (etwa 32 Grad Celsius), ermöglicht einen schonenden Muskelaufbau und Gelenkmobilität. Eine individuelle Physiotherapie unter Berücksichtigung der rheumatischen Beschwerden der einzelnen Teilnehmer ist

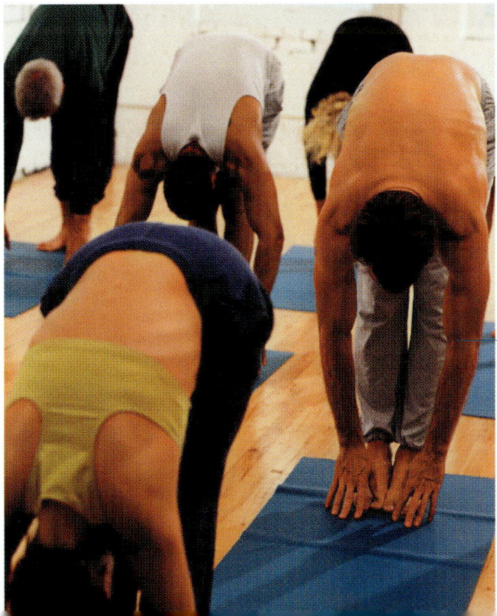

Bewegungstherapie ist ein Teil der konventionellen Behandlung.

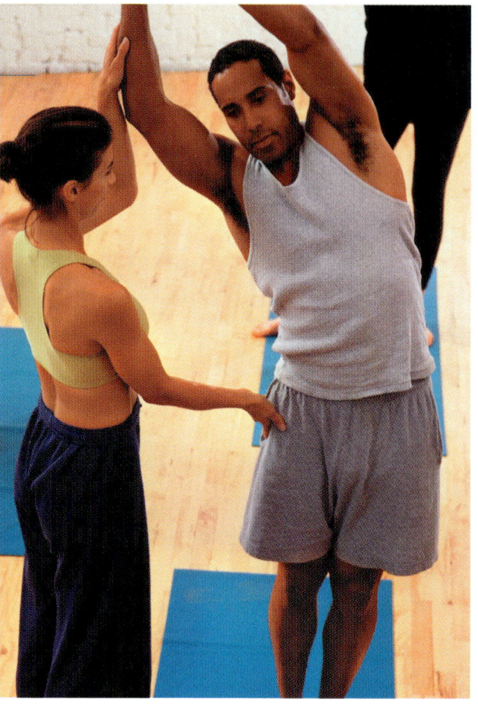

Die Bewegungen beim Sport müssen richtig ausgeführt werden, sonst kommt es zur Fehlbelastung der Gelenke.

hierbei in der Regel allerdings nicht möglich. Doch die Gruppendynamik und damit verbundene Freude am gemeinsamen Üben mit anderen Betroffenen haben auch einen nicht zu unterschätzenden therapeutischen Effekt.

Medizinische Voraussetzung für eine effektive Krankengymnastik ist eine ausreichende körperliche Belastbarkeit, insbesondere in Bezug auf Herz und Kreislauf. Auch schwere andere Erkrankungen und akute Entzündungen sind mögliche Gegenanzeigen für die Physiotherapie. Ob für Sie selbst eine krankengymnastische Behandlung geeignet ist, sollte stets Ihr behandelnder Arzt unter Kenntnis Ihres Gesamtzustandes beurteilen.

Massage

Eines der ältesten überlieferten Behandlungsverfahren ist die Massage. Zu den klassischen Massageformen zählen die Handmassage, die Unterwasser-Druckstrahlmassage sowie im weiteren Sinne auch die Lymphdrainage. Diese Massagearten wirken durch Druck- und Dehnungsreize unmittelbar auf Haut, Unterhautgewebe und Muskulatur und können eine Muskelentkrampfung und -auflockerung bewirken. Auch Verhärtungen des Bindegewebes können sich lösen.

Dem gegenüber steht die neuere Gruppe der Reflexzonenmassagen, zu denen beispielsweise die Bindegewebs-, Segment- und Saugglockenmassage und andere Verfahren wie die Fußreflexzonenbehandlung gehören. Mit diesen Therapien soll über Reflexbahnen eine Fernwirkung auf innere Organe erzielt werden, die sich indirekt auch positiv auf den ganzen Körper auswirken kann.

Allgemein wirken alle Massagearten entspannend und werden als sehr angenehm empfunden. Eine aktive Bewegungstherapie können sie allerdings in keinem Fall ersetzen.

> **KLASSISCHE MASSAGE:** Die klassische Handmassage besteht aus Streichen, Reiben, Kneten, Klopfen, Vibration und Hacken. Sie bewirkt eine lokale Durchblutungssteigerung, der Stoffwechsel wird angeregt und das Gewebe besser mit Nährstoffen und Sauerstoff versorgt. Gleichzeitig wird der Lymphfluss angeregt, Stoffwechselschlacken besser abtransportiert und Verspannungen gelöst.

Die klassische Massage kommt vor allen Dingen bei schmerzhaften Nervenreizungen, Verspannungen im Bereich der Wirbelsäule und des Schulter-Becken-Gürtels, aber auch bei chronischer Polyarthritis und anderen Gelenkleiden zur Anwendung. Eine vorangehende Wärmebehandlung, zum Beispiel mit Fango- oder Moorpackungen oder Bädern, ist häufig sinnvoll.

Bei akuten Entzündungen, fieberhaften Infekten und akuten Durchblutungsstörungen sollte die klassische Handmassage gemieden werden. Auch hier sollten Sie wie bei allen Verfahren im Zweifelsfall den Sie am besten kennenden, behandelnden Arzt vorher um Rat fragen.

> **DRUCKSTRAHLMASSAGE:** Bei der Unterwasser-Druckstrahlmassage wirken Massage, Wärme und Wasserauftrieb positiv auf den Körper ein. Die Massage entspannt die Muskeln, Wärme und Wasserdruck regen Lymph- und Venensystem, Durchblutung und Stoffwechsel an. Durch den Auftrieb im Wasser werden Stütz- und Bewegungsapparat entlastet.

Klassische Massage

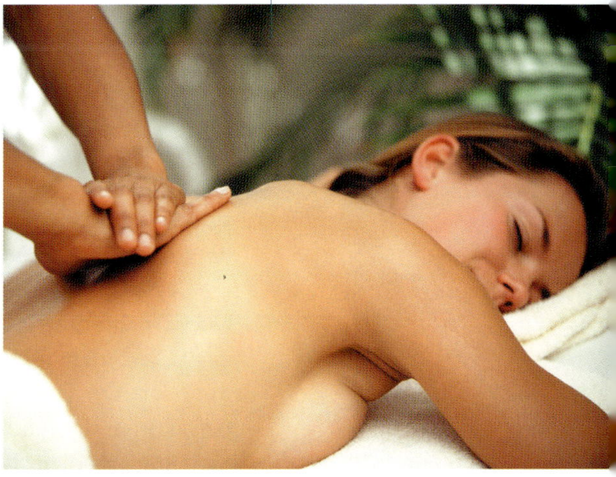

Bei der Behandlung liegt man in einer übergroßen Badewanne bei einer Temperatur von 35 bis 36 Grad Celsius. Aus zehn bis 30 Zentimetern Entfernung wird der Wasserstrahl mit einem Druck von bis zu vier Atmosphären auf den Körper gerichtet. Nach der Behandlung sollte eine Ruhepause von 30 bis 60 Minuten eingelegt werden.

Stichwort Schlacke

Im medizinischen Sinne werden mit dem Wort Schlacke all jene Substanzen bezeichnet, die der Körper nicht mehr braucht und die eigentlich ausgeschiedenen werden sollten. Solche Stoffe bildet der Körper fortwährend selbst, nämlich im Zuge der Verdauung. Und je unausgewogener die Nahrung, zum Beispiel viel Zucker, viel Fett, desto mehr wird abgelagert. Aber auch Stoffwechselstörungen wie bei der Gicht können zur vermehrten Ablagerung führen. Doch nicht nur Zwischen- oder Endprodukte des Stoffwechsels können sich als Schlacke anlagern. Auch aus der Umwelt aufgenommene Gifte wie Farbstoffe, Pestizide oder Schwermetalle können sich als Schlacke ablagern.
Durch geeignete Heilmittel, zum Beispiel durch Fasten oder mit entsprechenden Massagetechniken können diese Stoffe zumindest teilweise mobilisiert und zur Ausscheidung gebracht werden.

Hilfreich ist dieses Verfahren insbesondere bei Muskelverspannungen im Rahmen von Arthrosen, Arthritiden, chronischer Polyarthritis sowie bei Verwachsungen oder Ungleichmäßigkeiten im Bindegewebe oder bei Narben (Narbenkontraktur). Die Behandlung belastet Herz und Kreislauf sehr, deshalb sind Herzschwäche, Bluthochdruck, Kreislaufschwäche und Schwächezustände aller Art Gegenanzeigen für die Unterwasser-Druckstrahlmassage.

> **LYMPHDRAINAGE:** Bei der Lymphdrainage wird durch eine spezielle Handmassage mit sanften, leicht kreisenden Bewegungen der Lymphabfluss in Richtung Körperzentrum gefördert. Wasseransammlungen im Gewebe (Ödeme) und Lymphstauungen werden so ausgeschwemmt.

In Kombination mit weiteren physikalischen Maßnahmen ist die Lymphdrainage bei fast allen Zuständen angezeigt, die mit Ödemen einhergehen, also auch bei entsprechenden rheumatischen Erkrankungen.

Dagegen darf bei bösartigen Erkrankungen mit Verdacht auf Metastasen (Tochtergeschwulste) keine Lymphdrainage vorgenommen werden, da die Krebszellen sich über die in Bewegung gebrachte Lymphflüssigkeit in andere Organe verbreiten können. Außerdem ist die Lymphdrainage bei akuten Hautentzündungen, Thrombosen und herzbedingten Ödemen kontraindiziert.

> BINDEGEWEBS-, SEGMENT- UND SAUGGLOCKENMASSAGE: Diese drei Massagearten gehören zur Gruppe der Reflexzonentherapien. Per Hand oder mit einer Apparatur wird die Haut gedehnt, so dass sie stärker durchblutet und damit besser mit Nährstoffen versorgt wird. Außerdem wirkt der Dehnungsreiz auf verschiedene Organsysteme, je nachdem, welches Körpergebiet behandelt wird.

Insbesondere bei Wirbelsäulen-, Schulter-Arm-Syndromen und Tennisellenbogen, aber auch bei anderen rheumatischen Beschwerden des Bewegungsapparates kann ihre Anwendung sinnvoll sein. Die Gegenanzeigen entsprechen im Wesentlichen den bei den anderen Massageverfahren genannten, also beispielsweise Herz- und Kreislauf-Schwäche, Krebs oder Hautentzündungen.

Ob und wie andere Reflexzonenmassagen wirken, ist in der Schulmedizin noch umstritten. Dazu gehört auch die Fußreflexzonenbehandlung. Ihre Mechanismen sind dementsprechend noch nicht weiter erforscht.

> MANUELLE THERAPIE: Bei der Manuellen Therapie werden mit den Händen Gelenkblockierungen gelöst, um das normale Gelenkspiel wiederherzustellen. Sie darf nur von speziell ausgebildeten Therapeuten ausgeübt werden. Hauptanwendungsgebiet sind funktionelle Gelenkstörungen. Dabei müssen Entzündungen, Tumoren und Osteoporose vor einer Manuellen Therapie unbedingt ausgeschlossen werden.

Thermotherapie

Wärme- oder Kälteanwendungen gehören zu den ältesten uns bekannten Behandlungen. Wärmetherapie kommt besonders beim Verschleißrheuma und beim extraartikulären Rheuma zur Anwendung, aber nicht bei akut entzündlichen Phasen der chronischen Polyarthritis. Wärme erweitert die Blutgefäße, so dass sich die Durchblutung und der Stoffwechsel steigern. Nicht nur im behandelten Gebiet, sondern auch in anderen Körperregionen erweitern sich die Adern.

Was ist eine Gegenanzeige?

Eine Gegenanzeige (Kontraindikation) ist eine Krankheit oder ein Zustand, bei dem gewisse Therapien oder Medikamente nicht angewendet werden dürfen. Bei einer absoluten Gegenanzeige darf die betreffende Maßnahme auf gar keinen Fall durchgeführt werden. Zum Beispiel ist eine Lymphdrainage bei Thrombosen kontraindiziert. Bei einer relativen Gegenanzeige besteht zwar ein gewisses Gesundheitsrisiko, aber das erhoffte Ergebnis kann dennoch die vorgesehene Therapie rechtfertigen.

Die Wärmebehandlung kann auf vielfältige Weise durchgeführt werden: Heißluft, heiße Wickel und Rollen, Auflagen, Fango-, Schlamm- und Moorpackungen, Infrarotbestrahlungen, warme Bäder mit und ohne Zusätze, auch in Kombination mit Elektrotherapie in Form des Stangerbads und vieles mehr. Insbesondere warme Teil- und Vollbäder können Sie problemlos zu Hause selbst vornehmen. Sie helfen, starke Muskelverspannungen aufzulockern. Dabei sollten sie stets selbst ausprobieren, ob und wie Sie die Wärme vertragen und wann sie Ihnen gut tut.

Kälte wird vor allem bei akut entzündlichen Gelenkbeschwerden oder der Behandlung lokaler Schmerzpunkte als Kryotherapie eingesetzt. Durch sie klingen Schwellungen und Entzündungen ab, Schmerzen werden gelindert. Bei den einfachen Formen von Kältetherapie werden Eisbeutel, Fertigkühlkompressen oder selbst hergestellte Eisauflagen benutzt. Auch elektrisch betriebene Kaltluftgeräte werden im Fachhandel angeboten.

In einigen spezialisierten Rheumazentren gibt es Kältekammern, in denen eisige Temperaturen herrschen. Mittels Kaltluftdüsen werden die Kammern auf minus 100 bis minus 160 Grad Celsius abgekühlt. Dort können sich Rheumakranke einer Ganzkörper-Kältetherapie unterziehen. Sie halten sich in Badekleidung bis zu drei Minuten in der Kältekammer auf. Natürlich müssen Sie sich dabei ständig bewegen und Nase, Ohren, Finger und Füße vor der extremen Kälte schützen.

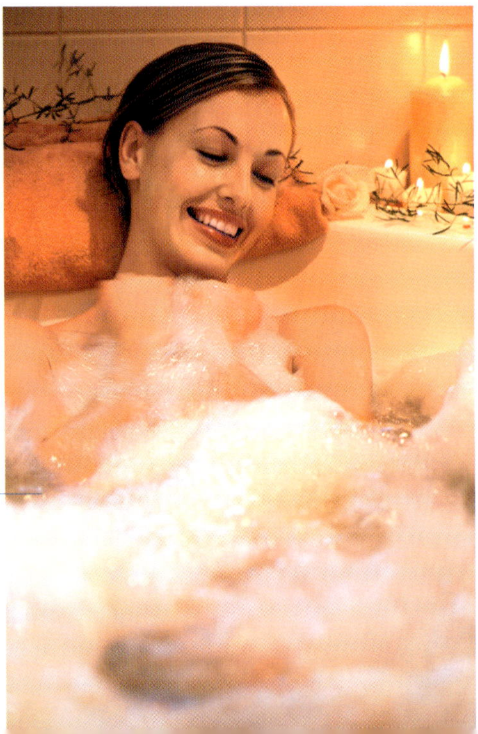

Ein heißes Bad – die einfachste Form der Wärmetherapie

Die Entscheidung, ob und, wenn ja, welche Form von Kälteanwendung für Sie geeignet ist, sollten Sie stets mit Ihrem behandelnden Arzt abstimmen. Bei arteriellen Durchblutungsstörungen, bei Nieren-Blasen-Leiden, der Bindegewebskrankheit Sklerodermie und anderen internistischen Grunderkrankungen ist die Kältetherapie nicht geeignet.

Elektrotherapie

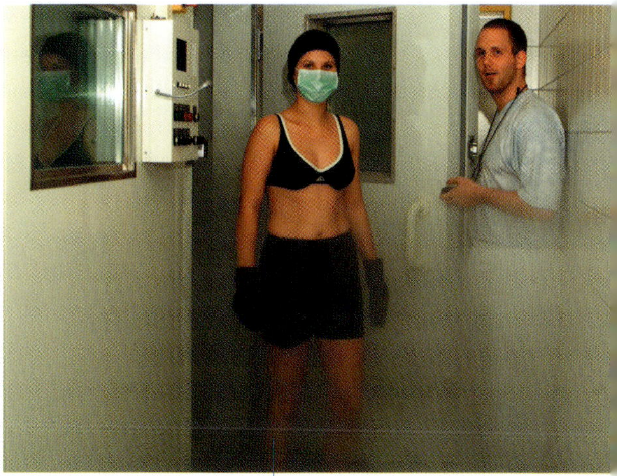

Bei manchen Rheumaformen hilft Kälte – hier eine Kältekammer.

Bei der Elektrotherapie werden je nach Frequenzbereich des angewendeten Stromes verschiedene Formen unterschieden:

- Gleichstromtherapie,
- Reiz- oder Impulsstromtherapie mit niederfrequenten Strömen (ein bis 250 Hertz), auch TENS,
- Interferenzstromtherapie mit mittelfrequenten Strömen (vier bis 20 Kilohertz),
- Hochfrequenztherapie: Kurzwelle (bis 27 Megahertz), Dezimeterwelle (bis 434 Megahertz) und Mikrowelle (bis 2450 Megahertz).

Auch die Elektrotherapie bewirkt eine lokale Durchblutungssteigerung mit vermehrter Sauerstoff- und Nährstoffzufuhr und beschleunigtem Abtransport von Stoffwechselabbauprodukten.

Gleichstrombehandlung wirkt deutlich schmerzlindernd, ihre Wirksamkeit ist in erster Linie abhängig von der verabreichten Strommenge. Als „Iontophorese" wird ein Gleichstromverfahren bezeichnet, bei dem zusätzlich Medikamentenlösungen, Gele oder Salben eingesetzt werden. In Abhängigkeit von ihrer elektrischen Ladung werden diese Mittel durch den Strom tief ins behandelte Gewebe transportiert und können am Ort des schmerzhaften Geschehens hohe Konzentrationen erreichen und damit gezielter wirken.

Nieder- und mittelfrequente Wechselströme als Reiz- oder Interferenzbehandlung bewirken über eine direkte Reizung der Muskulatur eine Durchblutungsverbesserung. Gleichzeitig werden die dazugehörigen Nerven angeregt und somit eine Ermüdung der schmerzleitenden Nervenfasern erreicht. Schmerzen am Bewegungsapparat können so gelindert werden. Die Mittelfrequenz-Interferenzstrombehandlung kann auch über Metallimplantate angewendet werden.

Bei der Hochfrequenztherapie (Diathermie) durchströmen Wechselströme das Gewebe und führen zu einer Erwärmung und damit Durchblutungssteigerung im behandelten Körpergebiet. Sie hat sich besonders bei Verschleißrheumaformen bewährt.

Auch die Ultraschallbehandlung und die Magnetfeldtherapie bewirken eine zunehmende Durchblutung und Stoffwechselsteigerung und können damit Schmerzen mindern.

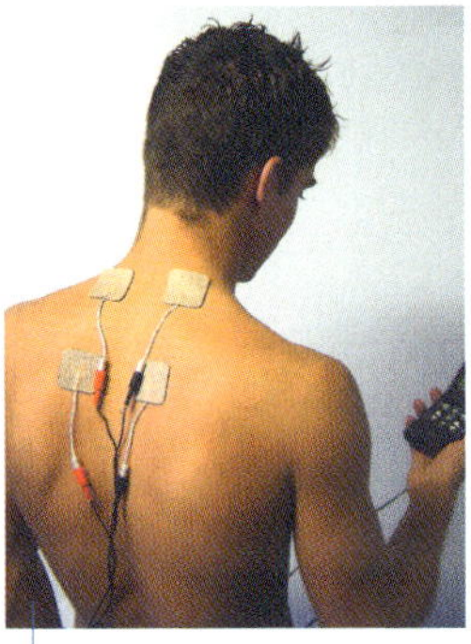

TENS-Behandlung

In Anbetracht der Vielzahl der elektrotherapeutischen Maßnahmen sollten Sie es Ihrem Arzt überlassen, die für Ihren Fall am besten geeignete Elektrotherapie auszuwählen. Bei sachgerechter Anwendung und unter Berücksichtigung eventueller Gegenanzeigen sind bei den genannten Verfahren keine Komplikationen zu erwarten. Nachteilig ist nur, dass Sie zu den entsprechenden Behandlungen in der Regel immer in die Praxis oder Klinik gehen müssen.

Als rein symptomatische Schmerztherapie bietet sich für die Heimbehandlung die TENS-Therapie an. Die Abkürzung steht für transkutane elektrische Nervenstimulation, also eine Anregung der Nerven durch einen elektrischen Strom, der durch die Haut geht. Mittels kleiner batteriebetriebener TENS-Geräte werden niederfrequente Impulsströme verabreicht, die ähnliche Wirkung wie die schon beschriebenen Elektrotherapieverfahren zeigen.

Den Umgang mit dem Gerät erklärt in der Regel der verordnende Arzt, der auch den Behandlungsverlauf kontrolliert. TENS wird in erster Linie wegen seiner schmerzlindernden Wirkung eingesetzt, aber auch, um den Verbrauch von Schmerzmitteln zu senken.

Ergotherapie

Erkrankungen des Rheumatischen Formenkreises können trotz frühzeitiger, meistens aber bei zu spät eingeleiteter Therapie mit erheblichen Funktionseinschränkungen am Bewegungsapparat einhergehen. Vor allem können Finger- und Handgelenke betroffen sein, was zu mehr oder weniger stark ausgeprägten Einschränkungen im Berufs- und Privatleben mit verminderter Lebensqualität führt.

Die Ergotherapie (der Begriff kommt aus dem Griechischen und bedeutet soviel wie „Werken und Arbeiten“) befasst sich speziell mit dem Erhalt und der Wiederherstellung der Funktionsfähigkeit von Armen und Beinen. Sie stellt eine wichtige Ergänzung zur krankengymnastischen Übungsbehandlung dar. Ergotherapie umfasst Training für Gelenkschutz, Selbsthilfe, Gelenkfunktionen und Tätigkeiten im Berufsalltag.

falsch - besser - richtig

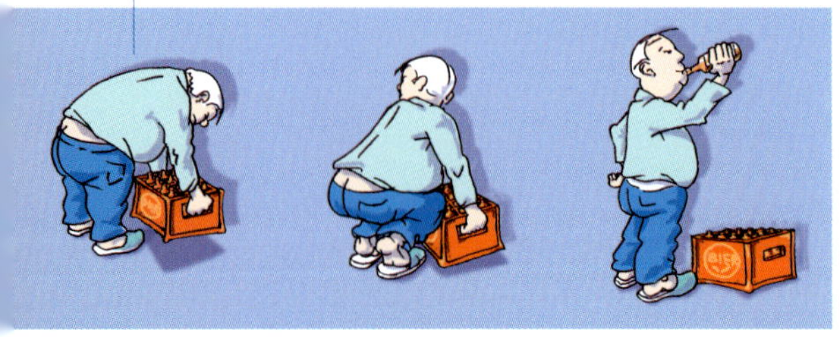

Beim Gelenkschutztraining wird geübt, so schonend und vorsichtig wie möglich die Gelenke zu benutzen. Überanstrengung und Fehlbelastungen von Hand- und Fingergelenken sollen vermieden, die Belastung auf möglichst viele Gelenke verteilt werden. Halten, Heben und Tragen, auch richtige Körper- und Sitzhaltung sowie Gelenklagerung im Liegen werden hierbei geübt.

Die ergotherapeutische Anleitung zur Selbsthilfe versucht Sie in die Lage zu versetzen, alle Arbeiten und Tätigkeiten Ihres Alltagslebens selbstständig, eventuell unter Gebrauch geeigneter Hilfsmittel zu meistern. Das Gelenkfunktionstraining soll mithilfe von individuell ausgewählten, handwerklichen Tätigkeiten wie zum Beispiel Knüpfen, Flechten, Weben, Ton- und Knetarbeiten oder Zeichnen die Fingerfertigkeit erhalten und verbessern – selbstverständlich unter Beachtung des entsprechenden Gelenkschutzes. Das Training für den Berufsalltag soll Sie auf die Wiedereingliederung ins Berufsleben vorbereiten. Auch die Versorgung mit Gelenkschienenapparaten (Orthesen) fällt in den Aufgabenbereich der Ergotherapie. Mit geeigneten Schienen werden betroffene Gelenke entlastet und stabilisiert, um weiteren Gelenkdeformierungen vorzubeugen.

Orthopädisch-technische Hilfsmittel

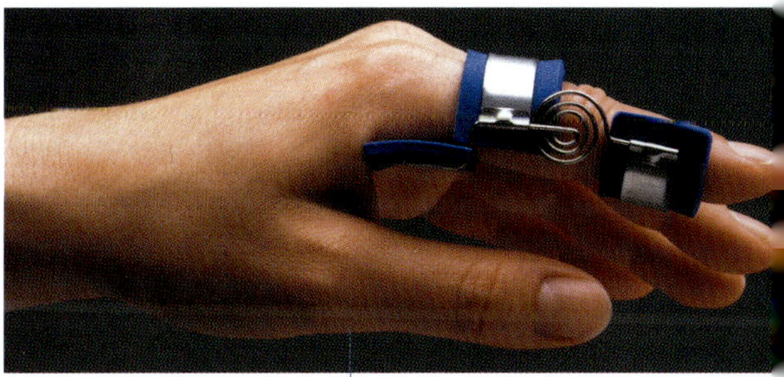

Fingerorthesen zur Ruhigstellung der Fingergelenke

Zur Entlastung von fehl- oder überbeanspruchten, schmerzhaften und bewegungseingeschränkten Gelenken bietet der orthopädisch-technische Fachhandel eine Vielzahl von Hilfsmitteln an. Das Spektrum erstreckt sich von Gehstützen und -stöcken bis hin zu den Orthesen für Arme, Beine, Rumpf und Halswirbelsäule. Orthesen überbrücken zerstörte und bei Bewegung schmerzhafte Gelenke meistens starr und stellen sie ruhig. Sie sollten in der Regel nur vorübergehend zur Anwendung kommen und durch andere Behandlungsverfahren abgelöst werden, da sie zum Beispiel im Bereich des Rumpfes zu Muskelschwächen und damit zusätzlichen Funktionsbeeinträchtigungen führen können.

Individuell angefertigte Schuheinlagen oder orthopädische Schuhe können der statischen Entlastung dienen. Der Einsatz von Korrekturschienen erfolgt in erster Linie zur passiven Sicherung von Gelenkstellungen nach Operationen, bis die Narbenheilung abgeschlossen und die durch die Operation angestrebte Achsenstellung stabilisiert ist. Ihre

Anwendung erfolgt daher in der Regel nur vorübergehend. Die Ausbildung von krankheitstypischen Gelenkdeformierungen kann durch Schienen allenfalls verzögert, aber leider nicht dauerhaft verhindert werden!

Kurort- oder Balneotherapie

Seit dem Altertum dienen Kuren – heutzutage auch als Kurorttherapie oder Rehabilitationsmaßnahme bezeichnet – zur Linderung oder Heilung chronischer Leiden. Sie nutzen zum einen die positiven Wirkungen natürlicher Heilmittel vor Ort wie Heilwässer, Moore, Schlamm und Schlick. Zum anderen kann ein vorübergehender Ortswechsel sehr gut tun, da Sie damit Abstand gewinnen zum gewohnten Lebensumfeld mit den alltäglichen Belastungen. So fällt es auch leichter, eine ungesunde Lebensführung oder Ernährung umzustellen. Nicht zuletzt hat auch der Klimawechsel einen nicht zu unterschätzenden Einfluss auf den gesamten Organismus.

Die Anwendung von „Peloiden" wie Moor, Schlamm oder Heilerden in Form von meist warmen Bädern oder Packungen trägt zur Entspannung der Muskulatur sowie zu verbesserter Durchblutung und Nährstoffversorgung bei. Darüber hinaus bietet eine Kurorttherapie genügend Zeit und Raum für zusätzliche Physio-, Ergo-, Psycho- und andere Therapien, die in Kombination eine im wahrsten Sinne des Wortes ganzheitliche Behandlung sein können.

Bedauerlicherweise bevorzugen die Krankenkassen heute eher eine wohnortnahe, ambulante Behandlungsform. Zwar ist es verständlich,

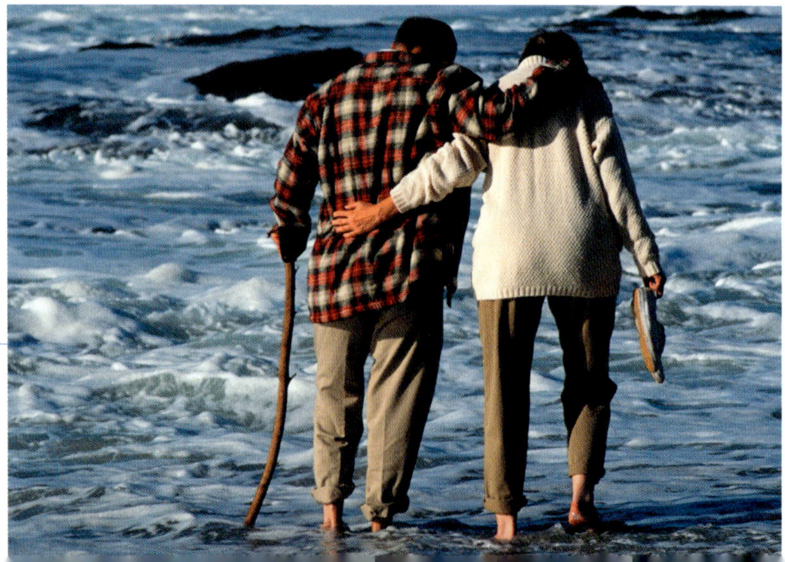

Ein Klimawechsel macht eine Kur noch intensiver.

dass angesichts knapper Finanzen im Gesundheitswesen hier gespart wird. Aber die jahrhundertelange Tradition von Kurortbehandlungen zeigt, dass sich ein Klima- und Ortswechsel überaus günstig auf den gesamten Organismus auswirkt. In der Folge können so auch weitere Therapien überflüssig und möglicherweise auch hier Ausgaben gemindert werden.

Rheumachirurgie

Das vorrangige Ziel jeder Rheumatherapie ist es, Entzündungen und Schmerzen zu beseitigen, bleibende Bewegungseinschränkungen zu verhindern. Und dies möglichst mit nicht-chirurgischen Methoden. Trotz richtiger Anwendung der bisher dargestellten Behandlungen im Rahmen eines komplexen Gesamtkonzeptes wird dies jedoch nicht in allen Fällen erreicht. Operative Eingriffe können dann notwendig werden, wenn die Lebensqualität des Rheumakranken nicht mehr allein mit anderen Verfahren sichergestellt werden kann. Sie sind somit ein notwendiger Bestandteil eines komplexen Gesamtbehandlungskonzepts.

Es gibt vorsorgende (präventive), reparierende, rekonstruierende und kombinierte Operationen. Mit ihnen werden Gelenkfunktionen erhalten, verloren gegangene Beweglichkeit wiederhergestellt, Deformierungen verhindert oder beseitigt. Die häufigsten und wichtigsten Verfahren werden im Folgenden kurz dargestellt.

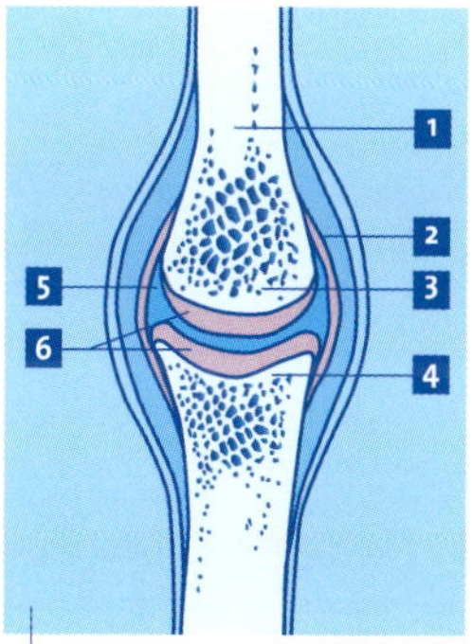

Aufbau eines Kniegelenks:
1 Knochen,
2 Gelenkhaut (Synovialis),
3 Gelenkkopf,
4 Gelenkpfanne,
5 Gelenkschmiere (Synovia),
6 Knorpel

> **SYNOVIALEKTOMIE:** Dabei handelt es sich um eine Gelenkinnenhautentfernung. Entzündungsrheuma geht von der Gelenkinnenhaut aus, die wuchert und dabei Knorpel und Knochen zerstören kann. Wird sie vor dem Eintreten bleibender Schäden herausgeschnitten, handelt es sich um eine Frühsynovialektomie. Meist erfolgt aber eine Spätsynovialektomie, die mit weiteren Maßnahmen zur Wiederherstellung von Kapsel-, Sehnen- und Bandapparat verbunden wird.

> **TENOSYNOVEKTOMIE:** Dieser Begriff bedeutet „Entfernung von entzündetem Sehnengleitgewebe“. Dieses zeigt ein ähnliches Verhalten wie wuchernde Gelenkinnenhaut und kann zur Zerstörung des Sehnengewebes führen. Bei der Tenosynovektomie gilt ansonsten das Gleiche wie bei der Synovialektomie. Weitere, während der Operation vorgenommene Maßnahmen betreffen beispielsweise Sehnenrisse, die mittels

direkter Naht, Sehnentransfer (Verpflanzen von körpereigenem Sehnengewebe) oder durch künstliche Sehnen operiert werden können. Druckbedingte Nervenschädigungen – zum Beispiel am Handgelenk als Karpaltunnelsyndrom – müssen ebenfalls operativ behandelt werden.

› **RADIOSYNOVIORTHESE:** Hierbei werden radioaktive Lösungen in entzündliche Gelenke eingespritzt, um die Gelenkhautwucherung quasi durch „Bestrahlung von innen“ zu stoppen. Das Verfahren wird zum Beispiel bei chronischer Polyarthritis oder anderen Arthritiden angewendet, wenn trotz konventioneller Arzneimitteltherapie und mehrfachen Kortison-Injektionen ins Gelenk die Entzündung weiter fortschreitet. Die Auswahl des radioaktiven Elements (Yttrium 90, Rhenium 186, Erbium 169) hängt von den physikalischen Eigenschaften und der Größe des Gelenks ab. Eine nur chemische, nicht-radioaktive Synoviorthese ist mit Osmiumsäure möglich, sie wird aber in Deutschland relativ selten vorgenommen.

Nach der Radiosynoviorthese wird das behandelte Gelenk mindestens zwei Tage ruhig gestellt und eine Woche streng geschont.

› **OSTEOTOMIE:** Eingriffe, bei denen unmittelbar am freigelegten Knochengewebe operiert oder geschnitten wird, nennt man Osteotomien. Eine Möglichkeit ist die Umstellungs- oder Korrektur-Osteotomie. Sie wird bei angeborenen Fehlstellungen, zum Beispiel stark ausgeprägten X- oder O-Beinen angewendet. Denn unbehandelt kann sich hier eine Kniegelenksarthrose (Gonarthrose) mit den damit verbundenen Gelenkzerstörungen entwickeln. Auch bei Hüftgelenksfehlstellungen und drohender Hüftgelenksarthrose (Coxarthrose) kann eine Korrektur-Osteotomie angewendet werden.

Dabei werden die Knochenachsen so korrigiert, dass die Gelenkflächen in normalem Winkel zueinander stehen und besser zentriert sind. Korrektur-Osteotomien zielen darauf ab, die Beweglichkeit von Gelenken zu verbessern, wenn sie durch eine ungünstige Stellung eingeschränkt sind.

Osteotomien dienen aber nicht immer Stellungskorrekturen. Zur reinen Schmerzbekämpfung bei Arthrosebeschwerden werden in Ausnahmefällen auch gelenknahe Knochendurchtrennungen durchgeführt.

Altes Wissen neu entdeckt

„Meine Herren! Ich möchte Sie bitten zu erkennen, dass selbst die gelungenste chirurgische Intervention nichts weiter bedeutet als ein Beweis dafür, dass wir nicht in der Lage waren, diese und jene Krankheit zu heilen!" Geheimrat Prof. Dr. med. August Bier (1861 - 1949)

Radioaktive Strahlung in der Medizin

Die Nuklearmedizin ist eine vergleichsweise junge Disziplin der Medizin. Sie nutzt radioaktive Stoffe sowohl zum Zweck der Untersuchung als auch zur Behandlung. Bei diesen radioaktiven Stoffen handelt es sich um kurzlebige Radionuklide. Das sind instabile Atomkerne, die, wenn sie in einen stabileren Zustand übergehen, radioaktive Strahlung aussenden. Diese Strahlung kann, wie bei der Szinitigraphie, mittels spezieller Geräte gemessen werden. Die gemessenen Werte geben Auskunft über den Gesundheitszustand der Organe.
Bei der therapeutischen Behandlung nutzt man die Eigenschaft der Strahlung, Zellen abtöten zu können. Man setzt Radionuklide daher beispielsweise bei bestimmten Krebserkrankungen oder bei entzündlichen Gelenkerkrankungen ein. Da die Strahlen nur eine Reichweite von wenigen Millimetern haben, ist die Strahlenbelastung für den Organismus gering.

> **RESEKTIONSARTHROPLASTIK:** Bei der Resektionsarthroplastik werden gelenkbildende Knochen großzügig entfernt, so dass Knochenkontakt im erkrankten Gelenk vermieden wird. Anschließend werden mit gesundem, körpereigenem Knochengewebe neue gelenkbildende Flächen aufgebaut. Dieses Verfahren wird besonders an Füßen und Händen ausgeführt, zum Beispiel an den Mittelfußköpfchen am Großzehengrund- oder am Daumensattelgelenk.

An der Hüfte werden Resektionsarthroplastiken vorgenommen, wenn schon ein künstliches Gelenk eingesetzt wurde, dieses sich gelockert hat und ein neuer künstlicher Gelenkwechsel nicht noch einmal möglich ist. An Schulter-, Ellenbogen-, Fingergrund- und Kniegelenken wird heute der künstliche Gelenkersatz bevorzugt.

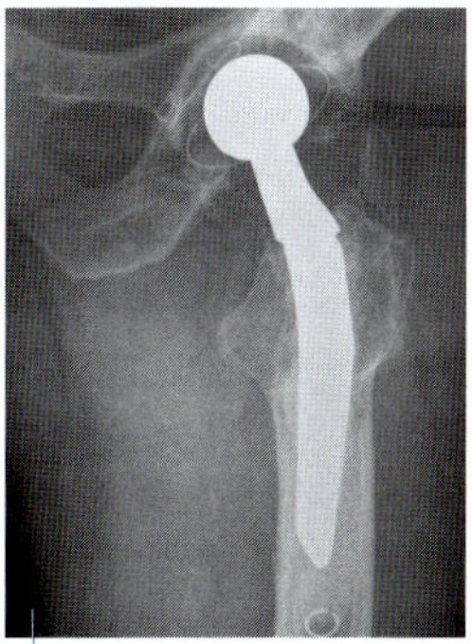

Röntgenaufnahme eines Hüftgelenks mit Endoprothese.

> **ENDOPROTHESE:** Hierbei wird ein funktionsuntüchtiges, zerstörtes Gelenk durch ein künstliches Gelenk, eine Endoprothese oder Alloarthroplastik, ersetzt. Heute kann prinzipiell jedes wichtige Gelenk auf diese Weise repariert werden. Mögliche Nachteile und Komplikationen sind eine Lockerung der Endoprothese, eine Infektion oder eine unzureichende Beweglichkeit nach der Operation. In seltenen Fällen wird auch das Metall des Implantats nicht vertragen.

Je nach Art der verwendeten Endoprothese kann sie mit oder ohne Zementierung eingesetzt werden. Ein Vorteil der zementfreien Implantate ist der unproblematischere Wechsel bei Prothesenlockerungen. Bei erheblicher rheumatischer Knochenzerstörung oder Knochenschwund

(Osteoporose) im Bereich des zu ersetzenden Gelenks können zementfreie Prothesen allerdings nur begrenzt eingesetzt werden, da es hier kaum Möglichkeiten zur Verankerung gibt.

> **ARTHRODESE:** Darunter versteht man eine künstlich erzeugte Gelenkversteifung. Damit geht natürlich die Funktionsfähigkeit des Gelenks verloren, allerdings kann unter Umständen eine bessere Gesamtbeweglichkeit erreicht werden. Auch kann mit einer Gelenkversteifung dauerhafte Stabilität und Schmerzfreiheit hergestellt werden.

> **WEITERE OPERATIONEN:** An der Wirbelsäule können vielfältige chirurgische Eingriffe von der Wirbelkörperentfernung bis zum Wirbelkörperersatz, versteifende Stabilisierungen, Bandscheiben- und andere spezielle Operationen vorgenommen werden.

Ob und wenn ja, welche Operation angezeigt erscheint, wird der Rheumachirurg in jedem einzelnen Fall genauestens abwägen. Dabei werden der individuelle Allgemeinzustand, die persönlichen Risikofaktoren, das Alter sowie die Gesamtfunktion des Stütz- und Bewegungsapparates berücksichtigt. Auch sollte der erreichbare Grad an Schmerzlinderung in die Überlegungen einbezogen werden.

Rheumachirurgische Eingriffe sind nur dann gerechtfertigt, wenn sich ein gleichwertiges Behandlungsergebnis nicht mit nicht-operativen Mitteln erreichen lässt und das damit verbundene Operationsrisiko vertreten werden kann. Nicht zuletzt sollten Sie selbst davon überzeugt sein und sich vorstellen können, dass sich dadurch Ihre Lebensqualität verbessern kann.

Letztlich müssen Sie selbst frei entscheiden, ob Sie operiert werden wollen oder nicht. Voraussetzung dafür ist, dass Sie über Für und Wider, über alle Vor- und Nachteile eines Eingriffes für Sie verständlich und umfassend aufgeklärt werden.

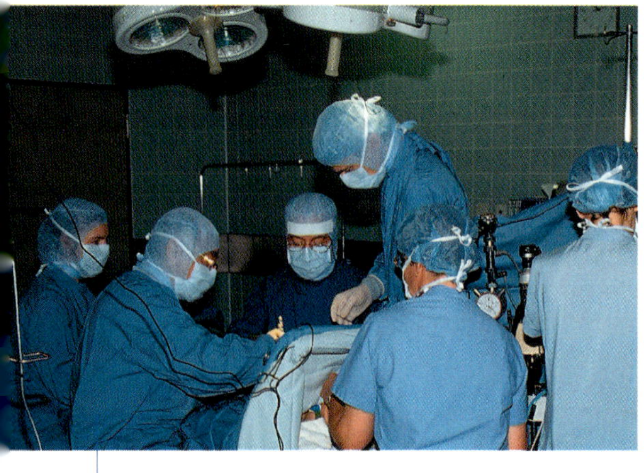

Ist die Krankheit weit fortgeschritten, können Operationen notwendig sein.

Naturmedizinische Behandlungsmethoden mit Medikamenten | 4.3

Ohne die Erfolge der Schulmedizin in Abrede zu stellen, können Naturheilverfahren eine gute Ergänzung oder Alternative zu den konventionellen Methoden sein. Ein wesentlicher Vorteil für den Patienten ist dabei die ganzheitliche Sichtweise.

Im Bereich der rheumatischen Erkrankungen können verschiedenste naturmedizinische Behandlungsmethoden wie beispielsweise Homöopathie, Phytotherapie oder Kneipp-Therapie zur Anwendung kommen. Die wichtigsten werden in diesem Kapitel vorgestellt, sowohl medikamentöse als auch nicht-medikamentöse.

Pflanzenheilkunde

Die Pflanzenheilkunde oder Phytotherapie befasst sich mit der Anwendung pflanzlicher Heilmittel beim kranken Menschen. Sie hat ihre Wurzeln in der jahrhundertealten Tradition der Kräutermedizin.

Der Gesetzgeber hat die Phytotherapie als besondere Therapierichtung anerkannt. Seit 1978 wird im Arzneimittelgesetz auch von pflanzlichen Heilmitteln (Phytopharmaka) der wissenschaftliche Nachweis von Qualität, Wirksamkeit und Unbedenklichkeit gefordert – genau wie bei chemisch-synthetischen Arzneimitteln. Moderne Phytopharmaka weisen also dieselben Qualitätskriterien wie chemisch-synthetische Medikamente auf. Außer in Tabletten-, Dragee-, Kapsel- und Tropfenform werden Pflanzen auch als Tee zubereitet. Dabei gibt es eine Vielzahl fertiger Rheumatees von verschiedenen Herstellern.

Antirheumatisch wirksame Phytopharmaka sind weitgehend nebenwirkungs- und risikoarm und können gut mit anderen Therapieformen kombiniert werden. Sie können beispielsweise alternativ zu NSAR versucht oder auch unterstützend bei einer Kortison- oder Langzeitbasistherapie verabreicht werden. Selbstverständlich stehen sie auch nicht im Widerspruch zu anderen naturmedizinischen Behandlungen. Wichtig ist aber, dass auch Phytopharmaka unerwünschte Nebenwirkungen und Anwendungsbeschränkungen (Gegenanzeigen) haben können. Von einer kritiklosen Selbstbehandlung ist daher dringend abzuraten!

Zur unterstützenden Therapie von Erkrankungen des rheumatischen Formenkreises wurden verschiedene pflanzliche Stoffe vom Bundesinstitut für Arzneimittelwesen und Medizinprodukte zugelassen. Diese pflanzlichen Stoffe haben sich bei bestimmten Erkrankungen beziehungsweise Symptomen positiv bewährt. Im Folgenden werden einige häufig eingesetzte Pflanzen und ihre Wirkstoffe im Detail vorgestellt.

> **ANTIDEPRESSIV WIRKENDE PFLANZEN:** Viele Rheumapatienten leiden häufig auch unter Angstzuständen oder Depressionen. Hier kann eine unterstützende Behandlung mit pflanzlichen Antidepressiva sinnvoll sein. Bewährt hat sich in solchen Fällen das Johanniskraut, das leichte und mittelschwere Depressionen gut beeinflussen kann. Damit kann sich indirekt auch der Schmerzmittelverbrauch reduzieren.

Weitere Pflanzen, die antidepressiv und angstlösend wirken, sind Baldrian, Melisse und Passionsblume. Alle drei in Kombination sind beispielsweise im Präparat Neurapas Balance enthalten.

> **ARNIKA:** Die Arnika, auch Bergwohlverleih (Arnica montana) genannt, enthält unter anderem Helenalin, Flavonoide, Phenolkarbonsäuren, Kumarine und ätherische Öle mit entzündungshemmenden und schmerzlindernden Eigenschaften. Sie wird bei allen rheumatischen Muskel- und Gelenkbeschwerden in Form von Einreibungen und Umschlägen angewendet. Arnika-Salbe ist in der Apotheke erhältlich.

> **BRENNNESSEL:** Als gut verträgliche Arzneipflanze erfreut sich die Brennnessel schon seit dem Altertum einer großen Beliebtheit in der Volksmedizin bei Gicht und anderen Rheumaformen. Sie wirkt außerdem als Entwässerungsmittel. Sie enthält Flavonoide und phenolische Karbonsäuren, die Entzündungsvermittler wie Prostaglandine, Leukotriene und Zytokine beeinflussen, so dass die Entzündung zurückgeht. Die empfohlene Tagesdosis liegt bei

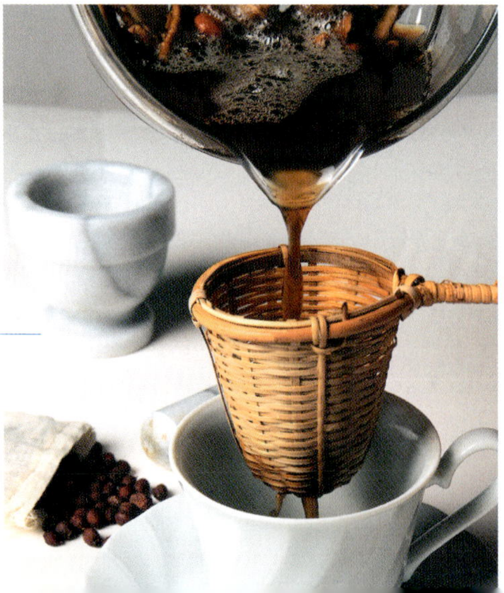

Der Kräutertee – die einfachste Form der pflanzlichen Heilmittel.

1 400 Milligramm. Beispiele für Handelspräparate sind Rheuma-Hek Kapseln, Urtica-Hevert Tropfen oder Hox alpha Kapseln. Tipp: Trinken Sie regelmäßig oder als Kur im Frühjahr und Herbst täglich ein bis zwei Tassen Brennnesseltee.

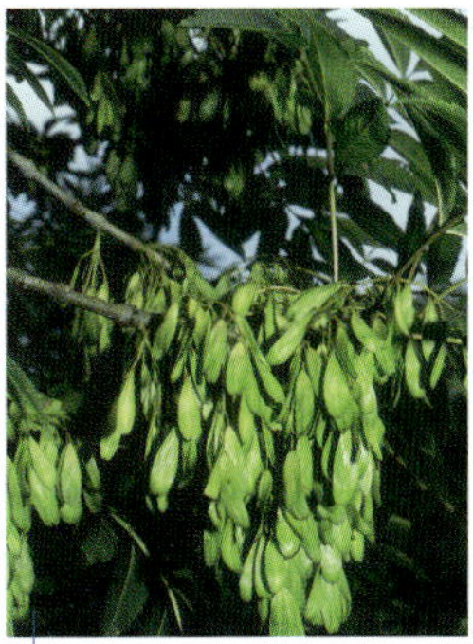

Fraxinux excelsior, gewöhnliche Esche

> **ESCHE, ZITTERPAPPEL UND GOLDRUTE:** Auch die Esche (Fraxinus excelsior), die Echte Goldrute (Solidago virgaurea) und die Zitterpappel (Populus tremula) wirken sowohl einzeln als auch in Kombination über eine Hemmung des Enzyms Cyclooxygenase schmerzlindernd und entzündungshemmend (vgl. Seite 38). Das Kombinationspräparat Phytodolor enthält die Wirkstoffe dieser Pflanzen und kann bei Unverträglichkeit von NSAR wie Diclofenac eine Alternative sein.

Die Verträglichkeit ist als sehr gut zu bezeichnen, schwere Nebenwirkungen wie Blutungen oder Geschwüre des Magen-Darm-Traktes sind bisher nicht bekannt geworden. Die Wirkung von etwa 40 Tropfen Phytodolor ist mit der von 25 Milligramm Diclofenac zu vergleichen. Die volle Wirkung tritt allerdings erst nach mehreren Tagen ein.

> **GUAJAK:** Das Holz des aus Südamerika und der Karibik stammenden Guajakbaums ist saponin- und terpenhaltig. Bei Gelenkschwellungen mit stechenden Schmerzen, Schrumpfungsneigung von Sehnen und Bändern, insbesondere degenerativen Leiden empfiehlt sich ein Therapieversuch mit 60 bis 1 200 Milligramm pro Tag. Es ist beispielsweise als Cefadolor in Tabletten- und Tropfenformbeziehungsweise Cefadolor Salbe im Handel. Guajak kann in seltenen Fällen zu Durchfall führen.

> **HERBSTZEITLOSE:** Diese einheimische Pflanze enthält das Alkaloid Colchicin mit entzündungshemmender und schmerzlindernder Wirkung. Sie wird insbesondere bei akuten Gichtattacken in einer Dosierung von acht Milligramm pro Tag angewendet. Colchicinhaltige Präparate sind zum Beispiel Colchicum-Dispert und Colchysat. An Nebenwirkungen sind Durchfälle zu nennen, die zum Teil erheblich sind.

> **HEUBLUMEN:** Der Heublumensack ist ein altbewährtes und gut wirksames Heilmittel zur äußerlichen Anwendung. Heublumen enthalten ätherische Öle, die über die Haut die Durchblutung anregen. Sie kommen insbesondere beim Verschleißrheuma zur Anwendung. Als Fertigpräparat ist der Kneipp Heupack Herbatherm ein Beispiel aus dem vielfältigen Angebot.

Zur Therapie von Rheuma zugelassene pflanzliche Stoffe

Deutsche Bezeichnung	Lateinische Bezeichnung
Arnikablüten	Arnicae flos
Birkenblätter	Betulae folium
Kampfer	Camphora
Cayennepfeffer	Capsicum
Eukalyptusöl (ätherisch)	Eucalypti aetheroleum
Heublumen	Graminis flos
Guajakholz	Guajaci lignum
Teufelskrallenwurzel	Harpagophyti radix
Fichtennadelöl	Piceae aetheroleum
Frische Fichtenspitzen	Piceae turiones recentes
Kiefernnadelöl	Pini aetheroleum
Kiefernsprossen	Pini turiones
Pappelrinde und -blätter	Populi cortex/folium
Rosmarinblätter	Rosmarini folium
Weidenrinde	Salicis cortex
weißer Senfsamen	Sinapis albae semen
rektifiziertes Terpentinöl	Terebinthinae aetheroleum
Lärchenterpentin	Terebinthinae laricina
Brennnesselkraut und -blätter	Urticae herba/folium
Mistel	Viscum album

> **INDISCHER WEIHRAUCH:** Auszüge aus dem Harz des Weihrauchbaumes (Boswellia serrata) sind in der ayurvedischen Medizin bei der Behandlung von Rheuma, Asthma und anderen chronisch entzündlichen Leiden schon sehr lange gebräuchlich.

Über eine Blockierung des Enzyms 5-Lipoxygenase in der Entzündungskette erklärt sich die entzündungshemmende Wirkung des Weihrauchs. Auch wenn diese Arzneipflanze noch keine wesentliche Akzeptanz in der Schulmedizin gefunden hat, sprechen neue Untersuchungen aus dem Jahr 2001 dafür, dass eine Behandlung mit Boswellia-serrata-Extrakt die Lebensqualität deutlich steigern kann. Die Einnahme von Kortison, NSAR oder anderer Präparate kann reduziert, in manchen Fällen sogar ganz weggelassen werden. Weihrauch kann versuchsweise auch bei chronischen Darmleiden wie Colitis ulcerosa und Morbus Crohn, Asthma und Schuppenflechte eingesetzt werden. Nebenwirkungen kommen nur zu weniger als ein Prozent vor. Am gebräuchlichsten ist das Präparat H15 in einer Dosierung von viermal ein bis zwei Tabletten pro Tag. Eine kostengünstige Alternative ist der Indische Weihrauch in Tabletten-, Tropfen- oder Salbenform der Firma Zilly.

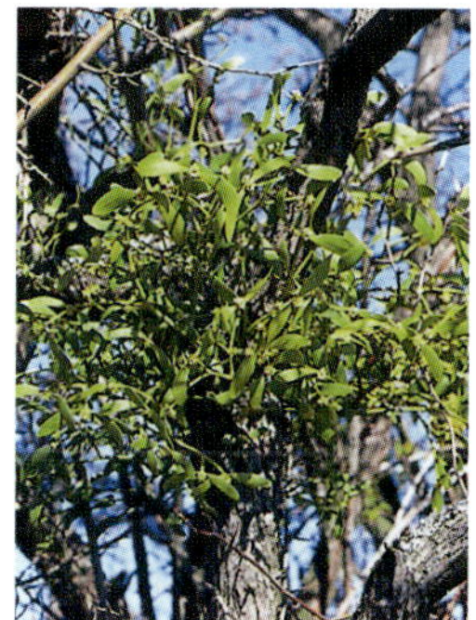

Viscum album, Mistel

> **MISTEL:** Die Misteltherapie geht auf die anthroposophische Lehre von Rudolf Steiner zurück, der sie insbesondere in der Krebsbehandlung empfohlen hat. Sie wird als immunstimulierendes Mittel, aber auch in der Neuraltherapie eingesetzt. Insbesondere bei Verschleißrheuma kann sie als unspezifisches Reizmittel eingesetzt werden – manchmal mit überraschendem Erfolg. So kann zum Beispiel bei arthrotischen Kniegelenken eine Mistelwirkstofflösung am Knie unter die Haut gespritzt werden.

> **SPANISCHER PFEFFER:** Der Wirkstoff des Spanischen Pfeffers, Capsicain, bewirkt eine sehr starke örtliche Durchblutungssteigerung, die zu stark empfundenem, brennendem Schmerz führen kann. Dementsprechend wird er äußerlich angewandt. Dabei ist eine exakte Einhaltung der Dosis nach Herstellerangaben sehr wichtig. Bei empfindlicher Haut und Neigung zu Allergien sollte Capsicain nicht angewendet werden. Bekannte Handelspräparate sind beispielsweise ABC-Salbe und -pflaster, Finalgon und andere Wärmesalben.

> **TEUFELSKRALLE:** Die Wurzelknolle der aus Südafrika stammenden Teufelskralle wird von den Einheimischen seit Jahrtausenden bei rheumatischen Schmerzen eingesetzt. Sie gehört zur Familie der Sesamgewächse und kommt hauptsächlich in der Kalahari-Wüste und den Savannen Namibias vor. Ihren Namen erhielt sie, weil ihre Früchte mit kräftigen Widerhaken ausgestattet sind, die im Fell der Tiere hängenbleiben. Der deutsche Farmer G. H. Mehnert wurde auf die Pflanze aufmerksam und führte sie als Heilmittel ein.

Arzneilich gebraucht werden die bis zu sechs Zentimeter dicken und 20 Zentimeter langen Knollen, die oft in einer Tiefe von bis zu einem Meter als sekundäre Speicherorgane an einer Seitenwurzel sitzen. Die wichtigsten Inhaltsstoffe sind Iridoide und Iridoidglykoside mit dem Hauptbestandteil Harpagosid, die offenbar ähnlich wie moderne NSAR die Cyclooxygenase-2 hemmen. Allerdings weist die Teufelskralle nicht die Nebenwirkungen der NSAR auf. Wechselwirkungen mit anderen Arzneimitteln sind nicht bekannt. Bei aktiven, frischen Geschwüren des Magen-Darm-Traktes sollte die Teufelskralle nicht angewendet werden.

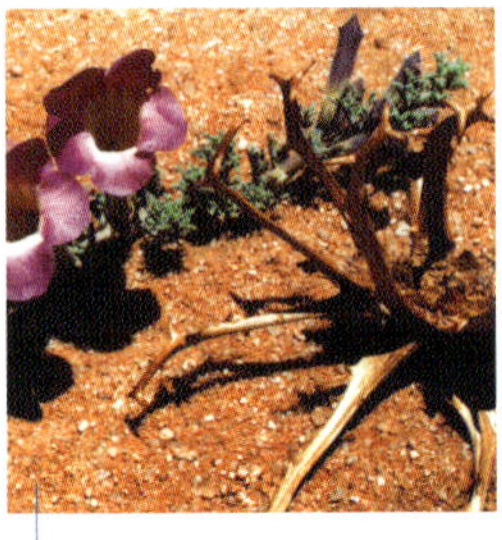

Harpagophytum procumbens, Teufelskralle

Während Schwangerschaft und Stillzeit und für Kinder unter zwölf Jahre gelten Anwendungsbeschränkungen.

Die Teufelskralle wirkt entzündungshemmend und schmerzstillend. Sie eignet sich sehr gut zur Dauertherapie von Arthrosen der großen und kleinen Gelenke, zum Beispiel bei Hüft-, Knie- und Fingergelenksarthrosen sowie bei Verschleißerkrankungen der Wirbelsäule. Sie kann aber auch bei Weichteilrheuma helfen.

Teufelskralle kann statt NSAR oder kombiniert mit NSAR und Kortison eingenommen werden. Sie ist gut bis sehr gut wirksam und verträglich. Bei einer Kombinationsbehandlung können in manchen Fällen NSAR oder Kortison reduziert oder im besten Fall ganz abgesetzt werden.

Bewährte Heilpflanzen bei Rheuma

Arnika	entzündungshemmend, schmerzlindernd bei Muskel- und Gelenkbeschwerden
Brennnessel	entzündungshemmend bei Entzündungsrheuma
Guajak	schmerzlindernd bei Verschleißrheuma
Herbstzeitlose	entzündungshemmend, schmerzlindernd bei akuten Gichtattacken
Heublumen	durchblutungsfördernd bei Verschleißrheuma
Indischer Weihrauch	entzündungshemmend, schmerzlindernd bei chronisch entzündlichen Leiden
Mistel	das Immunsystem anregend bei Verschleißrheuma
Spanischer Pfeffer	stark durchblutungsfördernd, wärmend bei Verschleißrheuma
Teufelskralle	entzündungshemmend, schmerzlindernd bei Arthrose, Weichteilrheuma
Weidenrinde	entzündungshemmend, schmerzlindernd bei Entzündungsrheuma

Eine Tagesgesamtdosis von 960 Milligramm wird empfohlen. Bis die volle Wirkung eintritt, bedarf es bis zu 14 Tagen. Häufig verwendete Teufelskrallenextrakte sind beispielsweise Allya, Sogoon oder Flexi-loges in Tabletten- oder Kapselform.

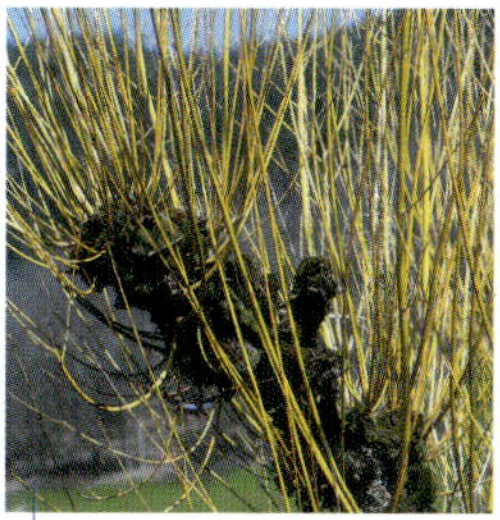

Salix viminalis, Korbweide

> **WEIDENRINDE:** Weiden- wie auch Pappelrinde enthält die Salizylsäureabkömmlinge Salikortin und Salizin. Diese werden in Darm und Leber nach oraler Aufnahme zu Salizylsäure verstoffwechselt, die entzündungshemmend und schmerzstillend wirkt.

Die empfohlene Tagesdosis liegt zwischen 60 bis 120 Milligramm. Gegenanzeigen und Anwendungsbeschränkungen sind Magen-Darmgeschwüre, Blutungskrankheiten, Überempfindlichkeit gegen Acetylsalizylsäure (wie sie zum Beispiel in Aspirin enthalten ist), schwere Leber- und Nierenschäden. Anwendung in Schwangerschaft und Stillzeit nur unter strengster ärztlicher Kontrolle. Weidenrinde-Präparate sind zum Beispiel Assplant Dragees oder Rheumakaps.

Abschließend sei nochmals darauf hingewiesen, dass Phytotherapeutika nicht kritiklos in Selbstmedikamentation ohne ärztlichen Rat eine konventionelle Rheumatherapie ersetzen können. Auch können sie durchaus Nebenwirkungen haben. Wenn Sie eine Behandlung mit pflanzlichen Medikamenten wünschen, sprechen Sie Ihren Therapeuten auf einen Behandlungsversuch an und lassen Sie sich beraten.

Wichtig ist auch zu wissen, dass die Pflanzenheilkunde etwas völlig anderes ist als die Homöopathie. Beide können aber durchaus sinnvoll miteinander kombiniert werden.

Homöopathie

Das Wort Homöopathie leitet sich aus dem griechischen „homoion pathos“ ab, was soviel bedeutet wie „ähnliches Leiden“ oder „dem Leiden ähnlich“. Diese besondere Therapierichtung wurde von dem deutschen Arzt Dr. med. habil. Samuel Hahnemann (1755 – 1843) begründet. In seinen Hauptwerken „Organon der Heilkunst“ und „Die chronischen Krankheiten“ hat er die Prinzipien der Homöopathie und ihre Anwendung ausführlich beschrieben.

In der Homöopathie werden Substanzen aus dem Pflanzen-, Tier- und Mineralreich nach einem exakt beschriebenen Verfahren verdünnt und

Potenz	Vedünnungsstufe
D1	1:10
D2	1:100
D3	1:1.000 usw.
C1	1:100
C2	1:10.000 usw.
LM1	1: 50 000
LM2	1:2,5 Milliarden

Potenzstufen und die entsprechenden Vedünnungsstufen bei homöopathischen Arzneimitteln.

verschüttelt. Das zuvor meist zerriebene oder zerstoßene Rohmaterial wird in eine Wasser-Alkohol-Mischung gegeben und dann abgepresst. Die gewonnene Flüssigkeit heißt Urtinktur. Danach folgen mehrere Verdünnungsschritte, wodurch eine mögliche Giftigkeit der Urtinktur rasch abnimmt. Bei jedem Verdünnungsschritt wird die Arznei zehnmal kräftig in einem Glas geschüttelt oder auf eine Unterlage geklopft.

Weil sich die Wirksamkeit des Mittels von Stufe zu Stufe verstärkt, nennen Homöopathen diesen Vorgang Potenzierung. Die Stufen werden eingeteilt in D-, C-, Q- oder LM-Potenzen. Bei den D-Potenzen wird in Zehner-, bei den C-Potenzen in Hunderter- und bei den Q- oder LM-Potenzen in Fünfzigtausender-Schritten verdünnt.

Auf diese Weise wird die Wirksamkeit verstärkt (potenziert), nicht etwa verringert, wie man landläufig denkt, wenn etwas verdünnt wird. Denn die Homöopathie funktioniert auf eine andere Weise. Je verdünnter und potenzierter, desto ungiftiger und stärker die Heilwirkung.

> **NICHT GEGEN, SONDERN MIT DER KRANKHEIT:** Im Gegensatz zu konventionellen Arzneien richten sich homöopathische Mittel nicht gegen die Krankheitssymptome. Im Gegenteil, sie werden danach ausgewählt, dass sie bei einem Gesunden genau die Symptome auslösen, an denen der entsprechende Patient leidet. Dies wird als die Ähnlichkeits- oder Simileregel bezeichnet. Dahinter steht der Grundsatz: „Ähnliches möge mit Ähnlichem geheilt werden" – lateinisch „Similia similibus curentur".

Das heißt, ein homöopathischer Wirkstoff, der bei einem Gesunden typische Krankheits- oder Vergiftungssymptome auslöst, kann bei einem Patienten, der ähnliche Krankheitszeichen aufweist, heilen!

Wenn man beispielsweise eine Zwiebel schält und schneidet, kommt es je nach persönlicher Empfindlichkeit zu starkem Tränenfluss, Niesreiz und Schnupfen. Hat nun ein Kranker einen infektiösen Schnupfen, der genauso wie der künstlich erzeugte Zwiebelschnupfen verläuft, so verordnet ihm der homöopathische Arzt eine aus der Zwiebel hergestellte Arznei mit Namen Allium cepa in entsprechend verdünnter, verschüttelter und potenzierter Form, zum Beispiel Allium cepa D6. Das Mittel wird den Patienten – wenn korrekt nach der Simileregel verordnet – schnell von seinem Leiden befreien.

> **WISSEN AUS ERFAHRUNG:** Mittlerweile sind mehrere tausend verschiedene homöopathische Mittel bekannt, deren Wirkungen in mehr als 200 Jahren von Generationen homöopathischer Ärzte gesammelt und dokumentiert wurden. Sie sind in zahlreichen homöopathischen Arzneimittellehren zu finden, zusammen mit den entsprechenden Symptomen, die sie heilen. Diese Nachschlagewerke oder Repertorien werden immer wieder überarbeitet, neue Substanzen kommen hinzu oder Symptome werden noch genauer beschrieben.

Diese Bücher erleichtern dem homöopathischen Arzt den Vergleich zwischen den individuellen Symptomen seines Patienten mit den geprüften Arzneisymptomen der verschiedenen homöopathischen Mittel. Er wird dann so exakt wie möglich das „ähnlichste" Arzneimittel (das Simile) auswählen und verordnen. Homöopathie ist also eine absolut individuelle Therapie! Jeder Kopfschmerz, jeder Schnupfen, jedes Rheuma, jede Krankheit äußert sich bei jedem einzelnen Menschen trotz gleichem Krankheitsnamen etwas anders – eben mit individueller Symptomatik. Das homöopathische Arzneimittel muss zu den Beschwerden, aber auch zur Persönlichkeit des Patienten passen. Deshalb hat ein Homöopath nicht nur Fragen zur Krankheit, ihn interessieren auch Vorlieben, Abneigungen, Lebensgewohnheiten und individuelle Eigenschaften des Patienten.

Neben der Individualität ist ein weiterer großer Vorteil der Homöopathie, dass sie praktisch frei von Nebenwirkungen ist. Nur am Anfang der Therapie kann es zu der typischen **ERSTVERSCHLIMMERUNG** kommen: Kurzzeitig und vorübergehend werden die Symptome stärker. Das ist aber als natürliche Heilreaktion des Körpers und als Zeichen für das individuell passende Simile zu werten. Anschließend tritt meist eine baldige Besserung ein.

Viele Schulmediziner kritisieren an der Homöopathie vor allem die hohe Verdünnung der Arzneimittel. Sie bezweifeln deren Wirksamkeit, weil ab der Potenz D23 (das entspricht einer Ver-

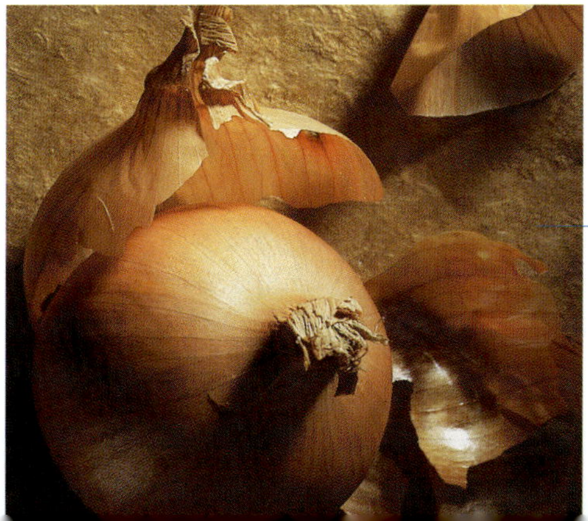

Die Zwiebel – als homöopathisches Heilmittel gut gegen Fließschnupfen

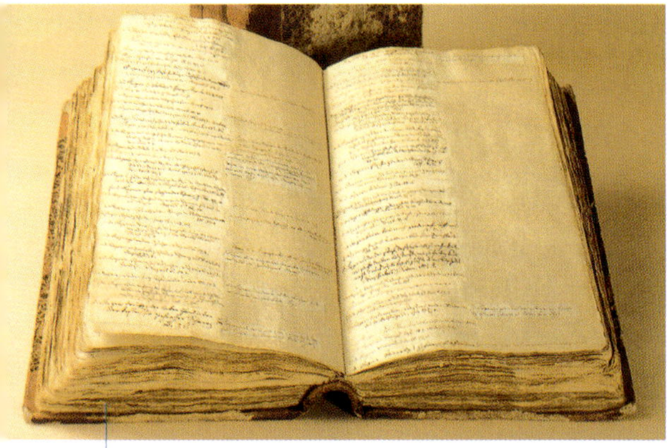

Hahnemanns Aufzeichnungen über Krankheitssymptome und die passenden homöopathischen Heilmittel

dünnung von $1{:}10^{23}$, einer 1 mit 23 Nullen) kein materieller Wirkstoff mehr in der Lösung nachzuweisen ist. Daher sprechen Kritiker häufig abfällig von einer Behandlung mit „potenzierten Nichtsen". Dennoch ist die Wirksamkeit homöopathischer Arzneien eine nicht zu leugnende Tatsache. Die Erfahrung von mehr als 200 Jahren hat sogar eindeutig gezeigt, dass gerade hochpotenzierte Arzneimittel Hervorragendes leisten, wenn sie homöopathisch korrekt ausgewählt und verabreicht werden.

Homöopathische Mittel werden als Tropfen in alkoholischer Lösung, als Milchzuckerkügelchen (Globuli) oder in Tablettenform angeboten. Im Allgemeinen reichen fünf bis zehn Globuli oder fünf bis zehn Tropfen, eine Tablette oder eine Messerspitze Pulver als Dosierung aus. Einige Mittel werden in der nebenstehenden Tabelle beschrieben.

Wie erwähnt, gibt es Tausende von homöopathischen Einzelmitteln. Alle, die einen Bezug zu rheumatischen Beschwerden haben, zu beschreiben, würde den Rahmen dieses Buches sprengen. Eine klassisch homöopathische Behandlung mit einem einzigen Mittel, dem Simile, sollte stets nur von einem speziell ausgebildeten homöopathischen Therapeuten vorgenommen werden. Sie ist mit einem hohen zeitlichen Aufwand verbunden, der in normalen kassenärztlichen Arztpraxen so leider nicht zu realisieren ist.

> **DIE KOMBINATION MACHT'S:** Für Therapeuten, die wenig Zeit haben, und auch zur Selbstbehandlung steht eine große Auswahl von Kombinationsmitteln (Komplexmitteln) zur Verfügung. Diese werden allerdings im Gegensatz zur klassischen Homöopathie nicht nach individuellen Symptomen, sondern nach Krankheitsnamen angewendet. Klassische Homöopathen, die nur mit Einzelmitteln arbeiten, sehen die Komplexmittel deshalb oft als Schrotschussmethode. Dabei bedenken sie aber nicht, dass die meisten Hasen, Füchse und Enten mit Schrot und nicht mit einer einzelnen Kugel erlegt werden.

Verschiedene homöopathisch aufbereitete Stoffe, die sich bei den häufigsten rheumatischen Symptomen bewährt haben, wurden gemischt und stehen für eine Basisbehandlung zur Verfügung. Die Einzelbestandteile sprechen den Körper auf verschiedene Art und Weise an und

Bewährte homöopathische Arzneimittel bei Rheuma	
Acidum formicicum (Ameisensäure)	gichtisch-rheumatische Veranlagung mit großer Empfindlichkeit gegen Kälte und Nässe; auch bei Gelenkschmerzen als Folge von kaltem Baden
Apis (Biene)	stechender Schmerz mit brennendem Hitzegefühl, starker Berührungsempfindlichkeit des geschwollenen Gelenks mit Gelenkerguss, so, als ob eine Biene dort gestochen hätte; Beschwerden schlechter durch Wärme, Bewegung und Berührung, besser durch Kälteanwendungen
Belladonna (Tollkirsche)	heiße, akut entzündete, gerötete Gelenke mit klopfenden Schmerzen
Bryonia alba (Zaunrübe)	Gelenkschmerzen als Folge von Unterkühlung mit stechenden Schmerzen, die in Ruhe besser, bei Bewegung und lokaler Wärme stärker werden
Dulcamara (Bittersüß)	Gelenkschmerzen als Folge von Durchnässung und Unterkühlung; Reißen mit Jucken, Schmerzen wie zerschlagen, mit Lähmigkeit und Kältegefühl, besser durch Wärme, Bewegung, kräftiges Reiben und Massieren
Ledum palustre (Sumpfporst)	heiße, blasse Gelenkschwellungen bei insgesamt immer fröstelnden Menschen, die aber dennoch Wärme schlecht vertragen; kalte Anwendungen, Übergießen mit kaltem Wasser bessern die Schmerzen paradoxerweise
Pulsatilla (Küchenschelle)	ziehende, spannende und einschießende Schmerzen in und um die Gelenke, schlimmer in Wärme, besser durch Bewegung, im Freien und bei Kälteanwendungen; typisch ist der rasche und häufige Wechsel der Beschwerden
Rhododendron (Alpenrose)	Gelenkschmerzen, ausgelöst und verschlimmert durch Wetterwechsel oder ausgeprägte Wetterfühligkeit; in Ruhe schlechter, besser durch Bewegung und Wärme
Rhus toxicodendron (Giftsumach)	Gelenkschmerzen als Folge von Nässe- und Kälteexpositionen, die durch Ruhe und Kälte schlechter, aber durch Bewegung mit Wärme besser werden

ergänzen sich damit in ihrer Wirksamkeit. Beispiele hierfür sind die Präparate Zeel compositum, Traumeel, Rheuma-Heel, Discus compositum, Rheuma-Pasc, Rheumaselect oder Rheuma Hevert.

Eine spezielle Therapierichtung, die mit homöopathischen Komplexmitteln arbeitet, ist die moderne Homöopathie oder Antihomotoxische Medizin, die in den folgenden Abschnitten erläutert wird.

Moderne Homöopathie

Dr. Hans-Heinrich Reckeweg (1905 – 1985), von seiner Ausbildung her Schulmediziner, arbeitete mit Schwerpunkt als homöopathischer Arzt. Er hatte es sich zur Lebensaufgabe gemacht, die scheinbar unüberbrückbaren Gegensätze zwischen der konventionellen Schulmedizin und der klassischen Homöopathie zu überwinden. Er begründete die Antihomotoxische Medizin, die heute auch moderne Homöopathie genannt wird. Sie beruht auf der Lehre von den so genannten „Homotoxinen". Damit bezeichnete Reckeweg alle für den Menschen schädlichen Stoffe – das Wort heißt übersetzt „Menschengifte". Diese werden von außen zugeführt (z.B. Umweltgifte, Viren, Bakterien), entstehen aber auch im Körper selbst (z.B. bei Stoffwechselstörungen oder psychischen Belastungen). Dementsprechend zielt die Therapie darauf ab, den Körper bei der Abwehr solcher Homotoxine zu unterstützen. Sie nennt sich deshalb auch Antihomotoxische Therapie.

Ausgangsvoraussetzung dieser Therapierichtung ist, dass alle Lebensvorgänge, auch die „krankhafter" Art, den Gesetzen der Chemie unterworfen sind. Jeder Mensch ist ein offenes System, das sich bei Gesundheit in einem Gleichgewicht befindet. Das heißt, Stoffe strömen mit der Nahrung und der Atemluft ein, treten mit dem Organismus in Reaktion, verändern diesen und werden selbst verändert. Schließlich werden sie wieder ausgeschieden oder gespeichert.

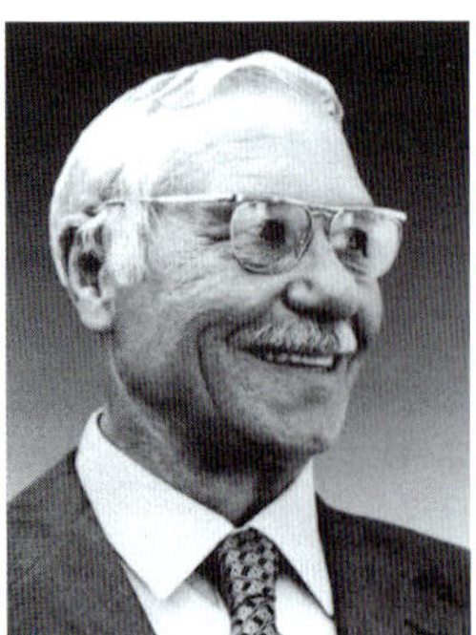
Dr. Hans-Heinrich Reckeweg

Zuträgliche Substanzen rufen keine Störungen des Fließsystems hervor. Schadstoffe dagegen, die „Homotoxine", lösen Abwehrreaktionen des Körpers aus. Zu den Homotoxinen zählen Bakterien und Viren sowie Giftstoffe, die im Körper entstehen oder von außen aufgenommen werden.

Der Körper hat mit seinen Abwehrmechanismen immer zum Ziel, Schaden zu verhindern oder zu minimieren. Krankheiten sind nach Reckeweg also biologisch sinnvolle Reaktionen auf schädigende Ein-

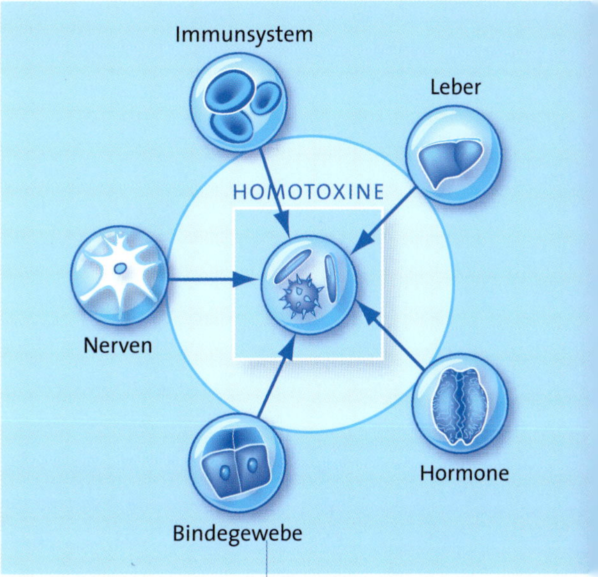

Um den Körper gesund zu halten, greifen verschiedene Organsysteme ineinander.

flüsse, mit dem Ziel, diese auszuscheiden oder unschädlich zu machen sowie bereits erlittene Giftschäden zu reparieren. Gesundheit und Heilung bedeuten daher das Freisein oder Freiwerden von Homotoxinen und Giftschädigungen.

Aus diesen Punkten ergibt sich das therapeutische Gesamtkonzept der modernen Homöopathie: Krankheit bedeutet die Abwehr von Giften und Schadstoffen. Ziel einer antihomotoxischen Behandlung ist es daher, den Organismus in seiner natürlichen Reaktion zu unterstützen. Keinesfalls dürfen die sinnvollen Entgiftungsmechanismen unterdrückt werden.

Wie gut ein Mensch mit den vielfältigen schädigenden Einflüssen fertig wird, denen er täglich ausgesetzt ist, hängt zum einen von seiner Regulationsfähigkeit ab. Hierbei spielt auch die persönliche Konstitution eine Rolle. Zum anderen ist natürlich auch maßgeblich, welche Gifte auf den Körper einwirken, in welchem Ausmaß sie schädlich sind und wie lange sie ihren Einfluss ausüben.

> **DAS SYSTEM DER GROSSEN ABWEHR:** Um Homotoxine zu beseitigen, verfügt der Organismus über ein ausgefeiltes System miteinander vernetzter Abwehrmechanismen. Reckeweg fasste dies als das „System der großen Abwehr" zusammen. Zu ihm gehören fünf Untersysteme: Das Immunsystem, das Hormonsystem, das Nervensystem, die Leber und das Bindegewebe. Diese sind allerdings nur theoretisch voneinander zu trennen. In Wirklichkeit bilden sie ein unteilbares Netzwerk.

Die **IMMUNABWEHR** arbeitet mit spezialisierten weißen Blutkörperchen. Die einen sind Fresszellen, auch Phagozyten genannt, die vor allem Gewebstrümmer, Zellreste, Mikroben und anderen „Müll" regelrecht auffressen. Andere Zellen bilden spezifische Schutzeiweiße (Antikörper), welche Antigene binden und unschädlich machen. Als Antigene werden all jene Stoffe bezeichnet, die vom Körper als fremd erkannt werden. Das sind in erster Linie Viren, Bakterien, Pilze und fremde Körperzellen. Die Endprodukte dieser Abwehrreaktionen werden ausgeschieden, beispielsweise über Eiter oder Schleimhautsekrete.

Auch das **HORMONSYSTEM** ist an der körpereigenen Abwehr be-

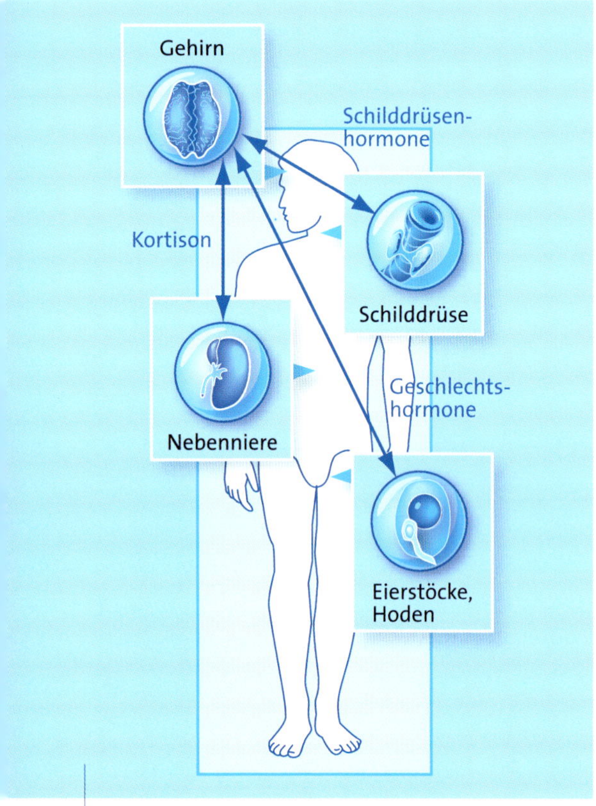

Die Hormonproduktion der Nebennieren, Schilddrüse und der Geschlechtsdrüsen wird vom Gehirn gesteuert.

teiligt. Hormone sind Botenstoffe, die beispielsweise von der Schilddrüse, den Nebennieren und den Geschlechtsorganen gebildet werden. Über komplizierte Regelkreise werden diese Hormondrüsen von zwei Regionen im Gehirn, dem Hypothalamus und der Hypophyse, gesteuert.

Hormone kommen in sehr geringen Konzentrationen vor und dennoch leisten sie einen beachtlichen Beitrag dazu, dass alle Reaktionen im Körper harmonisch ablaufen.

Das Hormonsystem setzt unter anderem Botenstoffe frei, die Entzündungen auslösen, steuern und schließlich wieder beenden. Andere Hormone setzen die Ausscheidung von Giftresten und die Regeneration zerstörter Gewebe in Gang.

Auch **NERVENIMPULSE** steuern entgiftende Stoffwechselvorgänge. Zum Beispiel können Nervenreize durch direkte Gifteinwirkung eine Durchblutungssteigerung bewirken, wodurch das Gift schneller beseitigt werden kann.

Die **LEBER** ist die zentrale chemische Fabrik im Körper. Hier werden viele Schadstoffe direkt abgebaut, entgiftet, neutralisiert und zur Ausscheidung freigegeben.

Das **BINDEGEWEBE** stützt und umhüllt jedes Organ und letztlich jede Zelle unseres Körpers. In ihm enden kleinste Blutgefäße und Nervenbahnen. Alle Nährstoffe, Hormone und Sauerstoff aus dem Blut müssen diese „Transitstrecke“ auf dem Weg zu den Organen passieren. Umgekehrt nehmen auch Abbauprodukte des Stoffwechsels ihren Weg durch das Bindegewebe ins Blut. Der Schauplatz für die Zellen und Antikörper des Immunsystems ist ebenfalls das Bindegewebe. Hier finden ihre Abwehr- und Entzündungsreaktionen statt. Es ist aber auch ein Zwischenspeicher für Schadstoffe und Stoffwechselschlacken, bis sie abgebaut werden.

Werden zu viele Stoffe in diesem Zwischenspeicher abgelegt, ist die Transitstrecke irgendwann verstopft. Dann ist der Nährstoff- und Informationsfluss zu den Organen behindert und es können Krankheiten entstehen.

Zusammen mit den aus- und ableitenden Organen wie Nieren, Schleimhäuten und Lymphsystem sorgt das System der großen Abwehr dafür, dass Schadstoffe abgebaut und aus dem Organismus herausgeschleust werden können.

> **DIE SECHS PHASEN DER SCHADSTOFFABWEHR:** Die verschiedenen Abwehrreaktionen gegen Schadstoffe, die wir subjektiv als Krankheiten spüren, können in einem Sechs-Phasen-Modell zusammengefasst werden. Dieses Modell ist dynamisch, das heißt, eine Krankheit kann von einer Phase in eine andere wechseln. Die verschiedenen Phasen sollen am Beispiel einer Arsenvergiftung erklärt werden.

Arsenik, ein in der Kriminalgeschichte beliebtes Gift zur scheinbar unauffälligen Beseitigung ungeliebter Zeitgenossen, ist ein weiß-graues, geschmackloses und unauffälliges Pulver. Noch im 19. Jahrhundert wurde es wie selbstverständlich zur Desinfektion von Lebensmitteln, zur Herstellung von Haarpudern oder als Mittel gegen Blutarmut verwendet. Es war daher eine alltägliche Chemikalie, die in vielen Haushalten vorrätig war. Dabei ist schon ein Gramm Arsen tödlich für einen Menschen.

> **1. PHASE:** Zuerst führt die Verabreichung von Arsenik zu Erbrechen und Durchfällen. Der Organismus versucht also vernünftigerweise, das Homotoxin unmittelbar wieder auszuscheiden. Und das tut er, indem er die normalen Ausscheidungswege nutzt – allerdings in gesteigerter Form. In dieser **EXKRETIONSPHASE** oder Ausscheidungsphase hat der Körper also noch funktionstüchtige Ausscheidungsmöglichkeiten. Er kann Giftstoffe durch Maßnahmen wie Durchfall, Erbrechen, Schweiß, Urin oder als Schnupfen über Schleimhäute nach außen schleusen.

> **2. PHASE:** Bei weiterer Arsenzufuhr schafft der Körper die Ausscheidung über seine Ausleitungsorgane nicht mehr vollständig. Das System der großen Abwehr wird aktiviert: Fieber und Hautrötungen zeigen den beschleunigten Stoffwechsel und die **INFLAMMATIONSPHASE** oder Entzündungsphase an. Die Selbstheilungstendenz des Organismus ist noch intakt.

Das Bindegewebe umgibt alle Organe und durchzieht den gesamten Körper.

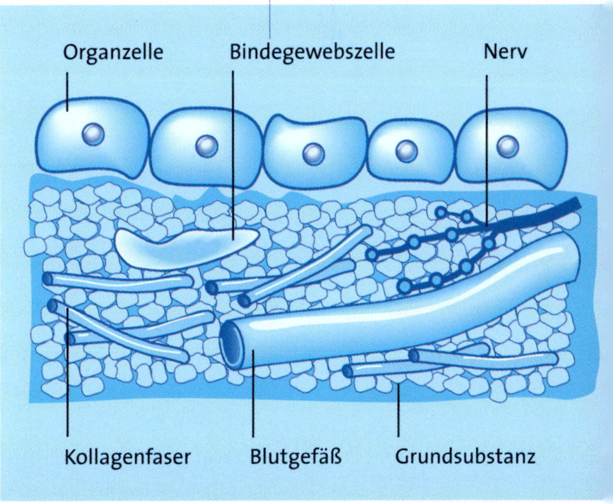

Übersicht über das 6-Phasen-Modell

Phase	1. Exkretionsphase	2. Inflammationsphase	3. Depositionsphase
Vorgänge im Körper	Ausscheidung	Ausscheidung/ Entzündung	Ablagerung im Bindegewebe
Ort der Schadstoff-ablagerung		außerhalb der Zelle	
			Biologischer

3. PHASE: Wenn die Giftmenge immer noch nicht vollständig eliminiert werden kann, versucht der Körper, das Gift vorübergehend abzulagern, bis wieder Zeit und Kapazität für eine weitere Entgiftung vorhanden sind. Reckeweg nannte dies die **DEPOSITIONSPHASE** oder Ablagerungsphase. Die Ablagerung erfolgt zunächst im Bindegewebe, im Fall der Arsenvergiftung in Haut, Haaren und Nägeln.

4. PHASE: Bei fortgesetzter Giftstoffzufuhr kann der Organismus mit den bisherigen Maßnahmen die große Giftmenge nicht beherrschen. Das Gift dringt aus dem Bindegewebe in die Zellen der Organe ein. Dort blockiert es Enzyme, die für die Energiegewinnung wichtig sind, und beeinträchtigt dadurch den Zellstoffwechsel. Die Versorgung der Gewebe mit Nährstoffen und Energie wird also gestört. Diese nun bereits schwere Schädigung nannte Reckeweg die **IMPRÄGNATIONSPHASE** oder Einprägungsphase. Das Homotoxin hinterlässt dauerhaft seine „Fingerabdrücke“ in den Zellen, hat sich sozusagen in der Zelle eingeprägt.

Diese Phase ist von den Krankheitssymptomen her zwar noch relativ unauffällig, ist aber die Basis für weitere und tiefer gehende Schädigungen. In der Imprägnationsphase ist der Zellstoffwechsel vermutlich schon stark reduziert, die Versorgung der Organzellen und damit ihre Funktionsfähigkeit sind somit schon stark eingeschränkt. Beim Arsen treten hier uncharakteristische Störungen im Verdauungstrakt, Blutbildveränderungen, Leberverfettung sowie Nierenzellschädigungen auf.

4. Imprägnationsphase	5. Degenerationsphase	6. Dedifferenzierungsphase
Ablagerung in den Zellen	Ablagerung in den Zellen, Schädigung des Zellstoffwechsels	Ablagerung in den Zellen, Zerstörung von Zellen
	innerhalb der Zelle	

Schnitt

> **5. PHASE:** Bei weiter anhaltender Gifteinwirkung kommt es zu zunehmender Beeinträchtigung, Schädigung und Zerstörung von Zellstrukturen. Die Körperfunktionen lassen nach, sie „degenerieren", bauen sich ab. Typische Ausdrucksformen dieser **DEGENERATIONSPHASE** oder Abbauphase sind beispielsweise Arthrosen, Zirrhosen oder Organverkalkungen.

> **6. PHASE:** Die **DEDIFFERENZIERUNGSPHASE** kann sich anschließen. Im Bereich der besonders stark geschädigten Organe bilden sich neue Zellen, die sich verselbstständigen und ein Eigenleben als Krebszellen führen. Beim Beispiel des Arsens kann es hier zu Hautkrebs kommen.

Bedeutend in diesem Sechs-Phasen-Modell ist der Übergang von der dritten in die vierte Phase. Links von dieser gedachten Linie, **BIOLOGISCHER SCHNITT** genannt, herrschen Giftausleitung und -zwischenlagerung im Bindegewebe vor. Der Stoffwechsel im Inneren der Zellen ist noch intakt und die Selbstheilungskräfte des Körpers reichen in der Regel aus, die krank machende Wirkung der schädigenden Stoffe zu bewältigen.

Rechts vom biologischen Schnitt werden die Gifte nicht mehr ausgeschieden, sondern zunehmend in den Organzellen abgelagert. Dadurch wird der Zellstoffwechsel immer mehr blockiert und ernsthaftere

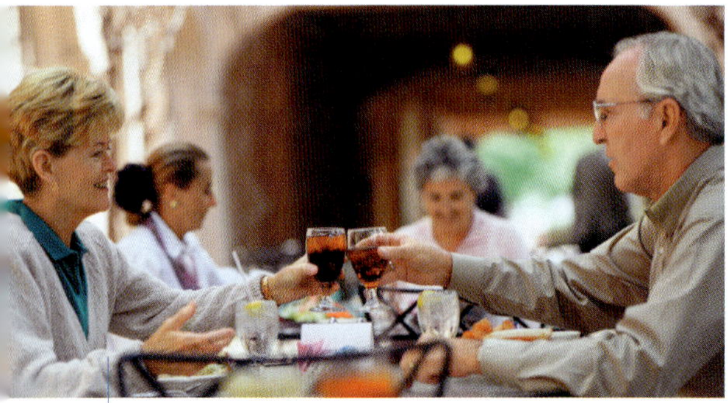

Wenn Ihre Ernährung aus Fastfood, Alkohol, Kaffee und Süßigkeiten besteht, ist es Zeit, umzustellen!

Erkrankungen entstehen. Die Selbstheilungskräfte reichen nun nicht mehr aus. Um Heilung zu bewirken, muss der Organismus therapeutisch unterstützt werden. Viele chronische Krankheiten wie die rheumatischen Leiden finden sich rechts vom biologischen Schnitt.

> **MODERNE HOMÖOPATHIE BEI RHEUMA:** Die verschiedenen Erkrankungen des Rheumatischen Formenkreises können unterschiedlichen Phasen zugeordnet werden: Ein akuter schmerzhafter Gelenkerguss wird Phase 1 zugeordnet, der Tennisellenbogen oder die Sehnenscheidenentzündung der Phase 2, die Gicht der Phase 3, das Weichteilrheuma der Phase 4 und die Arthrose der Phase 5. Die moderne Homöopathie arbeitet nach folgenden Prinzipien:

1. Begrenzung der Zufuhr von Schadstoffen, zum Beispiel durch Ernährungsumstellung, Meiden beruflicher oder privater Schadstoff-Aussetzung und Stressabbau.
2. Anregung der körpereigenen Ausscheidungsorgane sowie gezielte Entgiftung.
3. Stimulation des Systems der großen Abwehr.
4. Reaktivierung blockierter Enzymsysteme und des eventuell gestörten Stoffwechsels.
5. Stärkung und Regeneration der gestörten Organ- und Zellfunktionen.

Verschiedene homöopathische Einzel- und Kombinationsmittel stehen zur Verfügung. Die Auswahl des Medikaments hängt davon ab, in welcher Phase der Schadstoffbelastung beziehungsweise -speicherung der Körper sich befindet.

> **KOMPLEXMITTEL:** In der modernen Homöopathie werden, insbesondere bei Erkrankungen der Phasen eins bis drei, homöopathische Komplexmittel verwendet. Diese Mittel sind Mischungen homöopathischer Einzelmittel, die sich bei dem betreffenden Krankheitsbild bewährt haben. Ziel der Kombinationsmittel ist es, die biologisch sinnvollen Entgiftungsbemühungen des Organismus zu unterstützen und die Selbstheilungskräfte anzuregen.

> **SUIS-ORGANPRÄPARATE:** Sie sind eine Besonderheit der modernen Homöopathie. Es handelt es sich um homöopathisch aufbereitete Gewe-

be von gesunden Schweinen, zum Beispiel Herz, Leber, Lunge, Knochen oder Knorpel. Die Mittel werden von speziell hierzu gehaltenen Tieren gewonnen und sind strengsten ökologischen, hygienischen und arzneimittelrechtlichen Kriterien unterworfen. Schweine sind dem Menschen in ihrer biologischen Konstitution sehr ähnlich. Gemäß der Ähnlichkeitsregel der Homöopathie werden mit diesen Präparaten die entsprechenden Gewebe zur Selbstheilung angeregt.

Suis-Organpräparate werden vor allem zur Anregung der Zellregeneration bei Krankheiten rechts des biologischen Schnitts eingesetzt. Aber auch bei rheumatischen Erkrankungen in den ersten Phasen werden sie gegeben, um auf das entsprechende gestörte Organ einen gezielten Reiz auszuüben und damit eine gesteigerte Wirkung anderer Homöopathika zu erreichen. Suis-Organpräparate können mit allen Homöopathika kombiniert, auch in Form der Auto-Sanguis-Stufentherapie angewendet werden, die im Folgenden noch erläutert wird.

> **NOSODEN:** Das sind homöopathische Arzneimittel, die aus krankhaft veränderten Geweben und Ausscheidungen, Blut und Blutbestandteilen, Bakterien, Viren, Pilzen oder Parasiten hergestellt werden. Das aus dem Griechischen stammende Wort Nosode bedeutet soviel wie „das Krankhafte und Ungesunde“. Nosoden werden durch eine spezielle Behandlung von ihrer Giftigkeit und ihren krank machenden, infektiösen Eigenschaften befreit, sterilisiert und dann nach den Regeln der Homöopathie verdünnt und potenziert. Sie werden insbesondere nach überstandenen oder unterdrückten Krankheiten eingesetzt, um im Bindegewebe abgelagerte Gifte und Restbestände von Erregern zur Ausscheidung zu bringen.

Ihre Anwendung erfolgt unter Berücksichtigung früherer, scheinbar geheilter Krankheiten. So wird zum Beispiel eine Diphtherie-Nosode nicht bei akuter Diphtherie sondern bei Krankheiten eingesetzt, bei denen sich ähnliche Symptome wie bei einer Diphtherie zeigen oder sich nach einer Diphtherieerkrankung eingestellt haben.

Es gibt auch Erbnosoden wie beispielsweise das Präparat Psorinoheel. Es wirkt auf erblich-konstitutionelle Schwächen und hat ein breit gefächertes Anwendungsspektrum bei praktisch allen Krankheiten, die auf die Einwirkung von Schadstoffen zurückgehen.

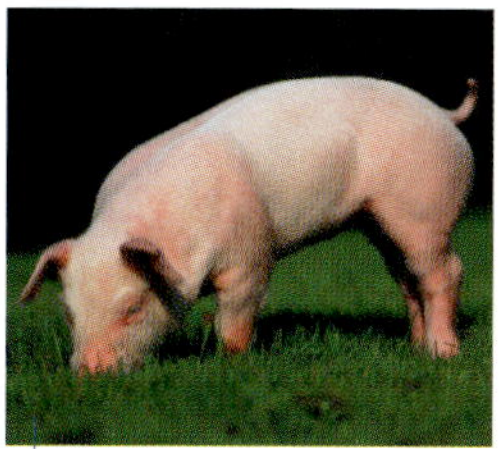

Die Organe vom Schwein dienen als Ausgangsstoff für homöopathische Suis-Heilmittel.

> **EIGENBLUTBEHANDLUNG IN DER MODERNEN HOMÖOPATHIE:** Die Eigenblutbehandlung oder Auto-Sanguis-Therapie kam schon in

Organ	Moderne Homöopathie	Weitere Verfahren
Leber/Galle	Hepar compositum Hepeel Nux vomica-Homaccord	feuchtwarme Leberwickel, Neuraltherapie, Akupunktur, F.X.Mayr-Kur, Kneipp-Therapie
Niere	Solidago compositum Reneel Populus compositum	Trinkmenge erhöhen, Neuraltherapie, Akupunktur, Kneipp-Therapie
Haut- und Schleimhäute	Cutis compositum Mucosa compositum	Sauna, Bürstemassagen, Bäder
Lymphsystem	Lymphomyosot Tonsilla compositum	Lymphdrainage, Bindegewebsmassage
Allgemein entgiftungsfördernd	Psorinoheel	verschiedene Naturheilverfahren

Mögliche Mittel zur Anregung der Entgiftungsorgane

vorchristlicher Zeit zur Anwendung. Die lateinische Bezeichnung leitet sich ab von auto = selbst und sanguis = Blut. In den 30er Jahren des 20. Jahrhunderts war der deutsche Hochschullehrer und Chirurg Prof. Dr. August Bier einer ihrer großen Verfechter. Bis heute wurden verschiedene Arten der Eigenbluttherapie entwickelt. Ziel ist es, das Immunsystem zu stärken und die Entgiftungsmechanismen des Körpers zu aktivieren.

Die Wirkung dieses Verfahrens beruht allgemein darauf, dass durch die Injektion des eigenen Blutes Abwehrkräfte aktiviert werden, die sich gegen die im Blut vorhandenen krank machenden Stoffe richten. Denn im Blut werden nicht nur Nährstoffe und Sauerstoff transportiert, sondern auch Abbauprodukte des Stoffwechsels sowie aus der Umwelt stammende oder im Körper entstandene Schadstoffe, die zu Krankheiten führen können. Werden diese mit dem entnommenen Blut wieder in den Körper gespritzt, zum Beispiel ins Muskelgewebe, so wirken sie dort als Reizstoffe, die im Körper Abwehrmaßnahmen und Entgiftungsreaktionen auslösen.

Bei der einfachsten Form der Eigenbluttherapie wird entnommenes Venenblut unverändert in einen Muskel oder unter die Haut zurück-

Ziel	Moderne Homöopathie	Weitere Verfahren
Aktivierung blockierter Enzymsysteme und Zellfunktionen	Coenzyme compositum Ubichinon compositum Glyoxal compositum Galium-Heel Vitamin C	Sauerstofftherapie HOT Ozontherapie
Stärkung und Regeneration gestörter Organ- und Zellfunktion	Hepar suis-Injeel (Leber) Os suis-Injeel (Knochen) Cartilago suis-Injeel (Knorpel) Vitamin C	Sauerstofftherapie Akupunktur Neuraltherapie
Stimulation des Systems der großen Abwehr	Echinacea compositum Thalamus compositum Tonsilla compositum Thyreoidea compositum Vitamin C	Kneipp-Therapie

Mögliche Therapien zur Anregung der Entgiftungsfunktionen.

gespritzt. Andere Verfahren bearbeiten das Blut vor der Rückführung – zum Beispiel mit Sauerstoff, Ozon, UV-Licht-Bestrahlung oder mit pflanzlichen oder homöopathischen Arzneimitteln.

Eine besondere Form der Eigenbluttherapie ist die **AUTO-SANGUIS-STUFENTHERAPIE.** Hierbei wird die Eigenblutbehandlung mit den Mitteln der moderner Homöopathie kombiniert. Das entnommene Blut wird schrittweise in vier bis fünf Stufen mit homöopathischen Arzneimitteln verdünnt und nach homöopathischen Regeln verschüttelt und potenziert. Damit wird das Blut selbst zu einem homöopathischen Arzneimittel.

Bei richtig ausgeführter und gezielter Anwendung dieser Spezialform der Eigenbluttherapie bei Krankheiten des Rheumatischen Formenkreises wird der Körper intensiv entgiftet, der Zellstoffwechsel wird reaktiviert und verbessert, Zellen und Gewebe regenerieren sich, Entzündungen und Schmerzen gehen zurück. Auch bei Hautleiden, Allergien, Migräne und anderen chronischen Erkrankungen hat sich eine individuell abgestimmte Auto-Sanguis-Stufentherapie in Kombination mit weiteren biologischen Therapien sehr gut bewährt. Sprechen Sie Ihren Arzt auf diese Therapiemöglichkeit an.

Sauerstoff- und Ozontherapie

Licht, Luft, Wasser und Nahrung sind unabdingbare Voraussetzungen für das Leben auf unserem Planeten. Ein Mensch kann im Notfall wochenlang ohne Nahrung, tagelang ohne Wasser, aber nur wenige Minuten ohne sauerstoffhaltige Luft überleben. Denn wir können zwar einen größeren Vorrat an Nährstoffen, eine kleinere Reserve an Wasser, aber so gut wie keinen Sauerstoff im Körper speichern.

Sauerstoff ist für die Energiegewinnung jeder einzelnen Körperzelle unverzichtbar und damit auch für die Aufrechterhaltung der Funktions- und Lebensfähigkeit aller unserer Organe. Jeder kurze oder längere Engpass in der Sauerstoffversorgung beeinträchtigt früher oder später Zellen und Organe, bis hin zum vollständigen Zusammenbruch und Tod.

In der Schulmedizin beschränkt sich der therapeutische Einsatz von Sauerstoff im Wesentlichen auf akute Notfallbehandlungen, Anästhesie und Intensivmedizin. Dagegen ist er in der Naturheilkunde ein nicht mehr wegzudenkender Baustein verschiedener Behandlungskonzepte – besonders bei chronischen Leiden.

Alle im Folgenden beschriebenen Verfahren sind unabhängig voneinander entwickelt worden und müssen auch hinsichtlich ihrer Anwendung voneinander unterschieden werden. Gemeinsam ist ihnen, dass sich ihre Wirkungen über Sauerstoff oder reaktionsfreudige Sauerstoffprodukte entfalten. Auch beeinflussen sie den Körper zum Teil auf ähnliche Weise.

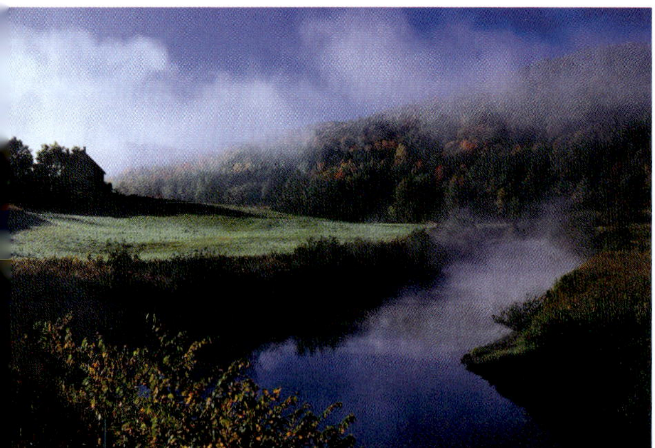

Licht, Luft und Wasser sind erste Voraussetzungen für menschliches Leben.

Ihr Therapeut sollte auf jeden Fall die Sauerstoffverfahren, die er einsetzt, in allen ihren Besonderheiten kennen und auf jeden Patienten individuell abstimmen. Auf diese Weise können Sauerstoff- und Ozontherapien, kombiniert mit anderen Verfahren der Naturmedizin, sinnvoll in ein komplexes naturmedizinisches Gesamtkonzept für die Behandlung rheumatischer Erkrankungen eingebracht werden. Sprechen Sie Ihren Arzt konkret auf medizinische Sauerstoffbehandlungen an.

> **SAUERSTOFF-MEHRSCHRITT-THERAPIE NACH ARDENNE:** Diese Behandlung, entwickelt von dem deutschen Physiker Manfred von Ar-

Grundprinzipien der Sauerstoff-Mehrschritt-Therapie

- Vitamine und Mineralstoffe: Die Einnahme von Vitamin C, E, B1 und anderen sowie Mineralstoffen wie Magnesium verbessern den Zellstoffwechsel, binden freie Radikale – sehr aggressive Moleküle, die Zellstrukturen schädigen – und erhöhen die Sauerstoffaufnahme ins Gewebe.
- Sauerstoff-Inhalationen: Das Einatmen eines 92%-igen, stickstofffreien Sauerstoff-Luft-Gemisches erhöht die Sauerstoffmenge im Blut.
- Körperliche Bewegung: Die Durchblutung und damit die Sauerstoffausnutzung der Gewebe nehmen zu. Im Rahmen der Therapie werden Fahrrad-Ergometer, Gymnastik im Liegen oder auch Wärmeanwendung während der Sauerstoffinhalation eingesetzt.

denne, verbessert die Sauerstoffversorgung und -ausnutzung der Organe. Mit zunehmendem Alter und bei Erkrankung sinkt diese im Allgemeinen. Die Sauerstoff-Mehrschritt-Therapie arbeitet mit drei Stufen: Einnahme von Vitaminen und Mineralstoffen, Einatmen von Sauerstoff und körperliche Bewegung.

Bei jedem dieser Schritte nimmt die Sauerstoffsättigung und -ausnutzung in den Körpergeweben messbar zu. Hieraus ergibt sich ein besserer Energiegehalt der Zellen. In ihnen können dann Reaktionen, die Sauerstoff benötigen (Oxidationsvorgänge) leichter ablaufen. Dies ist eine Grundvoraussetzung für Heilung und Regeneration. Bei Krankheiten des Rheumatischen Formenkreises ist mit der Sauerstofftherapie allerdings keine heilende, sondern allenfalls eine unterstützende, den Allgemeinzustand stärkende Wirkung zu erwarten.

Die Sauerstoff-Mehrschritt-Therapie kann nach verschiedenen Schemata durchgeführt werden, die der Therapeut individuell mit dem Patienten bespricht. Beispielsweise wird der Sauerstoff in einem Zeitraum von 30 Minuten bis zu zwei Stunden in drei bis 18 Sitzungen verabreicht. Diese Therapie kann mit anderen naturmedizinischen Verfahren sinnvoll kombiniert werden, zum Beispiel mit abwehrsteigernden Medikamenten.

Vorsicht ist geboten bei Schilddrüsenüberfunktion, Epilepsie, Bronchialasthma, akuten allergischen Reaktionen sowie schwersten Herz- , Lungen- und Nierenleiden. In jedem einzelnen Fall muss der erfahrene naturmedizinische Therapeut Nutzen und Risiken individuell mit Ihnen abwägen und besprechen.

HÄMATOGENE OXIDATIONSTHERAPIE: Seit Menschengedenken wurde Sonnenlicht zu Behandlungszwecken eingesetzt. Zu Anfang des 20. Jahrhunderts wurde Blut mit ultraviolettem Licht (UV-Licht) bestrahlt, wieder in den Körper gespritzt und die Effekte davon ausführlich untersucht. Man nannte diese Therapien „photobiologische Eigenblutverfahren". Sie kamen bei zahlreichen chronischen Krankheiten zur Anwendung.

Prof. Dr. Eduardo Wehrli verband die UV-Bestrahlung des Blutes mit einer Sauerstoff-Aufschäumung und stellte dieses Verfahren 1957 auf einem Kongress in Karlsruhe als Hämatogene Oxidationstherapie (HOT) vor. Sie war in der ehemaligen DDR eine anerkannte Methode, die an verschiedenen Universitätskliniken wissenschaftlich untersucht und untermauert wurde.

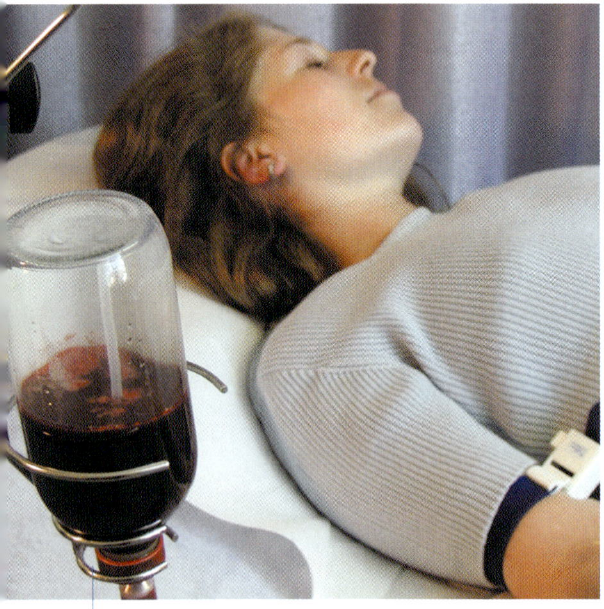

HOT, die Hämatogene Oxidationstherapie

Bei der HOT werden rund 80 Milliliter Blut über eine Butterfly-Kanüle aus einer Vene entnommen, mit Zitronensäure ungerinnbar gemacht und anschließend in einem speziellen Apparat außerhalb des Körpers mit UV-C-Licht der Wellenlänge 253,7 Nanometer bestrahlt. Nach Aufschäumung mit Sauerstoff und erneuter Lichtbehandlung des gesamten Gemisches fließt dieses dann über dieselbe Kanüle in die Vene zurück. Butterfly-Kanülen haben seitlich zwei Flügel zum Fixieren auf der Haut und eine dünne, kurze Nadel. Sie sind besonders für Kurzzeit-Infusionen geeignet.

Die Wirkungen der HOT im Körper sind komplex. Eine ihrer wesentlichen Wirkungen beruht auf dem so genannten Singulett-Sauerstoff, der bei der Behandlung entsteht. Singulett-Sauerstoff hat durch seine spezielle Elektronenanordnung einen etwas höheren Energiezustand als normaler Sauerstoff. Dadurch ist er reaktionsfreudiger und verbessert im Sinne eines Biokatalysators die Sauerstoffausnutzung und die Zellatmung aller Gewebe deutlich. Normaler Sauerstoff wird schnell wieder als Kohlensäure abgeatmet, dagegen greift der bei der HOT entstehende Singulett-Sauerstoff durch seine lange Verweildauer im Blut aktiv und lang anhaltend in den Zellstoffwechsel ein. Die Ausscheidung von Abfallstoffen und Umweltgiften wird gefördert. Die Fließeigenschaften des Blutes und die Durchblutung nehmen zu, die körpereigene Abwehr wird angeregt, Mechanismen werden aktiviert, die Radikale abfangen. Nicht zuletzt werden auch die Durchblutung und der Energiehaushalt aller Zellen und Organe verbessert.

Die am besten untersuchten Anwendungsgebiete für eine HOT sind arterielle und venöse Durchblutungsstörungen. Dementsprechend sollte die HOT insbesondere bei arteriellen Verschlusskrankheiten wie der Schaufensterkrankheit oder beim Raucherbein, bei Arteriosklerose, Angina pectoris, Arterienverkalkung im Gehirn, Ohrgeräuschen, Migräne, Schwindel, Venenleiden und Durchblutungsstörungen der Augen in Erwägung gezogen werden.

Wirksam erweist sie sich jedoch auch bei Fettstoffwechselstörungen, Gicht, unterstützend bei Zuckerkrankheit sowie den meisten Leberleiden. Auch chronische Erkrankungen des Magen-Darm-Trakts und der Nieren, Leiden des Rheumatischen Formenkreises, Hautkrankheiten und Allergien sprechen häufig gut auf die HOT an.

In einer ersten Serie von zehn HOT-Sitzungen wird ein- bis zweimal wöchentlich behandelt. In unterschiedlichen Zeitabständen schließen sich einzelne Auffrisch- und Erhaltungstherapien an. Eine HOT-Sitzung dauert rund 45 Minuten.

Die HOT ist gut verträglich, sollte jedoch – wie auch jede andere naturmedizinische Therapie – erst nach gründlicher Untersuchung und Beurteilung möglicher Gegenanzeigen individuell von einem erfahrenen naturmedizinisch-orientierten Therapeuten angewandt werden. Selbstverständlich ist die HOT mit vielen anderen naturmedizinischen Verfahren sinnvoll kombinierbar.

> **OZONTHERAPIE:** Ozongas ist eine besondere Form des Sauerstoffs. Es besteht aus drei Sauerstoff-Atomen, während normale Sauerstoffmoleküle aus zwei Atomen zusammengesetzt sind. Ozon wird auch als Aktivsauerstoff bezeichnet. Als natürlicher Bestandteil unserer Atmosphäre wirkt es beim Einatmen als Reizgas. In größeren Mengen ist es ein starkes Bleich- und Desinfektionsmittel.

Schon 1857 stellte Werner von Siemens Ozon künstlich her. Anfangs wurde es in erster Linie zur Desinfektion und antiseptischen Wundbehandlung, aber auch zur Entkeimung in der Wasseraufbereitungstechnik benutzt. Bei der etwa 80 Jahre alten medizinischen Ozontherapie wird Ozongas apparativ erzeugt. Ausgangsstoff ist reiner Sauerstoff, der elektrischer Hochspannung ausgesetzt wird.

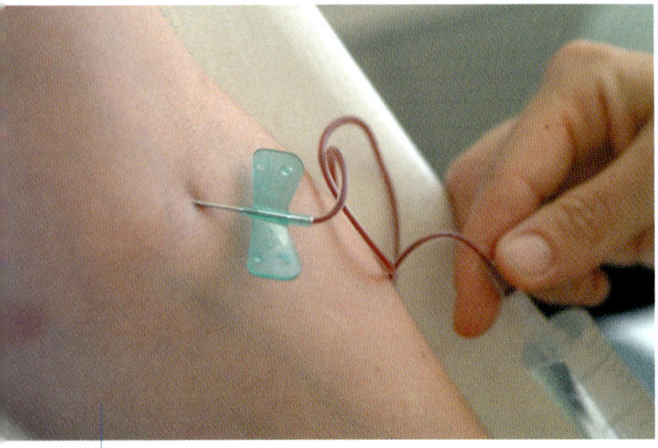

Ozontherapie

In der Naturheilkunde ist die Ozonverabreichung Bestandteil verschiedener Ozon-Eigenblut-Therapien. Vergleichbar der HOT unterstützt Ozon unter anderem die Entgiftungsleistung der Leber, den Fett- und Harnsäureabbau, verbessert die Durchblutung und die Fließeigenschaften des Blutes, erhöht Sauerstoffangebot und -ausnutzung, führt damit zu einer höheren Sauerstoffversorgung aller Zellen und aktiviert so den Zellstoffwechsel. Abhängig von der Dosis stärkt Ozon außerdem das Immunsystem, kann es in größeren Mengen aber auch unterdrücken.

Bei der großen Ozon-Eigenblutbehandlung werden 60 bis 80 Milliliter Blut aus einer Vene entnommen, mit Zitronensäure ungerinnbar gemacht und mit der gewünschten Menge Ozon angereichert. Dieses Gemisch wird anschließend langsam in die Vene zurückgespritzt. Bei der kleinen Ozon-Eigenbluttherapie werden in der Regel fünf bis zehn Milliliter Blut mit Ozon versetzt und dann in einen Muskel gespritzt. Von der früher praktizierten direkten Injektion von Ozon in Venen oder Arterien wird seit etwa 20 Jahren wegen möglicher Komplikationen abgeraten. Allenfalls unter die Haut kann Ozongas gespritzt werden – dies kann insbesondere bei rheumatischen Leiden eine therapeutische Wirkung haben.

Die Anwendungsgebiete für die Ozontherapie entsprechen im Wesentlichen der HOT (siehe dort). Nicht angezeigt sind Ozontherapien bei epileptischen Anfallsleiden, frischem Herzinfarkt, Blutungsneigungen, Überfunktion der Schilddrüse, in der Schwangerschaft und allgemein bei Erkrankungen, die nicht nach allen Regeln der ärztlichen Kunst abgeklärt sind.

Orthomolekulare Medizin

Die orthomolekulare Medizin arbeitet mit Nährstoffen und mit essenziellen Nahrungsbestandteilen, Substanzen also, die der Körper nicht selbst herstellen kann. Ihr Name leitet sich ab vom griechischen orthos (= richtig) und molekular (= Moleküle betreffend, also kleine chemische Verbindungen). Sie hat zum Ziel, durch die Einnahme von den „richtigen Molekülen" die Gesundheit zu erhalten oder Beschwerden und Erkrankungen zu lindern. Dazu gehören Vitamine, Mineralstoffe, Spurenelemente, Aminosäuren, Fettsäuren und Enzyme.

Diese Stoffe sind in ausgewogener Menge unabdingbar für die Erhaltung der Gesundheit. Normalerweise werden sie mit der Nahrung aufgenommen und zum Teil auch vom Körper selbst hergestellt. Ein Mangel an ihnen kann Krankheiten auslösen. Da sowohl der Bedarf als auch die Aufnahmefähigkeit individuell sehr verschieden ist, gibt es Menschen, die trotz einer gesunden Ernährung zu wenig dieser Stoffe aufnehmen und in der Folge erkranken können.

Im Allgemeinen aber ist ein solcher Mangel an Nährstoffen zurückzuführen auf eine unzureichende, einseitige oder ungesunde Ernährung, zu viel konservierte und verarbeitete Nahrung, Stress, Hektik oder erhöhte Belastung. Mit der orthomolekularen Medizin wird versucht, solch einen Mangel zu verhindern oder auszugleichen. Ausgehend von den Beschwerden kann ein Therapeut auf den eventuell zugrunde liegenden Nährstoffmangel schließen und entsprechende orthomolekulare Mittel verabreichen.

Zur Behandlung von Krankheiten des Rheumatischen Formenkreises sind die Vitamine A, B1, C, D und E, das Spurenelement Zink, Omega-3-Fettsäuren und verschiedene Enzyme von Bedeutung.

> **VITAMINE:** Für eine ausreichende Vitaminversorgung reichen je nach Vitamin 0,01 bis 100 Milligramm pro Tag aus. Trotz dieser geringen Mengen sind sie absolut lebensnotwendig für Menschen und Tiere. Man nennt sie deshalb auch essenziell, also wesentlich. Bisher haben Wissenschaftler 13 für Menschen essenzielle Vitamine identifiziert.

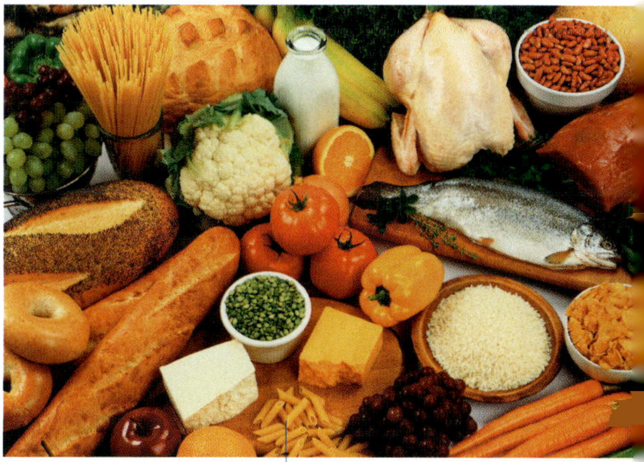

Nur eine ausgewogene Ernährung kann den Bedarf an allen wichtigen Nährstoffen decken.

> **VITAMIN A:** Dieses Vitamin, auch Retinol genannt, kann bei Rheuma im Rahmen einer Schuppenflechte (Arthritis psoriatica) in einer Dosierung von 0,9 bis drei Gramm pro Tag sinnvoll sein. Zu viel Vitamin A ist schädlich! Nur in Absprache mit dem Arzt anwenden!

> **VITAMIN-B-GRUPPE:** Der Vitamin-B-Komplex, der aus den Vitaminen B1 (Thiamin), B6 (Pyridoxin), B12 (Cyanocobalamin) und anderen

Vitamin	Worin es enthalten ist	Wie es wirkt
Vitamin A Pro-Vitamin A	Lebertran Karotten Tomaten	bindet aggressive Sauerstoffverbindungen
Vitamin-B-Gruppe	Getreidekeimlinge (Weizen, Roggen) Hülsenfrüchte Hefe	grundlegende Aufgaben im Zellstoffwechsel, schmerzlindernd
Vitamin C	frische Früchte und Gemüse, besonders Paprika, Hagebutten	regt das Immunsystem an, fängt Schadstoffe und freie Radikale ab , schützt die Blutgefäße, beteiligt am Aufbau von Bindegewebe
Vitamin D	Fisch Eidotter	wichtig für den Knochenstoffwechsel, arbeitet mit Kalzium zusammen
Vitamin E	Weizenkeimöl Maiskeimöl Sonnenblumenöl Nüsse	bindet aggressive Sauerstoffverbindungen (freie Radikale), schützt vor Zellzerstörungen

Wichtige Vitamine, ihr Vorkommen und ihre Wirkung.

besteht, hat wesentliche Aufgaben im Zellstoffwechsel. B-Vitamine kommen in zahlreichen Nahrungsmitteln natürlich vor, besonders aber in ungeschälten Getreidekörnern wie Weizen oder Roggen.

In medikamentöser Form können die B-Vitamine insbesondere bei chronischen Krankheiten zum Einsatz gelangen. Sie bringen blockierte Enzymsysteme und den beeinträchtigten Zellstoffwechsel in den Phasen rechts des biologischen Schnitts (vgl. Seite 73) wieder in Gang. Neben Schmerzlinderung und Abschwellung sollen sie auch eine Stimmungsaufhellung bewirken. Bei rheumatischen Krankheiten erfolgt ihr Einsatz in der konventionellen Medizin oft unterstützend zu NSAR.

Da diese Vitamine meistens vom Arzt in Form von Kombinationsmittel-Injektionen verabreicht werden, kann hier keine einheitliche Dosisempfehlung gegeben werden.

> VITAMIN C: Im Gegensatz zu den meisten anderen höher entwickelten Lebewesen ist der Mensch nicht in der Lage, Vitamin C (Ascorbinsäure) in seinem Körper selbst herzustellen. Er ist daher auf eine äußere Zufuhr mit der Ernährung angewiesen. Vitamin C ist im Pflanzenreich weit verbreitet. Es kommt in allen Früchten und in Gemüse, Kartoffeln, Salat und vielen anderen frischen Lebensmitteln vor.

Die biochemischen Funktionen des Vitamin C sind vielfältig. Es wirkt aktivierend auf die weißen „Fresszellen“ des Immunsystems, regt die Bildung von Schutzeiweißen (Antikörpern) an, steigert die Aktivität von spezifischen Lymphzellen, reguliert insgesamt also die körpereigenen Abwehrkräfte.

Vitamin C kann viele potenziell Krebs erregende Stoffe, wie zum Beispiel Blei, Cadmium oder Quecksilber, oxidieren und damit unschädlich machen. Bei Nikotinbelastung und Arzneimittelmissbrauch bewirkt Vitamin C die vermehrte Ausschwemmung der giftigen Produkte. Viele Umweltgifte – zum Beispiel Nahrungsmittelzusätze, Suchtdrogen, Abgase wie Kohlenmonoxid oder Schwefeldioxid – können in ihrer schädigenden Wirkung von Vitamin C abgebaut werden. Es unterbindet die Bildung so genannter „freier Radikale“ – aggressive Verbindungen meist mit Sauerstoff, die im Stoffwechsel als Zwischenprodukte entstehen. Bei Entzündungen kommen sie vermehrt vor und schädigen Zellmembranen und Zellfunktionen. Vitamin C fördert außerdem die Entgiftungsleistung der Leber sowie den Aufbau und die Festigkeit des Bindegewebes. Es stimuliert die Produktion von Nebennierenhormonen. Es steigert die Wirkung von Vitamin E. Zusammen mit dem Vitamin-B-Komplex wirkt es als Kofaktor und Katalysator bei vielen Reaktionen des Zellstoffwechsels mit, beeinflusst auf diese Weise blockierte Stoffwechselvorgänge positiv.

Führt man sich diese zahlreichen Angriffspunkte von Vitamin C vor Augen, so erklärt sich die sehr gute Wirksamkeit bei vielen, insbesondere chronischen Krankheiten. Vitamin C ist kein Wundermittel, aber es hat eine breitgefächerte Wirkung und kann in

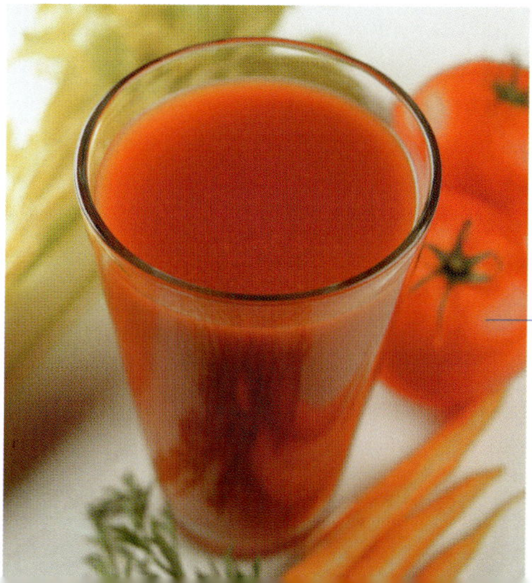

Gemüsesaft: Vitaminspritze für zwischendurch.

idealer Weise mit anderen naturmedizinischen Arzneimitteln kombiniert werden. Es wirkt unterstützend auf das System der großen Abwehr und auf die Entgiftungsmaßnahmen in allen Krankheitsphasen.

Vitamin C spielt in der konventionellen Medizin bei Rheuma keine besondere Rolle. Naturmediziner haben aber eine entzündungshemmende, abschwellende und schmerzlindernde Wirkung bei Krankheiten des Rheumatischen Formenkreises festgestellt. Rheumakranke mit chronischer Polyarthritis beispielsweise haben einen verstärkten Verbrauch von Ascorbinsäure im Bereich von Gelenkentzündungen. Ihre Vitamin-C-Konzentration im Blut und in der Gelenkflüssigkeit ist deutlich geringer als bei Gesunden. Über die optimale Zufuhr bestehen gegensätzliche Meinungen. Die Empfehlungen werden zunehmend nach oben zu höheren Dosierungen korrigiert.

Leider kann Vitamin C nur in geringen Mengen aus der Nahrung oder als Arzneimittel vom Darm in den Körper aufgenommen werden. Daher empfiehlt sich seine Verabreichung als Infusion in höheren Dosen direkt ins Blut. Hierbei sollten aus Sicherheitsgründen konservierungsstofffreie Vitamin-C-Präparate ohne Stabilisatoren bevorzugt werden, zum Beispiel Vitamin-C-Injektopas. In der orthomolekularen Medizin werden Dosierungen von 500 Milligramm bis einigen Gramm empfohlen.

Bei akut entzündlichen Rheumaformen ist die intravenöse Verabreichung von 7,5 bis 15 Gramm und mehr beispielsweise dreimal pro

Vitamine – bringen Riesenportionen mehr?

Einer der bekanntesten Anhänger der orthomolekularen Medizin war der amerikanische Chemiker und zweifache Nobelpreisträger Linus Pauling (1901 – 1995). Er war davon überzeugt, dass die Einnahme großer Mengen an bestimmten Vitaminen die Gesundheit erhalten und Krankheiten verhüten könne. Deshalb nahm er täglich große Mengen an Vitamin C, Vitamin E und Vitamin A zu sich.

Das Thema Vitamindosierung wird unter Fachleuten sehr gegensätzlich diskutiert. Ein Überangebot an wasserlöslichen Vitaminen wie Vitamin C wird mit dem Urin ausgeschieden. Daher ist hier eine Überdosierung wahrscheinlich harmlos. Dagegen werden fettlösliche Vitamine wie Vitamin A, D und E im Körperfett gespeichert. Überdosen können eine Anhäufung bewirken, die zu Vergiftungserscheinungen führen kann. Auch ist über die Langzeitwirkungen großer Vitaminmengen noch nichts bekannt. Die Forschungen über die optimalen Vitamindosen werden noch einige Jahre in Anspruch nehmen.

Woche durchaus üblich und effektiv. Diese Vitamin-C-Hochdosistherapie wird dabei mit weiteren naturmedizinische Arzneien, Phytotherapeutika, Vitaminen und Spurenelementen sowie nichtmedikamentösen Verfahren kombiniert.

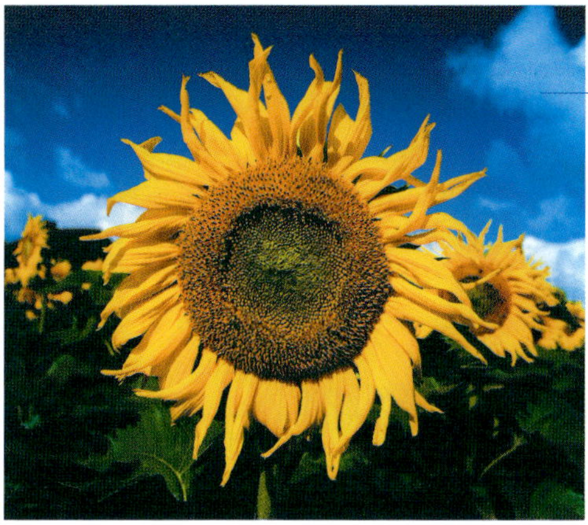

Öl aus Sonnenblumen ist reich an Vitamin E.

In Tabletten-, Kapsel- oder Pulverform hat sich eine tägliche Dosierung von bis zu vier Gramm in möglichst über den Tag verteilten kleineren Einzeldosen bewährt.

> **VITAMIN D:** Vitamin D (Calciferol) verbessert die Aufnahme von Kalzium und die Knochenbildung. Von einer Einnahme in Selbstbehandlung wird wegen der Gefahr ernsthafter Störungen des Kalziumstoffwechsels dringend abgeraten.

> **VITAMIN E:** Dieses Vitamin, auch unter dem Namen Alpha-Tocopherol bekannt, findet sich natürlicherweise in ungesättigten Fettsäuren. Weizenkeim-, Maiskeim- und Sonnenblumenöl sind seine Hauptlieferanten.

Vitamin E bindet die aggressiven freien Radikale, die bei Entzündungen vermehrt im Körper vorkommen. Gleichzeitig wird bei chronisch-entzündlichen rheumatischen Leiden in der Gelenkflüssigkeit ein deutlich niedriger Vitamin-E-Gehalt gemessen. Vitamin E wird außerdem zum Aufbau des im Zellstoffwechsel benötigten Coenzyms Q10 benötigt.

Bei akut entzündlichen Prozessen wird eine Dosierung von 1 200 Milligramm pro Tag empfohlen, als Erhaltungsdosis 400 bis 600 Milligramm pro Tag. Durch zusätzliche Gabe von Vitamin E kann häufig die Dosis von nichtsteroidalen Antirheumatika (NSAR) reduziert werden.

> **MINERALSTOFFE:** Im Erdboden, in Gesteinen und Erzen, teilweise auch im Wasser befinden sich verschiedene Mineralstoffe. Sie werden von Pflanzen aufgenommen und gelangen über die Nahrungskette in den menschlichen Organismus. Mit dem Schweiß und über die Ausschei-

dungswege gehen sie dem Körper wieder verloren. Daher müssen sie kontinuierlich über die Nahrung ersetzt werden.

Zu den Mineralstoffen, die wir täglich benötigen, gehören Kalzium, Phosphor, Magnesium, Natrium, Kalium, Chlorverbindungen und Schwefel. Wir nehmen sie mit der Nahrung in Form von Salzen oder organischen Verbindungen zu uns. Auch die Spurenelemente gehören von ihrer Natur her ebenfalls zu den Mineralstoffen. Sie werden von diesen abgegrenzt, weil sie in nur geringsten Mengen vom Körper gebraucht werden. Mineralstoffe dagegen werden in Mengen ab 100 Milligramm pro Tag benötigt.

Der Bedarf an Mineralstoffen kann bei Rheumakranken erhöht sein. Bei rheumakranken Frauen ist eine ausreichende Versorgung mit Kalzium und Vitamin D besonders wichtig, da sie häufig ebenfalls irgendwann an einer Osteoporose (Knochenentkalkung) leiden. Kalzium-Tagesdosen von 100 bis 400 Milligramm werden in diesen Fällen als Nahrungsergänzung empfohlen.

Was ist eine Erhaltungsdosis?

Die Erhaltungsdosis ist die Menge eines Arzneimittels oder anderen Stoffes, die täglich neu zugeführt werden muss, um einen verstärkt verbrauchten Anteil zu ersetzen. Sie unterscheidet sich von der Akutdosis, die in der Regel sehr viel höher liegt.

Ohnehin kann jedem Menschen die regelmäßige Einnahme eines umfassenden Nahrungsergänzungsmittels empfohlen werden. Es sollte in ausgewogener Menge Vitamine, Mineralien und Spurenelemente enthalten. Geeignete Präparate sind LaVita-Konzentrat, OrthoMol-Produkte und andere.

> **SPURENELEMENTE:** Darunter versteht man chemische Elemente, die im menschlichen Körper nur in Spuren nachweisbar sind. Trotzdem haben sie wichtige Funktionen. Fehlen sie, kommt es zu Mangelerscheinungen. Sie sind häufig Bestandteil von Enzymen. Beispielhaft seien hier Zink und Selen genannt.

Alle Nahrungsmittel tierischer Herkunft wie Fleisch, Fisch oder Milch enthalten relativ viel Zink. Der Tagesbedarf liegt bei fünf bis 25 Milligramm. Eine ausreichende Zinkzufuhr ist wichtig für eine funktionierende Immunabwehr.

Selenreiche Nahrungsmittel sind Seefisch, Eier, besonders Eigelb und Getreideprodukte. Nach Angaben der Weltgesundheitsorganisation WHO liegt der täglicher Bedarf bei 0,05 bis 0,2 Milligramm. Selen wirkt chronischen Belastungen mit Schwermetallen wie Blei, Cadmium und

Quecksilber entgegen und wandelt aggressive Sauerstoffverbindungen wie Sauerstoffradikale und Peroxide in unschädliche Substanzen um.

> **FETTSÄUREN:** Fett, welches wir mit der Nahrung aufnehmen, besteht aus Glyzerin und Fettsäuren. Es werden gesättigte und ungesättigte Fettsäuren unterschieden. Gesättigte Fettsäuren kommen vorwiegend in tierischen Fetten vor. Wir sind jedoch nicht unbedingt auf

Wichtige Mineralstoffe und Spurenelemente: Tagesbedarf in Milligramm und geeignete Nahrungsmittel.
* Schätzwerte.

Stoff	Tagesbedarf	Worin es enthalten ist
Mineralstoffe		
Kalium*	2000 – 3000	Fleisch, Obst, Getreide, Hülsenfrüchte
Kalzium	1000 – 1200	Milch, Käse, dunkelgrünes Gemüse
Chlorid*	800 – 5000	Salz, Meeresfrüchte, Milch, Fleisch, Eier
Phosphor	700 – 1200	Käse, Fisch, Getreide, Hülsenfrüchte, Nüsse
Natrium*	500 – 3000	praktisch überall
Magnesium	300 – 400	Vollkorngetreide oder -flocken, grüne Blattgemüse
Schwefel	unbekannt	Käse, Eicr, Zwiebel
Spurenelemente		
Eisen	10 – 20	Leber, Hülsenfrüchte, Vollkorn
Zink	7 – 10	Schalentiere, Hering, Vollkorn
Mangan*	2 – 5	Heidelbeeren, Getreide, Obst
Kupfer*	1 – 1,5	Trinkwasser, Vollkorn, Kirschen
Selen*	0,03 – 0,07	Fisch, Geflügel, Getreide
Kobalt	weniger als 0,005	Leber, Milchprodukte, Meeresfisch

Quelle: Gemeinsame Referenzwerte der Deutschen Gesellschaft für Ernährung (DGE), der Österreichischen Gesellschaft für Ernährung (ÖGE), der Schweizerischen Gesellschaft für Ernährungsforschung (SGE) sowie der Schweizerischen Vereinigung für Ernährung (SVE).

sie angewiesen, da der Körper sie auch selbst herstellen kann. Dagegen sind ungesättigte Fettsäuren absolut essenziell für Menschen, genau wie die Vitamine. Wir müssen sie mit der Nahrung aufnehmen. Wir brauchen die ungesättigten Fettsäuren beispielsweise für den Aufbau von Zellmembranen oder für Reaktionen, die schädliche Radikalverbindungen im Körper abfangen. Ungesättigte Fettsäuren finden sich vor allem in pflanzlichen Fetten und im Fisch.

Ein Beispiel für mehrfach ungesättigte Fettsäuren sind die Omega-3-Fettsäuren. Sie haben eine zusätzliche positive Wirkung: Werden sie im Stoffwechsel weiterverarbeitet, entstehen entzündungshemmende Substanzen. Omega-3-Fettsäuren können daher unterstützend bei chronisch entzündlichen rheumatischen Krankheiten eingesetzt werden. Untersuchungen an verschiedenen Bevölkerungsgruppen ergaben, dass bei fischreicher und gleichzeitig fleischarmer Ernährung Rheuma seltener auftritt. Eskimos, die besonders viel Fisch essen, haben praktisch kein Rheuma.

Eine Ernährung, die übermäßig viel tierische Fette enthält, kann beim Menschen zu Ablagerungen in den Blutgefäßen (Arteriosklerose) führen, so dass die Elastizität der Blutgefäße abnimmt und der Blutstrom behindert wird. Pflanzliche Fette haben diese Wirkung nicht. Dennoch ist zum Beispiel Margarine nicht unbedingt gesünder als Butter, da sie gehärtete Pflanzenfette enthält. Das heißt, die eigentlich flüssigen Öle in der Margarine werden chemisch mit Wasserstoff behandelt, um sie in eine feste Form zu bringen.

Mehr Fisch und dafür weniger Masttierfleisch zu essen, lautet daher die Empfehlung der orthomolekularen Medizin. Omega-3-Fettsäuren finden sich vor allem in Kaltwasserfischen wie Makrelen, Hering, Lachs und Forelle sowie im Fleisch wildlebender Tiere. In Anbetracht der starken Schadstoffbelastung kann jedoch vermehrter Fischverzehr nicht uneingeschränkt empfohlen werden. Allerdings ist eine Nahrungsergänzung mit Fischöl- und besonders Lachsölkapseln (zwei bis drei Gramm pro Tag) sinnvoll und vertretbar.

> **ENZYME:** Enzyme sind Eiweißstoffe, die wie Katalysatoren chemische Reaktionen im Körper ermöglichen und beschleunigen. Sie sind in allen lebenden Organismen weit verbreitet, ohne sie ist kein Leben möglich. Enzyme sind für unterschiedlichste Reaktionen zuständig, die alle Körperfunktionen betreffen, seien es die Verdauung, der Aufbau von Knochensubstanz oder die Erneuerung der Hautzellen.

Fettsäuren

Eine Fettsäure wird als gesättigt bezeichnet, wenn sie die maximale Anzahl von Wasserstoffatomen trägt. Ihre Ketten sind gerade und können sich eng zusammenlagern, so dass die Fette, in denen sie enthalten sind, meist fest sind. Tierische Fette wie Speck, Schweineschmalz oder Butter sind gesättigt und deshalb auch fest.

Im Gegensatz dazu sind Fettsäuren aus Pflanzen, Fischen und Meeressäugern meist ungesättigt. Das heißt, sie enthalten eine oder mehrere Doppelbindungen in ihren Kohlenwasserstoff-Ketten. Durch jede Doppelbindung entsteht ein Knick in der Kette, wodurch sie „sperrig" werden und sich nicht so dicht zusammenlagern können. Fette, die ungesättigte Fettsäuren enthalten, sind deshalb meist flüssig wie Pflanzenöle oder Fischöl.

Zu Behandlungszwecken werden Enzyme aus Pflanzen und tierischen Organen gewonnen, wie beispielsweise aus der Bauchspeicheldrüse des Schweins. Nach aufwendigen Reinigungsschritten werden sie zu Enzympräparaten verarbeitet. Beispiele für Enzympräparate sind Wobenzym, Phlogenzym oder Mulsal. Vereinfacht ausgedrückt, greifen die meisten in der Rheumatherapie eingesetzten Enzyme in die Bildung von Entzündungsmediatoren ein und wirken somit abschwellend, entzündungshemmend und schmerzlindernd. Sie sind in ihrem Wirkungsprinzip also mit NSAR, Kortison, Teufelskralle, Weidenrinde und anderen Mitteln vergleichbar.

Wenn auch nicht alle Enzymwirkungen bisher erklärbar sind, wird ihr Einsatz auch von Schulmedizinern nicht mehr grundsätzlich abgelehnt. Auch sie wenden Enzympräparate als Ergänzung oder sogar Alternative an – zum Beispiel, wenn NSAR ausgeprägte Nebenwirkungen zeigen oder ganz unverträglich sind. Verschiedene Studien ergaben sogar eine Gleichwertigkeit von Enzymgemischen mit dem NSAR Diclofenac. Insbesondere beim Verschleiß- und Weichteilrheuma einschließlich der Fibromyalgie kann die Einnahme von Enzymen allein oder in Kombination mit anderen naturmedizinischen Mitteln oft sehr gute Ergebnisse bewirken.

In hohen Dosen können Enzyme gelegentlich Völlegefühl, Blähungen und Übelkeit verursachen. Auch kann es in Einzelfällen zu allergischen Reaktionen kommen.

Sprechen Sie Ihren Therapeuten auf die Möglichkeit an, Enzympräparate in den Therapieplan zu integrieren.

Mikrobiologische Therapie

Die Haut und insbesondere die Schleimhäute im Atem- und Verdauungstrakt stellen unsere Grenzflächen zur Umwelt dar. Dabei nimmt sich die Hautfläche von etwa 2,5 Quadratmetern relativ klein aus gegenüber den rund 80 Quadratmetern Lungenschleimhaut und rund 400 Quadratmetern Darmschleimhaut. Dünn- und Dickdarm sind sozusagen unser flächenmäßig größtes Kontakt- oder Grenzorgan zur Außenwelt!

Dementsprechend befindet sich auch der größte Anteil unseres Immunsystems im Darm, weil hier entschieden werden muss, wie der Organismus mit körperfremden Stoffen umgehen muss. Der Darm kann daher als Wiege des Immunsystems angesehen werden. Haut und Schleimhäute sind mit einer Vielfalt von Bakterien besiedelt, mit denen wir friedlich in Symbiose zusammenleben. Wir brauchen diese sogar unbedingt, damit unser Immunsystem reibungslos funktioniert.

Allein in Dünn- und Dickdarm siedeln 300 bis 500 verschiedene Mikrobenarten auf der Schleimhaut, bilden gemeinsam mit ihr eine Barriere zwischen Körperinnerem und Umwelt und arbeiten mit unserem Immunsystem eng zusammen. Wird die natürliche, bakterielle Besiedelung im Darm gestört – durch eine Fehlernährung, durch Antibiotika oder andere Therapien – können sich krankheitsauslösende Erreger ansiedeln und die Darmschleimhaut und das mit ihr verbundene Immunsystem nachhaltig stören. Die Symbiose kann so zur Dysbiose werden, die als Basis vieler chronischer, auch rheumatischer Krankheiten angesehen werden kann.

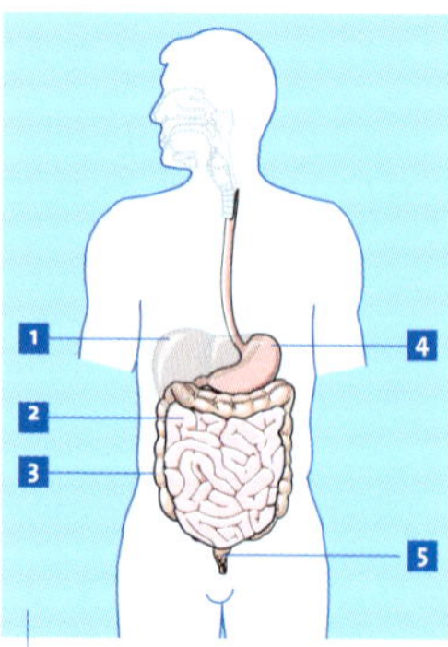

Dünndarm und Dickdarm und ihre Lage im Körper.
1 Leber
2 Dünndarm
3 Dickdarm
4 Magen
5 Enddarm

Die Mikrobiologische Therapie oder Symbioselenkung hat das Ziel, das Darmmilieu wieder so zu regulieren, dass krankheitserregende Mikroorganismen verdrängt werden. Das geschieht durch die Stärkung der naturgemäßen bakteriellen Schleimhautbesiedelung des Darms. Zu diesem Zweck werden lebende oder abgetötete, der normalen Darmflora zugehörige Bakterien in Kapsel- oder Tropfenform verabreicht, insbesondere Zubereitungen der Bakterien Enterococcus faecalis, Escherischia coli, Bifidobacterium bifidum und Cactobacillus acidophilus. Häufig verwendete Präparate, die diese Bakterienmischungen enthalten, sind zum Beispiel Symbioflor, Mutaflor oder Omniflora.

Eine derart praktizierte mikrobiologische Therapie zeigt allerdings nur dann Erfolg, wenn sie gleichzeitig von einer Ernährungsumstellung und einer homöopathischen Entgiftungstherapie begleitet wird. Eine

Kombination der Bakterienpräparate mit potenzierten Isotherapeutika wie Fortakehl, Pefrakehl oder Notakehl hat sich besonders bewährt.

Naturmedizinische Behandlungsmethoden ohne Medikamente | 3.4

Verfahren wie Massagen, Bäder, Packungen, Auflagen, Strombehandlungen oder Infrarotbestrahlungen sind Therapien, die ohne Medikamente wirken und auch in der konventionellen Medizin etabliert sind. Sie wurden bereits im Kapitel 3.2 beschrieben. Auch in der Naturheilkunde werden diese Verfahren genutzt, da sie sowohl im unmittelbar betroffenen Organbereich wirken als auch die Entgiftungsbemühungen des Organismus unterstützen. Die Naturheilkunde kennt allerdings noch zahlreiche andere erfolgreiche Methoden. Letztlich unterstützen alle diese Verfahren das System der großen Abwehr und die biologisch sinnvollen Entgiftungsbemühungen des Körpers.

Akupunktur

Die Akupunktur nimmt unter den naturmedizinischen Verfahren eine Sonderstellung ein. Sie ist eine aus der traditionellen chinesischen Medizin (TCM) übernommene Hautreiz- und Reflextherapie. In der TCM ist sie jedoch nur einer von vielen Bausteinen einer komplexen Behandlung mit chinesischen Kräutern, Massagen und anderem. Akupunktur hat zum Ziel, den kranken Menschen in seiner gestörten Gesamtregulation zu behandeln.

Ein Schlüsselbegriff in der Akupunkturlehre ist die Lebensenergie „Chi", die auf bestimmten Leitbahnen, den Meridianen, durch den Körper fließt. Ist dieser Energiefluss gestört und der Energiehaushalt nicht mehr im Gleichgewicht, kommt es zu energetischen „Fülle-" und „Leerezuständen" – also zu Krankheiten. Durch gezielte Nadelstiche, Manipulation der Nadeln an der Körperoberfläche, Wärmezufuhr (Moxibustion) oder lokale Aderlässe (Blutentlassen von Akupunkturpunkten) sollen Energiestauungen aufgelöst und das energetische Gleichgewicht wiederhergestellt werden. Neben der klassischen chinesischen Körperakupunktur kommen heutzutage auch Ohr-, Schädel-, Haut-, Mund-

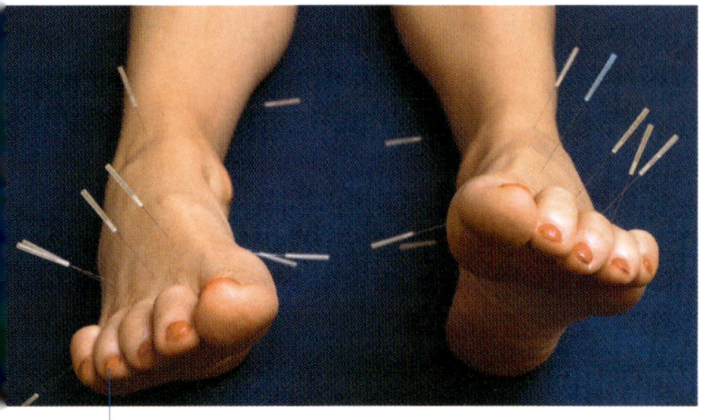

Die Akupunktur hat sich in der Schmerztherapie bewährt

akupunktur und andere Akupunktur-Formen zum Einsatz. Die Massage von Akupunkturpunkten ohne Nadelstiche wird als Akupressur bezeichnet.

Auch wenn die Vorstellungen der Akupunkturlehre von vielen westlichen, konventionellen Schulmedizinern als fremd und antiquiert angesehen oder auch aus Unkenntnis einfach abgelehnt werden, ist sie bei vielen Erkrankungen sehr wirksam. Insbesondere bei Leiden des Rheumatischen Formenkreises kann sie als Schmerztherapie erfolgreich sein. Entgegen den Auffassungen konventioneller Mediziner und gesetzlicher Krankenversicherungen in Deutschland hat die Weltgesundheitsorganisation WHO eine lange Liste von Krankheiten beziehungsweise Symptomen erstellt, bei der sich die Akupunktur als wirksam erwiesen hat. Auch zeigt die große Akzeptanz und Nachfrage nach Akupunkturtherapie, dass es sich hierbei nicht – wie oft aus Unkenntnis behauptet – um eine unwirksame Scheinbehandlung handelt.

Kneipp-Therapie

Der Pfarrer Sebastian Kneipp (1821 – 1897) aus Wörishofen entwickelte die nach ihm benannte Kneipp-Therapie. Selbst an einem Lungenleiden erkrankt, beschloss er 1849, die Heilkraft des Wassers an sich selbst zu erproben. Er nahm in der Donau bei Dillingen ein kaltes Vollbad. Es bekam ihm gut. Weitere Bäder folgten, und er wurde schließlich wieder gesund. In der Folgezeit vertiefte Kneipp sein Studium der Wasserheilkunde, untersuchte auch die Wirkung der Pflanzen und das Zusammenspiel von Nahrung und Bewegung.

Die Kneipp-Therapie ist mittlerweile auch von der konventionellen Medizin als ein ernst zu nehmendes, wirksames Naturheilverfahren anerkannt. Sie ist ein in sich geschlossenes, ganzheitliches Behandlungskonzept zur allgemeinen Abwehrsteigerung sowie zur Stabilisierung der psychisch-vegetativen und hormonellen Grundsituation des ganzen Menschen.

Die Kneipp-Therapie besteht aus fünf Säulen, die individuell verordnet werden und eine aktive Mitarbeit des Kranken erfordern:

Die **HYDROTHERAPIE** arbeitet mit einfachen Wassergüssen oder auch Druckstrahlen mit verschiedenen Temperaturen, außerdem mit Waschungen, Bädern, Wassertreten und anderen Wasseranwendungen. Durch gezielte Reize werden so Regelkreise und die Durchblutung beeinflusst, Organe entspannt oder angeregt.

Durch die **BEWEGUNGSTHERAPIE** sollen Verspannungen gelöst und Organfunktionen angeregt werden. Hier kommt insbesondere Ausdauertraining zum Einsatz, aber auch passive Bewegung der Muskeln durch Massagen.

In der **ERNÄHRUNGSTHERAPIE** legte Kneipp Wert auf eine vollwertige natürliche Kost und ausreichende Flüssigkeitszufuhr in Form guten, reinen Wassers. Die Nahrung sollte ihren Schwerpunkt auf Gemüse, Milch und Milchprodukten haben und möglichst kein Fleisch enthalten.

In der **ORDNUNGSTHERAPIE** geht es um geistige und seelische Hygiene. Sie umfasst eine aktive Zeitgestaltung, ein natürliches Verhältnis von Arbeit, Ruhe und Freizeit und eine positive Lebenseinstellung. Spannungen sollen mit gezielten Entspannungsverfahren wie Meditation oder Autogenem Training abgebaut werden.

In der **PHYTOTHERAPIE** (siehe auch Kapitel 3.3) sollen nach Kneipp einheimische Heilpflanzen zum Einsatz kommen, die zum Beispiel Herz und Kreislauf anregen und die Ausscheidungsorgane aktivieren.

Die Kneipp-Therapie ist ein zeitgemäßes und kostengünstiges Naturheilverfahren, das nicht nur in Kneipp-Kurorten praktiziert wird, sondern auch ohne großen Aufwand zu Hause als Selbstbehandlung möglich ist.

Was heißt vegetativ?

Vegetativ bedeutet „das vegetative Nervensystem betreffend". Dieses wiederum wird auch als autonomes Nervensystem bezeichnet. Es umfasst also alle Nervenzellen, die selbstständig arbeiten, ohne Willen oder Bewusstsein des Menschen. Das vegetative Nervensystem regelt lebenswichtige Körperfunktionen wie Atmung, Verdauung oder Stoffwechsel. Seine übergeordneten Zentren liegen im Gehirn. Die Kneipp-Therapie trägt dazu bei, diese Körperfunktionen zu regulieren und Störungen zu beseitigen.

Ernährungstherapie

In der konventionellen Lehrmedizin gibt es – abgesehen von einer purinarmen Kostempfehlung bei Gicht – keine spezielle Rheumadiät. Selbst in spezialisierten Rheumakliniken wird den Patienten häufig gesagt, sie könnten essen, was sie wollten. Es reiche aus, Übergewicht abzubauen und Normalgewicht zu erreichen. Die Nahrung solle ausgewogen und gesund sein, also weniger Fleisch und Fett, dafür mehr Obst, Gemüse und Vollkornprodukte enthalten. Alkohol soll reduziert werden, Milch und Milchprodukte wie Joghurt und Käse sollen eine ausreichende Zufuhr von Kalzium für den Knochenstoffwechsel gewährleisten. Von irgendwelchen Spezial- oder gar Extremdiäten wird dringend abgeraten.

Die konventionelle Medizin räumt allerdings ein, dass Fastenkuren in Einzelfällen zu einer Besserung der Erkrankung führen können, zum Beispiel bei chronischer Polyarthritis. Der norwegische Arzt Jens Kjeldsen-Kragh hat 1991 dazu an der Universitätsklinik Oslo eine qualitativ hochwertige Studie mit sehr guten Ergebnissen durchgeführt. Kjeldsen-Kragh konnte zeigen, dass Fasten und eine vegetarische Ernährung eine Abnahme der schmerzhaften und geschwollenen Gelenke bewirkt. Die Morgensteifigkeit der Patienten ging zurück und ihre Blutwerte verbesserten sich. Das zeigt, dass die Ernährung großen Einfluss auf eine Erkrankung haben kann.

Im Gegensatz zur Schulmeinung misst die Naturheilkunde der Ernährungstherapie oder Diätetik einschließlich verschiedener Fastenformen eine große Bedeutung zur Gesunderhaltung und Heilung bei Krankheiten zu. Allerdings sollte eine Ernährungstherapie unbedingt von entsprechend qualifizierten Ärzten in Absprache mit dem Patienten angeordnet, überwacht und betreut werden. Nehmen Sie in jedem Fall Abstand von den unzähligen und oft unseriösen „Maxi-Super-Sonderdiäten"!

Im Allgemeinen sollte bei rheumatischen Erkrankungen vor allem der Verzehr von tierischen Produkten stark eingeschränkt werden. Auch Gesunde profitieren davon. Denn gerade tierische Produkte wie Fleisch, Wurst, Milch, Käse und andere weisen eine chemische Belastung auf, die den meisten Menschen gar nicht bewusst ist. In unserer industriell geprägten Tierhaltung und „Fleischproduktion" ist die Verabreichung von Antibiotika, Chemotherapeutika und vielen anderen Chemikalien leider der normale Alltag. Trotz aller Anstrengungen der Bio-Bauern können auch ihre tierischen Produkte angesichts der allgemeinen Umweltverschmutzung nicht mehr völlig schadstofffrei sein. Allerdings kann durch das Meiden von Mastfleisch und industriell vorgefertigten Produkten die Schadstoffbelastung minimiert werden.

Altes Wissen neu entdeckt

„Eure Heilmittel sollen Nahrungsmittel und eure Nahrungsmittel Heilmittel sein."
Paracelsus, deutscher Arzt, Naturforscher und Philosoph (1493 – 1541)

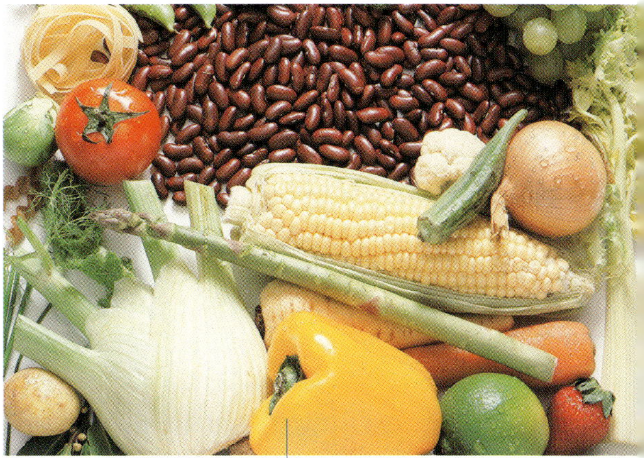

Gerade bei Rheuma ist Gemüse und Obst besser als Fleisch.

Schweinefleisch steht bei vielen Menschen aus kulturell-religiösen Gründen, beispielsweise im Judentum oder im Islam, nicht auf dem Speiseplan. Auch bei manchen Ernährungswissenschaftlern ist das Schweinefleisch in Ungnade gefallen. Der Allesfresser Schwein wurde bereits als „Krankmacher par excellence" bezeichnet. Tatsächlich ist Schweinefleisch reich an Linolsäure, eine Vorstufe der Arachidonsäure, die bei Entzündungen eine wesentliche Rolle spielt. Werden Linol- und Arachidonsäure als „Entzündungs-Brennstoffe" deutlich reduziert, nimmt in der Folge die entzündliche Aktivität im Körper ab. Insofern ist eine linol- und arachidonsäurearme Kost bei allen chronisch-entzündlichen Erkrankungen sinnvoll. Lesen Sie Weiteres zum Thema Ernährung im Kapitel 4.2 „Gesund ernähren".

Heilfasten

Fasten ist freiwilliger Nahrungsverzicht und wird seit Jahrtausenden aus religiösen Gründen und als Heilverfahren in den verschiedensten Kulturen praktiziert. Hungern dagegen ist unfreiwillig und hat mit Fasten nichts gemeinsam! Die Fähigkeit und Freiheit, der Nahrungsaufnahme bewusst und freiwillig für einen bestimmten Zeitraum zu entsagen, hat nur der Mensch, während Tiere nicht fasten können. Fasten bedeutet für den Körper, dass er seinen Energiebedarf zur Aufrechterhaltung seiner Betriebs- und Funktionsfähigkeit nicht mehr aus der Nahrung decken kann, sondern von seinen Reserven bestreiten muss.

Das oberste Ziel des Organismus ist immer der Lebenserhalt! Bei Hunger greift er zuerst auf die Kohlehydratreserven zurück, die allerdings nach einem Tag meist erschöpft sind. Der Stoffwechsel muss sich der Situation so anpassen, dass genügend Blutzucker für das Gehirn und andere Gewebe zur Verfügung steht, gleichzeitig aber auch die in der Muskulatur gespeicherten Eiweiße weitgehend erhalten bleiben. Das heißt, er schaltet allmählich von der Kohlehydrat- auf die Fettverbrennung um. Dabei werden auch im Fettgewebe gespeicherte Schad-

Was bedeutet Fasten?

Die Definition des Begriffs „Fasten“ ist seit jeher unterschiedlich. So bedeutet er im allgemeinen Sprachgebrauch sowohl den völligen Verzicht auf feste Nahrung als auch nur das Weglassen von tierischen Lebensmitteln. Auch im medizinischen Sinn gibt es mehrere Fastenformen: das reine Wasser- oder Teefasten mit Zugabe von Vitaminen und Mineralstoffen sowie Fasten mit geringer Nahrungszufuhr, zum Beispiel Molke- oder Schleimfasten oder das Fasten nach Buchinger mit Säften, Gemüsebrühen und Kräutertees mit wenig Honig. Eine sehr individuell gestaltbare Form des Fastens ist die Behandlung nach Dr. Franz Xaver Mayr.

stoffe freigesetzt und ausgeschieden. Auf diese Weise wird außerdem das Bindegewebe als typischer Speicherort für nicht ausscheidbare, möglicherweise giftige Substanzen „entschlackt“. Die Entgiftung des Körpers während des Fastens wird durch kräftiges Trinken und Darmentleerung durch salinische Abführmittel wie Glauber- oder Bittersalz oder Einläufe unterstützt.

Selbstverständlich ist diese Reinigung nur vorübergehend und begrenzt möglich, weil der Körper ab einem gewissen Punkt auch für Organfunktionen wichtige Eiweiße abbauen muss, um seinen Energiebedarf zu decken. So weit sollte es beim Fasten allerdings nicht kommen, weil dadurch möglicherweise dauerhafte Schäden entstehen können! Daher ist es auch unabdingbar, dass Heilfasten in jeder Form immer unter Anleitung und Kontrolle eines mit dem jeweiligen Verfahren vertrauten „Fastenarztes“ durchgeführt wird.

Eine vorschriftsmäßige Fastenkur hat neben der Bindegewebsreinigung weitere zahlreiche positive Wirkungen: Herz und Kreislauf werden entlastet, Blutdruck und Puls sinken, erhöhte Leber- und Blutfettwerte normalisieren sich, der Blutzuckerspiegel sinkt. Übergewichtige nehmen ab und entlasten damit ihre Wirbelsäule und Gelenke.

Während des Nahrungsentzugs kann es zu Fastenkrisen kommen. Da beim Fasten mögliche abgelagerte Schadstoffe in Bewegung geraten, können frühere Krankheitssymptome wie Gelenk- oder Muskelschmerzen kurzzeitig wiederaufflackern. Der Fastenarzt kann den Patienten aber in aller Regel schnell mit naturmedizinischen Arzneimitteln oder Verfahren von solchen Beschwerden befreien.

Eine individuell anpassbare Fastenart ist die Mayr-Kur, die im Folgenden als eine der vielen möglichen Fastenkuren genauer dargestellt wird.

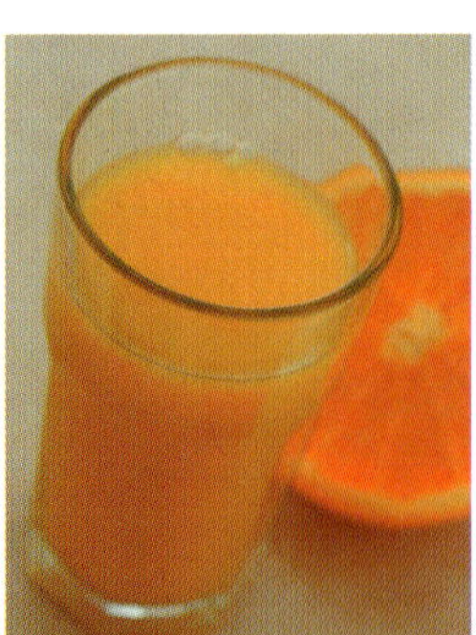

Beim Fasten viel trinken.

Mayr-Kur

Der österreichische Arzt Dr. Franz Xaver Mayr (1875 – 1965) sah in einem chronischen Darmschaden das Zivilisationsleiden Nummer eins

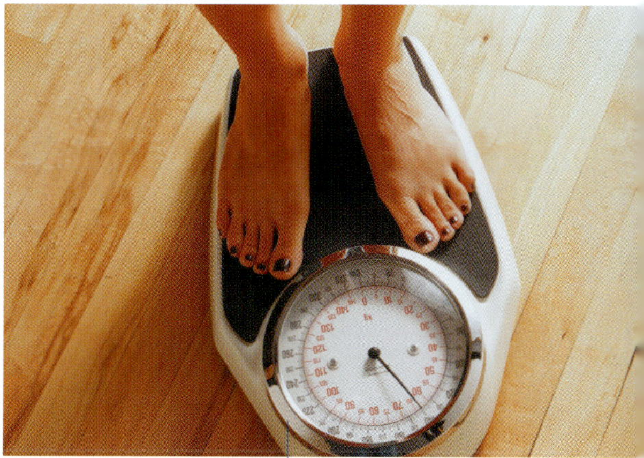

Dass die Pfunde purzeln, ist nur ein Nebeneffekt des Fastens.

und die Ursache vieler chronischer Leiden. Die Kraft und Gesundheit eines Baumes liege bekanntlich nicht in seinen Ästen und Zweigen, sondern in seinen Wurzeln! Dementsprechend stamme die biologische Kraft eines Menschen auch nicht aus seinen Armen und Beinen, sondern aus seinem „Wurzelsystem“, dem Verdauungstrakt.

Den Darm sah Mayr als unser Zentralorgan für Kraft, Energie und Gesundheit an. Er verarbeitet die aufgenommene Nahrung, nimmt über die wurzelartigen Schleimhautausbuchtungen die lebenswichtigen Nährstoffe auf und beliefert damit jede einzelne der rund 70 Billionen Zellen des Körpers. Weiterhin scheidet er unverdaute Nahrungsbestandteile aus, gibt Gifte und Abbauprodukte des Stoffwechsels über seine Schleimhaut ab und hat so eine lebenswichtige Bedeutung für uns.

Störungen des Verdauungsapparates führen nach Mayr zwangsläufig zu Störungen und Veränderungen des Gesamtorganismus. Wie sich bei einer Pflanze Störungen im Wurzelwerk auf Zweige, Blüten, Blätter und Früchte auswirken, so haben Fehlleistungen des menschlichen Verdauungstraktes früher oder später negative Folgen für den ganzen Körper. Chronische Müdigkeit, Nervosität, Kopfschmerzen und Migräne, Hautleiden, Allergien, rheumatische Beschwerden, Gelenkleiden und viele andere Krankheiten können nach Mayr ganz wesentlich mit einem chronischen Darmschaden zusammenhängen.

WAS DER DARM NICHT MAG: Die Ursache des Darmschadens sah F. X. Mayr in unseren falschen Ernährungsgewohnheiten: Wir essen zu viel, zu oft, zu schnell, zur falschen Zeit und kauen unsere Nahrung nicht genügend. Wesentlich ist auch die fehlende Berücksichtigung des Biorhythmus unseres Verdauungsapparates. Mayr ging davon aus, dass der Verdauungstrakt „mit den Hühnern aufsteht und auch mit ihnen schlafen geht“. Das heißt, die Verdauungsorgane beginnen ihre Aktivität in den frühen Morgenstunden, erreichen ihr Leistungsmaximum am Vormittag, um dann bis zum frühen Abend ihre Arbeit weitgehend einzustellen. Die Verdauungsleistung ist demnach morgens am höchsten und abends sowie in der Nacht am geringsten.

Traditionell ist bei uns das Mittagessen die Hauptmahlzeit. Bei immer mehr Menschen fällt sie jedoch berufsbedingt auf den Abend. Oft wird

Altes Wissen neu entdeckt

„Die Gifte aus dem Darm sind es, die den Menschen krank, alt und hässlich machen!"
Dr. Franz Xaver Mayr (1875 – 1965)

schnell und in Hektik gegessen, gekaut wird nur unzureichend. Der nur schlecht zerkleinerte und eingespeichelte Nahrungsbrei gelangt so in einen nicht optimal auf Verdauungsarbeit eingestellten Magen-Darm-Trakt, verbleibt dort viele Stunden, ohne verdaut zu werden. Dadurch zersetzt sich der Nahrungsbrei, Fäulnis- und Gärungsstoffe bilden sich, die den Darm im Laufe der Zeit direkt schädigen können. Denn nach einer ersten Phase der Reizung erschlafft der Darm immer mehr.

So verbleibt der Nahrungsbrei immer länger im Bauchraum, und die laufend gebildeten Fäulnis- und Gärungssubstanzen nehmen zu. Sie schädigen den Darm immer weiter, insbesondere den Dünndarm, der weiter erschlafft – ein Teufelskreis. Sie werden außerdem ins Blut aufgenommen und belasten das zentrale Entgiftungsorgan Leber. Im Bindegewebe und später auch in den Organen werden sie abgelagert. Der Bauch wird durch Gase aufgetrieben, seine Form ändert sich und damit auch die Körperhaltung. Das wiederum wirkt sich auf die Wirbelsäule aus und kann Kreuzschmerzen auslösen.

Durch reichliches Trinken während der Mahlzeiten – wie in unserem Kulturkreis üblich – werden die Verdauungssäfte verdünnt, was den Verdauungsvorgang zusätzlich negativ beeinträchtigt. Die kurzen Zeitintervalle zwischen den häufigen Nahrungsaufnahmen sowie schwere und obendrein schlecht gekaute und zerkleinerte Nahrungsmittel berauben den Dünndarm der Möglichkeit, sich selbst zu reinigen. Seine Schleimhäute werden niemals ganz sauber, schwer verdauliche Nahrungsreste hängen in den Schleimhautfalten des Darms und produzieren während ihrer langsamen Zersetzung kontinuierlich schädliche Substanzen. Es kommt zur dauernden Bildung und Aufnahme von Fäulnis- und Gärungsgasen, der „Selbstvergiftung aus dem Darm".

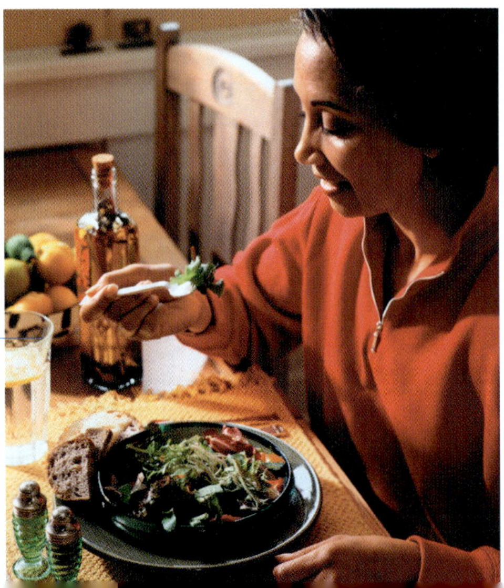

Nicht nur was, sondern auch wann und wie wir essen, ist entscheidend.

Die **DIAGNOSTIK** nach Mayr ist eine gründliche körperliche Untersuchung ohne technischen Aufwand. Der Mayr-Arzt untersucht Form und Beschaffenheit des Bauchs und Brustkorbs, die Körperhaltung, Spannkraft und Aussehen der Haut, Schleimhäute, Haare und Nägel, Zunge, Augen und anderes nach speziellen Untersuchungskriterien. Darauf aufbauend, wird eine individuell auf den Gesamtzustand sowie auf private und berufliche Belange abgestimmte Mayr-Kur durchgeführt.

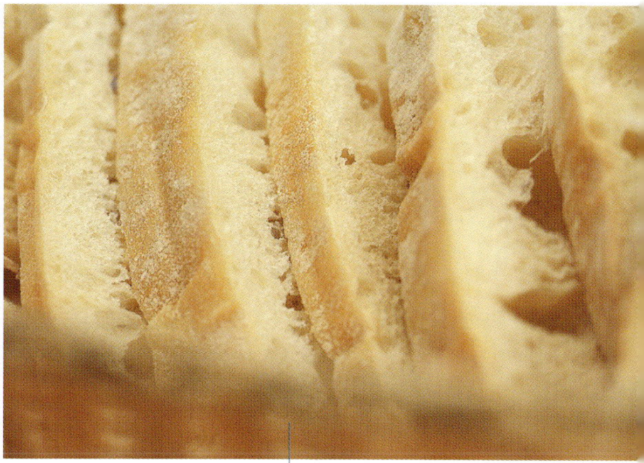

Weißbrot ist meist ein Teil der Mayr-Diät.

Viele Menschen verbinden mit der „Mayr-Kur" leider eine einseitige „Milch-Semmel-Diät", die man einfach selbsttätig und ohne qualifizierte ärztliche Anleitung durchführt. Die Wirkung einer derart missverstandenen Pseudo-Kur ist meist verheerend. Daher müssen Mayr-Kuren ambulant oder stationär von einem Mayr-Arzt individuell konzipiert werden. Die grundlegenden Therapiegedanken und Säulen der Mayr-Therapie sind hierbei Schonung, Säuberung, Schulung – die drei S nach Mayr.

SCHONUNG war und bleibt auch weiterhin in jedem Krankheitsfall die wichtigste und erste Maßnahme. Eine maximale „Schonung des Verdauungstrakts" wird über das Teefasten erreicht, das aber aus medizinischen, privaten und beruflichen Gründen nicht einfach bei jedem durchgeführt werden kann. Ein modifiziertes Fasten ist mittels Milch-Semmel-Diät möglich, aber auch mit anderen Lebensmitteln, zum Beispiel Kartoffeln plus Quark oder Reisschleim. Ziel ist hierbei, durch eintönige und leicht verdauliche Ernährung über einen festgelegten Zeitraum einen Schoneffekt zu erzielen, wobei aber keine Mangelerscheinungen auftreten sollen. Die milde Ableitungsdiät ist eine speziell konzipierte und auch im Alltag über lange Zeit durchführbare Ernährungsform, die den Mayr-Prinzipien Rechnung trägt.

Durch tägliche Einnahme von Bitter-, Glauber- oder Karlsbadersalz während der Kur erfolgt eine **SÄUBERUNG** des Verdauungstrakts. Unterstützt wird diese durch eine Trinkkur mit Wasser, Mineralwasser oder Kräutertees, wobei die gesteigerte Flüssigkeitszufuhr auch die Entgiftungsfunktion der Nieren anregt. Je nach Befund wird der Mayr-Arzt außerdem Mineralien und Vitamine verabreichen und bei Bedarf pflanzliche oder homöopathische Heilmittel zur Unterstützung der Ab- und Ausleitungsorgane anwenden.

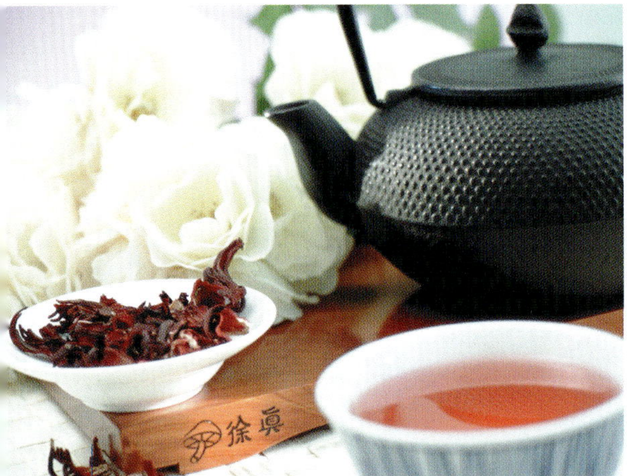

Kräutertees sind ein wichtiges Element von Fastenkuren.

Zur **SCHULUNG** gehören Kau- und Esstraining, Rückgewöhnung an reichhaltiges Trinken bekömmlicher Flüssigkeiten und Umstellung auf eine vernünftige, gesunde Ernährungs- und Lebensweise. Besonders wichtig für den Kurerfolg ist die regelmäßig vom Mayr-Arzt durchzuführende manuelle Bauchbehandlung. Das ist eine spezielle Technik zur Wiederertüchtigung des trägen Darms, eine Art „Darmgymnastik", mit welcher der gesamte Bauchraum entstaut und die Darmfunktion angeregt wird.

Unter stationären Bedingungen dauert eine Mayr-Vollkur vier Wochen, eine normale Wiederholungskur in der Regel drei Wochen. Ambulant sollte sie sich über rund sechs Wochen erstrecken.

Die Behandlung nach Mayr ist eine tief greifende naturheilkundliche Behandlung zur aktiven Krankheitsvorsorge und Therapie bereits eingetretener Schädigungen. Als positives Nebenprodukt kommt es bei Übergewichtigen meistens zu einer deutlichen Gewichtsreduktion, die gerade bei Krankheiten des Rheumatischen Formenkreises zur Entlastung des Stütz- und Bewegungsapparates erwünscht ist.

Aus- und ableitende Verfahren

Aus- und ableitende Verfahren sind seit der Antike bekannt und gehörten bis ins 19. Jahrhundert zum Behandlungsrepertoire der damaligen konventionellen Schulmedizin. Heute werden sie leider oft zu den Außenseitermethoden gerechnet und von der Schulmedizin rigoros abgelehnt. Trotzdem gehören sie zur Ausbildung für die ärztliche Zusatzbezeichnung „Naturheilverfahren".

In der Mitte des 20. Jahrhunderts rettete der Wiener Frauenarzt Dr. Bernhard Aschner (1883 – 1960) die aus- und ableitenden Verfahren vor der Vergessenheit. Er begründete die nach ihm benannten Aschner-Verfahren mit dem Ziel, schädliche Stoffe in den betroffenen Körperregionen und Organen aufzulösen und ihre Ausscheidung aus dem Körper zu fördern.

Viele, insbesondere medikamentöse Aschner-Verfahren werden wegen ihrer möglicherweise giftigen Wirkungen heute nicht mehr praktiziert und können ohne das Risiko von Nebenwirkungen durch moderne homöopathische Arzneien ersetzt werden. Aber einige seiner Verfahren werden in begründeten Fällen auch heute noch angewandt – insbesondere in der Schmerz- und Rheumatherapie, meist, wenn andere Behandlungen nicht helfen. Zu diesen heutigen Aschner-Verfahren gehören die Blutegeltherapie, das Cantharidenpflaster, das Baunscheidtieren und die Schröpfkopftherapie.

> **BLUTEGELTHERAPIE:** Der Blutegel (Hirudo medicinalis) ist ein Ringelwurm und lebt vom Blut von Fischen, Fröschen und Säugetieren. Für die medizinische Anwendung wird er allerdings gezüchtet. Bei rheumatischer Arthritis oder Gelenkschwellungen bei Arthrosen werden ein oder mehrere hungrige Egel im schmerzhaft betroffenen Gebiet angesetzt. Dort pressen sie ihre Mundsaugnäpfe auf die Haut und beißen mit ihren über 200 Kalkzähnchen hinein. Das tut übrigens nicht weh, nur ein kleiner Pieks ist zu spüren.

Jeder Blutegel saugt sich mit rund zehn Millilitern Blut voll und fällt nach 30 bis 60 Minuten von selbst wieder ab. Beim Saugen geben die Egel mit ihrem Speichel Hirudin in Bisswunde und Blutbahn ab, ein Protein, das die Blutgerinnung verhindert. Deshalb blutet die Wunde noch einige Zeit nach – das kann bis zu zwölf Stunden dauern und ist auch erwünscht. Der Patient verliert dadurch pro Egel noch etwa weitere 40 Milliliter Blut.

Der Speichel des Blutegels enthält mindestens 30 heilsame Substanzen, zum Beispiel Histamin, das die Blutgefäße in dem betreffenden Bereich erweitert, Hirudin und Heparin, die das Blut dünnflüssiger machen, und das entzündungshemmende Eglin. Mit dem Blut verliert der Rheumapatient auch im Gewebe gespeicherte Schadstoffe und entzündungsvermittelnde, schmerzauslösende Substanzen.

Das Verfahren ist zwar zeitintensiv, sollte aber insbesondere bei hartnäckigen Fällen, die anderen Behandlungen trotzen, erwogen werden. Mögliche Anwendungsgebiete sind die Kniegelenks- und Daumenarthrose, Kreuz-Darmbeingelenk-Arthritis, das Lendenwirbelsäulen-Syndrom und andere Erkrankungen. Die Behandlung ist praktisch schmerzlos und frei von unerwünschten Nebenwirkungen.

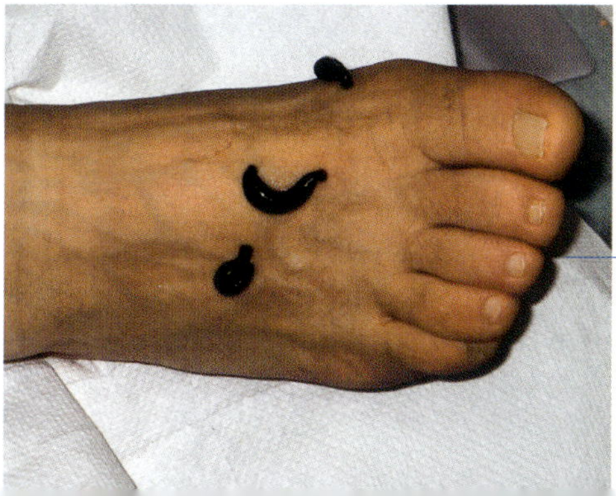

Blutegelbehandlung

Die Geschichte der Blutegeltherapie

Der Blutegel war schon den Naturvölkern bekannt und wurde 100 Jahre vor Christus von dem griechischen Arzt und Dichter Nikandros von Colophon erwähnt. In den ersten Jahrzehnten des 19. Jahrhunderts kam die Blutegeltherapie so in Mode, dass man von „Vampirismus" sprach. Schon bei kleineren Unpässlichkeiten ließ man zwischen 60 und 80 Egel am Patienten saugen; bei einer ernsteren Krankheit waren es bis zu 100. Dass nicht jeder Kranke diese „Kur" überlebte, verwundert nicht. So mancher starb an zu hohem Blutverlust.
Zur naturwissenschaftlich orientierten Medizin passte die Blutegeltherapie schließlich nicht mehr. Und so geriet sie für lange Zeit in Vergessenheit. Erst 1923 erhielt die Blutegeltherapie durch einen französischen Chirurgenkongress wieder neuen Auftrieb. Die rekonstruktive Chirurgie hat die sensiblen Blutsauger in den 80er Jahren wiederentdeckt. Seitdem erleben sie eine Renaissance in der Heilkunst. In Deutschland werden heute zwischen 300 000 und 400 000 Blutegel in der medizinischen Therapie eingesetzt. Bedingt durch Umweltveränderungen und übermäßige Verwendung zu medizinischen Zwecken ist die Zahl der natürlich vorkommenden Blutegel in den vergangenen Jahren stark zurückgegangen.

> **CANTHARIDENPFLASTER:** Das direkt auf die Haut des schmerzhaften Gebietes aufgeklebte Cantharidenpflaster enthält Cantharidin. Das ist das Gift der Spanischen Fliege. Es reizt die Haut sehr stark und führt zu einer verbrennungsähnlichen Blase.

Das Pflaster bleibt maximal zwölf bis 16 Stunden auf der Haut, was mit einem stark brennenden Schmerz einhergeht. Nach Entfernung des Pflasters wird der Inhalt der entstandenen Blase abgesaugt und ein steriler Verband angelegt. Erst nach vollständiger Abheilung der Blase, in der Regel nach vier bis sechs Wochen, kann diese Behandlung bei Bedarf wiederholt werden.

Das Cantharidenpflaster wirkt durchblutungssteigernd, abschwellend, entzündungshemmend und schmerzlindernd. Die Hautreizung regt außerdem das Immunsystem an. Das Pflaster entzieht dem betroffenen Areal Lymphflüssigkeit, die Hautblase enthält Schadstoffe, Entzündungs- und Schmerzvermittler, die auf diese Weise aus dem Entzündungsgebiet herausgezogen werden. Im Handel ist das Cantharidenpflaster zum Beispiel unter dem Namen „Spezialpflaster Bock" erhältlich.

Bei Nierenkrankheiten darf es nicht angewendet werden. Auch sollte es ausschließlich von einem mit dieser Methode vertrauten Therapeuten angewendet werden! Eine Selbstbehandlung mit dem Cantharidenpflaster ist nicht ratsam.

> **BAUNSCHEIDTVERFAHREN:** Ähnlich dem Cantharidenpflaster wird beim Baunscheidtieren eine künstliche Hautentzündung erzeugt. Die Haut wird im zu behandelnden, schmerzhaften Areal mit speziellen Geräten leicht und nur oberflächlich verletzt. Hierzu wird zum Beispiel ein Baunscheidt-Schnepper oder andere von Carl Baunscheidt entwickelte Instrumente verwendet. Anschließend wird die verletzte Stelle mit einem hautreizenden Öl eingerieben.

In den darauf folgenden Tagen bilden sich sterile, entzündliche Pusteln, über deren Inhalt Schadstoffe und entzündungsvermittelnde Substanzen ausgeleitet werden. Die Anwendung beschränkt sich heute meistens auf diffuse Arthrosen der kleinen Wirbelsäulengelenke und die Bechterewsche Erkrankung.

> **SCHRÖPFKOPFTHERAPIE:** Ähnlich einer Bindegewebsmassage steigert die Schröpfkopftherapie die Durchblutung und regt den Lymphfluss an. Durch Aufsetzen eines speziellen Schröpfglases auf die Haut wird ein Unterdruck erzeugt und die Oberhaut sanft von den tiefen Hautschichten abgehoben. Sie wird leicht in das Glas hineingezogen. Neben diesem „trockenen" Schröpfen ohne Blutaustritt kann auch „blutig" geschröpft werden. Dazu wird die Haut im betroffenen schmerzenden Gebiet gestichelt oder leicht eingeritzt und ein Schröpfglas darüber angesetzt. Blut und Lymphe werden herausgezogen, nebst den darin enthaltenen Schadstoffen und schmerz- sowie entzündungsvermittelnden Stoffen.

Die Schröpfkopfbehandlung zeigt sehr gute Wirkung unter anderem bei schmerzhaften Muskelverspannungen im Bereich der Wirbelsäulenstreckmuskulatur, aber auch beim Tennisellenbogen und bei anderen rheumatischen Beschwerden.

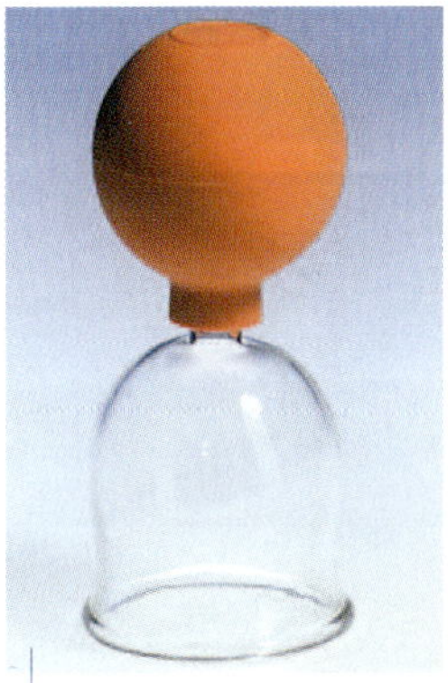

Schröpfkopf

Entspannungsverfahren

Rheumatische Erkrankungen sind häufig mit einem geschwächten und überforderten vegetativen Nervensystem verbunden. Das Vegetativum umfasst alle unbewussten, unwillkürlichen Nervenimpulse. Werden seelische Spannungen abgebaut, geht das meist auch mit körperlicher Entspannung einher. Sammlung und Ausgeglichenheit stärken die Selbstheilungskräfte des Körpers. Schmerzen können so deutlich gelindert werden, möglicherweise kann sogar die Dosis schmerzmindernder Arzneimittel reduziert werden.

Als Entspannungsverfahren können unter anderem Autogenes Training, Progressive Muskelentspannung nach Jacobson, verschiedene Meditationsmethoden, Yoga, Positive Autosuggestion nach Coué oder Selbsthypnose empfohlen werden. Auch Hörkassetten und Entspannungsvideofilme können helfen, innere Störfaktoren zu beseitigen und vor zusätzlichen schmerzverstärkenden Reizen abzuschirmen.

> **AUTOGENES TRAINING:** Grundlage des Autogenen Trainings ist, dass ein Gefühl oder ein Gedanke die Tendenz hat, sich im Körper auszubreiten. Je knapper ein Gedanke, desto stärker ist die Reaktion auf ihn. Jeder Mensch ist so mithilfe einfacher Formeln in der Lage, sich schnell zu entspannen. Kurse dazu werden beispielsweise in Volkshochschulen angeboten.

Am Anfang werden nacheinander sechs Grundformeln eingeübt, die jeweils mehrere Minuten lang immer wieder in Gedanken wiederholt werden, zum Beispiel „Mein rechter Arm wird ganz schwer" (siehe nebenstehender Kasten). Schließlich stellt sich das entsprechende Körpergefühl auch tatsächlich ein. Nach der ersten Übungsphase von zwei bis drei Monaten werden die Grundformeln durch gute Vorsätze ersetzt, wie zum Beispiel „Ich bin ruhig und konzentriert". Bei der Oberstufe des Autogenen Trainings handelt es sich um eine Wachtraumtechnik, bei der Bilder vor dem inneren Auge auftauchen.

Menschen, die regelmäßig Autogenes Training betreiben, sind selbstsicherer und leistungsfähiger. Auf Stress können sie gelassener reagieren.

> **PROGRESSIVE MUSKELENTSPANNUNG:** Die progressive Muskelentspannung nach Jacobson ist schnell erlernbar und entspannt den ganzen Körper. In einer bestimmten Reihenfolge werden nacheinander verschiedene Muskeln angespannt und wieder losgelassen. Hier-

Autogenes Training

Legen Sie sich auf eine nicht zu harte und nicht zu weiche Unterlage. Schließen Sie die Augen und versuchen Sie, sich zu entspannen. Beginnen Sie mit der ersten Formel und gehen Sie nach einigen Minuten zur nächsten über.

1. Ich bin ganz ruhig.
2. Mein rechter (oder linker) Arm ist ganz schwer.
3. Mein rechter (oder linker) Arm ist strömend warm.
4. Es atmet in mir.
5. Mein Herz schlägt gleichmäßig und ruhig.
6. Mein Bauch ist strömend warm.

bei wird die Wahrnehmung geschult, ob ein Muskel angespannt oder locker ist.

Anleitungen dazu findet man in vielen Ratgebern im Buchhandel oder auch in Volkshochschulkursen.

> **MEDITATION:** Bei der Meditation gibt es drei verschiedene Grundarten: Sie arbeiten mit dem Geist, wie zum Beispiel Weisheitsschulen, mit Gefühlen wie Bild- oder Begriff-Meditationen, mit Körper und Bewegung wie Tai Chi oder Yoga. Meditieren ist nicht leicht. Bei Anfängern driften die Gedanken immer wieder ab. Aber durch regelmäßiges Üben wird der Geist ruhiger. Darüber hinaus kann sich beim Meditieren ein „Ganzheitsgefühl" einstellen, das einen über die alltägliche Wirklichkeit hinaushebt. Meditationskurse gibt es bei verschiedensten Anbietern, je nach Meditationsart. Auch hier sind Volkshochschulen eine erste Anlaufstelle.

> **YOGA:** Bei Yoga denkt man zuerst an anstrengende Körperpositionen, die man als Rheumakranker ohnehin nicht ausführen kann. Dabei umfasst Yoga eine Vielzahl von verschiedenen Arten, von denen die einen mehr mit dem Körper arbeiten, die anderen mehr mit Konzentration, die einen ruhiger sind und die anderen dynamischer. Das richtige Atmen beispielsweise ist ein wesentlicher Bestandteil von Yoga und auch von Rheumatikern leicht erlernbar.

Es gibt eine Reihe von Untersuchungen, die zeigen, dass Schmerzen durch spezielle Yoga-Atemübungen gelindert werden können. Kundalini-Yoga oder Viny-Yoga arbeiten mit diesen Möglichkeiten und sind für Rheumakranke gut geeignet. Dagegen ist der

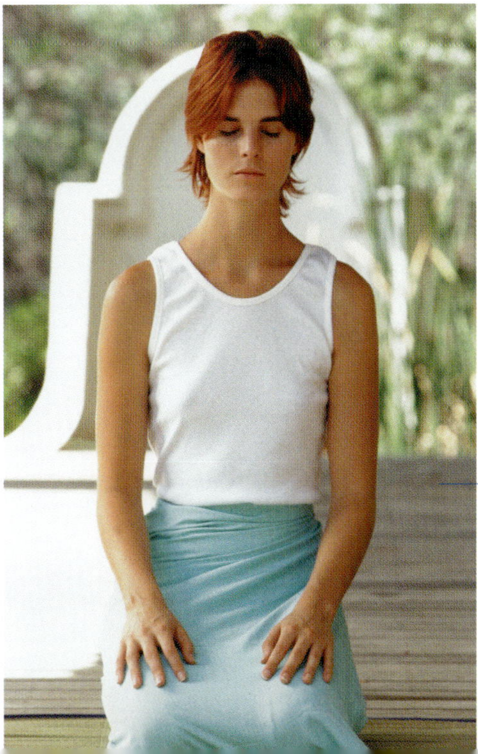

Meditation ist eine Möglichkeit, Ruhe zu finden und zu sich selbst zu kommen.

bei uns so verbreitete Hatha-Yoga mit seinen extremen Körperstellungen für Rheumakranke weniger zu empfehlen. Generell wirkt Yoga positiv auf Stoffwechsel, Verdauungsorgane, Herz und Kreislauf und beruhigt bei nervlicher Belastung. Mittlerweile gibt es über 200 private Yoga-Schulen in ganz Deutschland. Außerdem bieten viele Volkshochschulen Yoga-Kurse an.

Alle Entspannungsverfahren sind einfache, vollkommen nebenwirkungsfreie Selbstbehandlungsmethoden. Allerdings erfordern sie die aktive Mitarbeit des Kranken. Am besten probieren Sie einfach verschiedene Entspannungstechniken für sich aus und wählen diejenige, die Ihnen persönlich am meisten zusagt. Zusammen mit Ihrem Arzt können sie die ausgesuchte Methode in das Gesamtbehandlungskonzept einbeziehen.

4 Was Sie sonst noch tun können

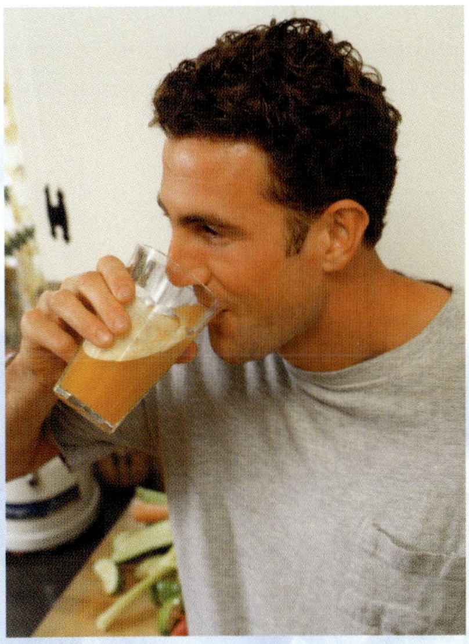

4 | Was Sie sonst noch tun können

In diesem Kapitel bekommen Sie einige allgemeine Anregungen zur Selbsthilfe und wie sich das Leben als Rheumakranker leichter gestalten lässt. Was Sie bei speziellen Erkrankungen selbst tun können, finden Sie im Kapitel 5 über die Rheumakrankheiten im Einzelnen. Weitere Selbsthilfeempfehlungen wurden außerdem an mehreren Stellen im Kapitel 3 gegeben.

4.1 | Die Lebensqualität im Alltag verbessern

Bei einigen Rheumaformen wird es auch bei optimaler medikamentöser Behandlung nicht immer gelingen, die Schmerzen vollständig zum Abklingen zu bringen. Das liegt auch mit daran, dass Schmerz ein vollkommen individuelles Erlebnis ist. Jeder Mensch empfindet seinen Schmerz anders, abhängig von der Gefühlslage und den persönlichen Erfahrungen.

Ein Schmerzreiz wird über Nervenbahnen zum Gehirn geleitet. Dort wird die Schmerzinformation auf verschiedenen Ebenen verarbeitet, ohne dass sie der Kontrolle des Willens unterliegt. In der Großhirnrinde wird die Information mit dem Bewusstsein verknüpft. Hier wird der aktuelle Schmerz mit früheren verglichen und die individuelle Stärke der Schmerzempfindung festgelegt. Nur bei diesem Schritt ist es möglich, selbst Einfluss zu nehmen und die Schmerzstärke zu dämpfen. Dabei ist die wichtigste, aber auch schwierigste Aufgabe, den Schmerz bewusst als Teil des Lebens anzunehmen. Nur so kann er bewältigt und überwunden werden.

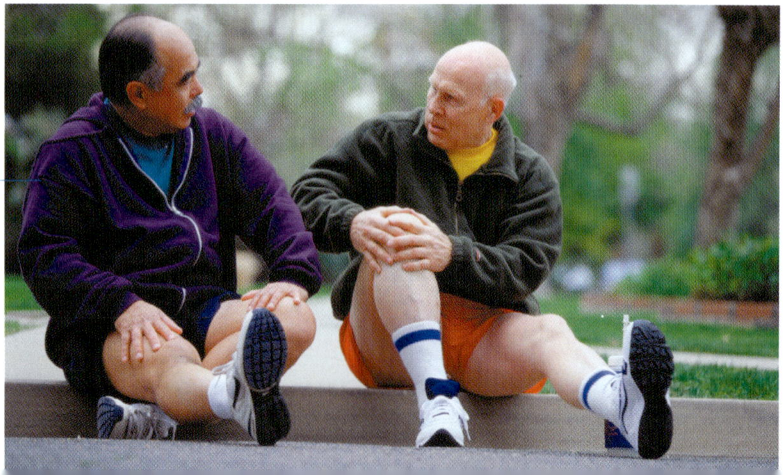

Manchmal kann der Schmerz in den Gelenken liebgewordene Gewohnheiten unmöglich machen.

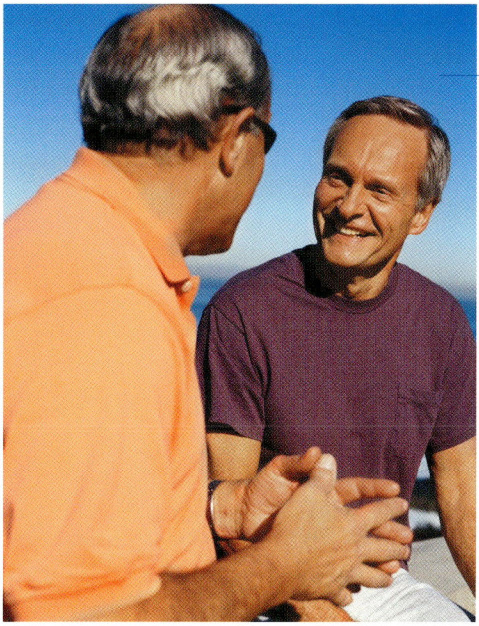

Es ist einfacher, mit dem Schmerz umzugehen, wenn man mit Freunden darüber spricht.

Der Schmerz ist zwar da, aber indem man ihn nicht mehr als zentralen Lebensinhalt betrachtet, ihm so wenig Aufmerksamkeit wie nur möglich widmet, wird er weniger stark wahrgenommen. Dabei geht es nicht darum, etwas zu unterdrücken! Begleiterscheinungen des Schmerzes wie Wut, Trauer und zahlreiche Ängste sind ganz normal und jeder hat ein Recht, diese Gefühle zu zeigen und sie damit auch zu bewältigen. Eine harmonische und liebevolle Akzeptanz durch Familie und Freunde sind hierbei besonders wichtig. Der Kranke muss ausreichend Gelegenheit haben, sich über seine Sorgen, Nöte, Ängste und Beschwerden auszusprechen.

> **STEHEN SIE ZU IHRER KRANKHEIT!** Viele Rheumakranke schämen sich wegen ihrer geschwollenen oder verformten Hände und Finger, versuchen, sie vor ihrer Umwelt zu verbergen oder meiden gar den Kontakt zu anderen Menschen. Bei Gehbehinderungen verwenden sie oft viel Energie darauf, dass ihr Hinken nicht auffällt. Sie ziehen sich zurück, sind verunsichert, fühlen sich minderwertig, verlieren ihr Selbstbewusstsein oder haben ein mangelndes Selbstwertgefühl.

Doch machen Sie sich auch als Rheumakranker bewusst, dass Sie trotz Ihrer Schmerzen und möglichen Behinderungen ein gleichwertiger, wichtiger und einzigartiger Mensch sind, der seine Mitmenschen allein durch seine Existenz bereichert. Nehmen Sie Ihre Krankheit als Teil Ihrer selbst an und lieben Sie Ihren Körper trotz all seiner Schwächen. Das mag sehr schwer fallen, ist aber ein wichtiger Schritt zur Krankheitsbewältigung.

Das Rheuma gehört nicht nur zu Ihrem Leben, sondern sollte auch von den Gesunden um Sie herum angenommen werden. Denn niemand weiß, ob er nicht auch irgendwann Rheumatiker wird. Leider begegnen viele Gesunde den Rheumatikern mit großer Unsicherheit und Vorurteilen. Doch dies geschieht meist aus Unkenntnis der Natur rheumatischer Krankheiten. In allen diesen Fällen ist es wichtig für Sie, Ihrem Gegenüber offen, ohne Berührungsängste und mit gesundem Selbstwertgefühl entgegenzutreten. Rheuma ist keine harmlose Kleinigkeit, „die schließlich jeder irgendwann hat". Vielmehr ist es eine schwerwiegende Erkrankung, die jeden von heute auf morgen selbst treffen kann. Jeder Rheumakranke wäre lieber gesund und uneingeschränkt arbeitsfähig und bittet nur um Hilfe, wenn er sie wirklich braucht, weil er irgendeine Tätigkeit nicht alleine machen kann. Mit etwas gutem Willen kann jeder Rheumatiker problemlos im beruflichen und sozialen Umfeld integriert werden – wie jeder andere Mensch mit allen seinen Stärken und Schwächen auch.

> **BLEIBEN SIE AKTIV!** Auch mit Rheuma und eingeschränkter Beweglichkeit kann man aktiv und selbstständig leben. Angenehme Tätigkeiten, frohe, lebenslustige und genussvolle Erlebnisse, soziales Engagement und damit verbundene Anerkennung lenken vom Schmerz ab und fördern eine positive Einstellung zum Leben. Außerdem würden eine totale Schonhaltung und Inaktivität die Muskeln weiter schwächen, sie eventuell noch stärker verkrampfen lassen und den Schmerz verschlimmern.

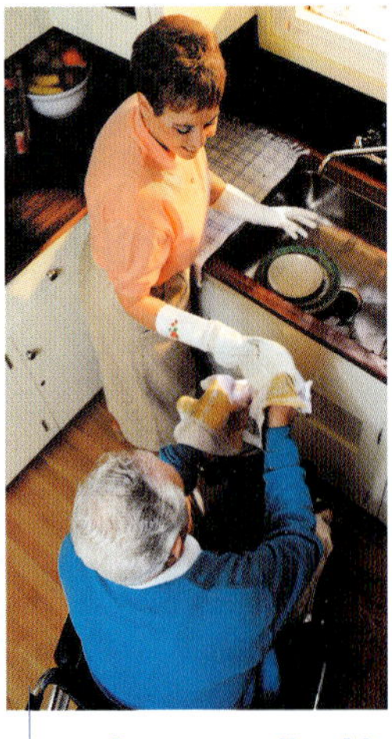

Auch wer im Rollstuhl sitzt, kann im Haushalt mithelfen.

Setzen Sie sich bei allen körperlichen Tätigkeiten realistische, erreichbare Ziele. Berücksichtigen Sie Ihre Belastbarkeit, teilen Sie die Zeit vernünftig ein und gönnen Sie sich individuelle Ruhepausen. So lassen sich Misserfolge und damit verbundene Frustrationen, die das Allgemeinbefinden beeinträchtigen, vermeiden. Auch wenn Sie verformte Hände haben, können Sie kreative Arbeiten und vieles mehr – eventuell mit Hilfsmitteln – bewerkstelligen, denn Ihr Verstand, Ihre Gefühle und Ihre Seele sind nicht beeinträchtigt.

Innerhalb der Familie und Partnerschaft sollte in offenen, liebevollen Gesprächen eine klare Aufgabenverteilung vorgenommen werden. Alle Tätigkeiten, die sich der Rheumakranke zutraut und auch realistisch erledigen kann, sollte er in Absprache übernehmen. Es wäre völlig falsch, ihm aus gut gemeinter Hilfsbereitschaft Tätigkeiten abzunehmen, die er selbst aktiv übernehmen kann. Wichtig ist aber auch, dass der Rheumakranke seine eigenen Grenzen kennt und in den entsprechenden Situationen ohne ein schlechtes Gewissen um Hilfe fragen kann.

> MACHEN SIE SICH'S BEQUEM! Auch das häusliche Umfeld sollte der möglichen Behinderung angepasst werden. Stühle, Tische, Bett, Schränke und anderes Mobiliar kann in Höhe und Abmessungen so abgestimmt werden, dass der Kranke sie problemlos benutzen kann. Bedienungsfreundliche und gut erreichbare Telefone können ohne großen Aufwand installiert werden. Eine barrierefreie und damit behinderten- und rollstuhlgerechte Wohnung mit entsprechender Bad- und Toilettenausstattung ist anzustreben. Wenn Umbaumaßnahmen nicht möglich sind, können die öffentlichen Wohnungsämter bei der Suche nach behindertengerechten Wohnungen behilflich sein.

Bei einer ergotherapeutischen Gelenkschutzberatung wird Ihr Therapeut Ihnen bei Bedarf einfache und praktische Hilfsmittel empfehlen, die bei Alltagstätigkeiten die Gelenke entlasten. An- und Auskleiden, Aufstehen, Körperpflege, Essen und Trinken werden dadurch wesentlich erleichtert. Der medizinische Fachhandel bietet ein großes Sortiment solcher Hilfsmittel an. Über Selbsthilfegruppen besteht auch die Möglichkeit, diese Gegenstände preiswert per Bestellung zu beziehen.

> NUTZEN SIE IHRE RECHTE! Suchen Sie im Beruf nach einer Möglichkeit, den Arbeitsplatz umzugestalten. Dazu werden Sie sich am besten mit dem Arbeitgeber, dem Betriebsärztlichen Dienst, dem Betriebsrat und den Kollegen absprechen. Vielleicht ist auch eine innerbetriebliche Versetzung mit geänderten Arbeitszeiten möglich.

Wichtig ist es, dass Sie diese Instanzen über die Erkrankung und die damit verbundenen, leider nicht immer vermeidbaren Ausfallzeiten gründlich informieren.

Wie jeder andere chronisch Kranke auch haben Sie als Rheumatiker ein Recht darauf, einen Antrag auf Feststellung einer Behinderung beim zuständi-

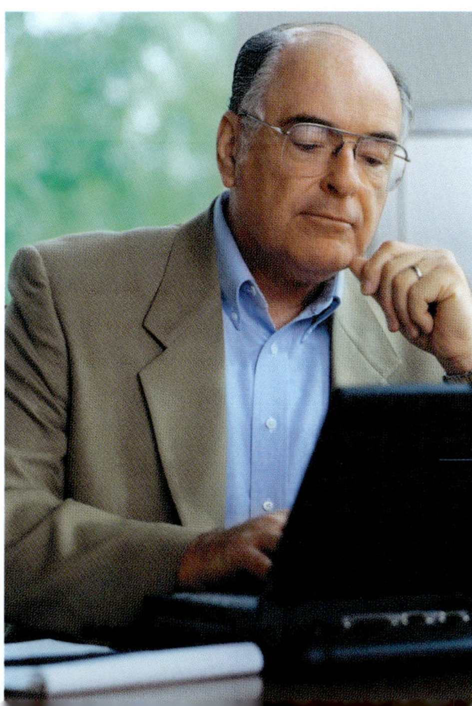

Auch im Beruf gibt es oft Möglichkeiten, den Alltag zu erleichten.

gen Versorgungsamt zu stellen. In Zusammenarbeit mit dem Hausarzt und anderen mitbehandelnden Ärzten wird der versorgungsärztliche Dienst das Ausmaß der Erkrankung und Einschränkungen beurteilen und den „Grad der Einschränkung und der Behinderung" (GdB) festlegen. Ab 50 Prozent GdB gilt der Kranke als „schwerbehindert", unterliegt einem besonderen gesetzlichen Schutz und hat Anspruch auf verschiedene Vergünstigungen. Dazu gehören zum Beispiel ein verbesserter Kündigungschutz, keine Mehrarbeit, weitere fünf Urlaubstage pro Jahr und die Herabsetzung des Rentenalters. Ab einer bestimmten Betriebsgröße werden Arbeitsplätze anteilig mit Schwerbehinderten besetzt.

Neben dem Grad der Einschränkung in Prozent kann das Versorgungsamt auch noch Merkzeichen wie Gehbehinderung (G), außergewöhnliche Gehbehinderung (aG) und andere vergeben. Je nach vergebenen Merkzeichen und dem Grad der Behinderung können weitere Vergünstigungen für die Fahrten mit öffentlichen Verkehrsmitteln und Steuervorteile beansprucht werden. Rheumakranke Jugendliche sollten bei der Berufswahl unbedingt intensive ärztliche Beratung in Zusammenarbeit mit den Arbeitsämtern in Anspruch nehmen, um Fehlentscheidungen zu vermeiden.

4.2 | Gesund ernähren

Wie bereits im Kapitel „Ernährungstherapie" ausführlich dargestellt, gibt es keine spezielle Rheumadiät. Allerdings sind aus naturmedizinischer Sicht einige wesentliche Kriterien zu beachten, die auch in der Ernährung bei Rheuma empfohlen werden können. Dabei geht es

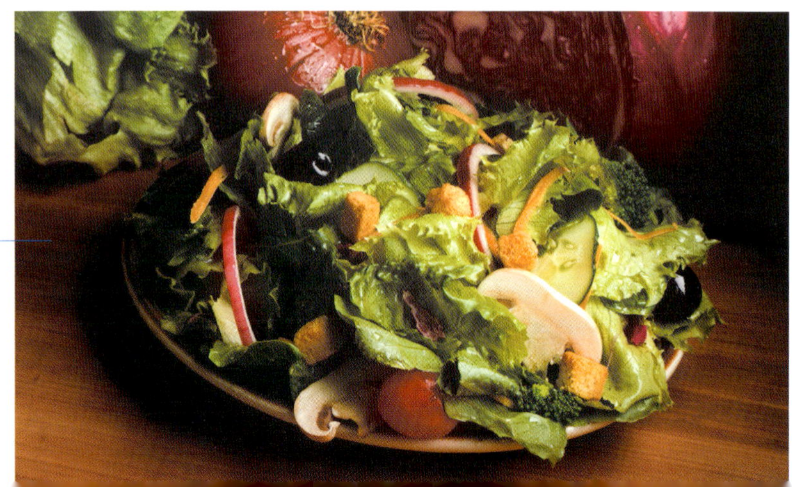

Gesund ernähren: viel frisches Obst und Gemüse, wenig Fleisch.

weniger um eine Diät, sondern vielmehr um eine Umstellung der Ernährungsgewohnheiten.

Generell sollte eine gesunde Ernährung frei von chemischen Zusatzstoffen wie Farb- oder Konservierungsstoffen sein. Dies bedeutet, dass möglichst sämtliche Lebensmittel selbst zubereitet werden, gern mit natürlichen Gewürzen und Kräutern wie beispielsweise Pfeffer, Paprika, Petersilie oder Majoran. Dagegen sollten Sie chemische Gewürze wie den Geschmacksverstärker Glutamat meiden.

Die Lebensmittel sollten möglichst aus ökologischem Anbau unseres Lebensraums stammen. Hier ist die Wahrscheinlichkeit am größten, dass die Belastung mit Insektiziden, Pestiziden oder Schwermetallen aus der Umwelt möglichst gering ist. Gemüse und Obst sollten der Schwerpunkt sein, während tierisches Eiweiß, insbesondere Fleisch und Wurst, deutlich im Hintergrund stehen sollten. Frischer Fisch ist zwar an sich gesund, doch heute sind die Wassertiere wegen der zunehmenden Umweltverschmutzung auch mit Schadstoffen belastet.

Neben der Qualität der Lebensmittel sollte besonderen Wert auf die Esskultur gelegt werden. Das heißt, täglich sollten drei Mahlzeiten pro Tag in Ruhe eingenommen werden, die letzte am Abend allerdings nicht nach 18 bis 19 Uhr. Besonders wichtig ist gründliches Kauen. Das Trinken empfiehlt sich in deutlichem Abstand zu den Mahlzeiten, am besten Wasser, Kräutertees oder verdünnte Fruchtsäfte. Alkohol sollte auf ein Minimum beschränkt werden, da er die Bildung freier Radikale fördert. Die Esskultur nach F.X. Mayr (vgl. Seite 98) wird besonders angeraten.

Um einen möglichen Mangel an Vitalstoffen wie Vitaminen, Mineralien und Spurenelementen auszugleichen, empfiehlt sich eine orthomolekulare Nahrungsergänzung, zum Beispiel mit LaVita-Konzentrat, Ortho-Mol-Produkten oder anderen Präparaten.

Ernähren Sie sich gesund!

- überwiegend Gemüse und Obst, möglichst gering belastet mit Düngemitteln, Insektiziden, Pestiziden und anderen Chemikalien (ökologischer Anbau)
- Lebensmittel möglichst frei von Farb- und Konservierungsstoffen
- wenig tierisches Eiweiß und Fett, nur aus ökologischer Tierhaltung, am besten gar kein Schweinefleisch, dafür mehr pflanzliche Fette wie in Ölen und Nüssen
- kein Industriezucker oder Süßigkeiten, die ihn enthalten

Maßvoll trainieren | 4.3

Neben der bei den meisten Rheumaformen unabdingbaren Krankengymnastik profitieren Rheumatiker auch von Bewegung und Sport in der

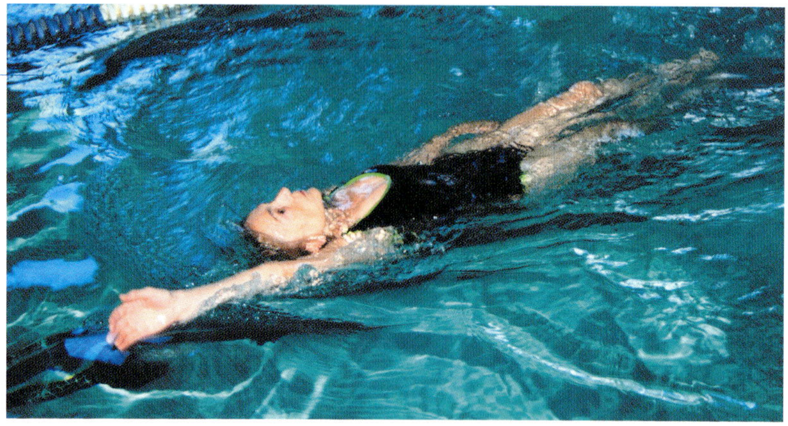

Rücken- oder Kraulschwimmen bewegt die Gelenke, ohne zu belasten.

Freizeit. Dabei sollte jedoch eine besondere Belastung der Gelenke, Muskeln, Sehnen und Bänder strikt vermieden werden! Empfehlenswert sind Sportarten, bei denen alle Gelenke maßvoll und schonend bewegt und die Muskeln gekräftigt werden. Die allgemeine Belastbarkeit, Bewegungseinschränkungen und das Alter sind zu berücksichtigen. Grundsätzlich sollte man sich zuerst aufwärmen, bevor man mit dem Sport beginnt.

Für Rheumatiker gut geeignet sind in erster Linie Schwimmen und Radfahren. Beim Schwimmen werden durch den Auftrieb im möglichst warmen Wasser (mehr als 28 Grad Celsius) alle Gelenke entlastet und die Muskeln durchtrainiert. Rückenschwimmen und Kraulen eignen sich am besten. Dagegen sollte Brustschwimmen vermieden werden, wenn bei der Erkrankung die Wirbelsäule betroffen ist, denn sie wird dabei stark überstreckt. Auch Kopfsprünge ins Wasser sind nicht unbedingt zu empfehlen.

Radfahren ist ein gutes Training für Muskeln, Herz und Kreislauf. Es entlastet Hüft- und Kniegelenke, da das Körpergewicht auf den Sattel verlagert wird. Allerdings sollten ebene und flache Strecken einem bergigen Gelände vorgezogen werden. Für Kinder und Rheumakranke mit stärkeren Gelenkschäden bietet der Fachhandel spezielle und individuell angefertigte Dreiräder an. Eine Kostenbeteiligung durch die gesetzlichen Krankenversicherungen ist möglich.

Weiterhin können Skilanglauf, rhythmische Gymnastik, Tanzen und Wandern auf ebenen Wegen mit ergonomischem Schuhwerk empfohlen werden. Erlaubt ist, was die Gelenke schonend bewegt und Spaß macht. Für Rheumakranke nicht geeignet sind alle Sportarten, die die Gelenke stoßweise belasten, wie Ballspiele, Sprünge, Krafttraining, Kampfsportarten oder Reiten.

Entspannungsmethoden anwenden | 4.4

Entspannung, Gelassenheit und Ruhe sind wesentliche Grundlagen für ein positives Lebensgefühl und Lebensfreude. Schmerzen können zur Verspannung nicht nur der Muskulatur, sondern im wahrsten Sinne des ganzen Menschen führen. Je verspannter Sie sind, desto stärker sind Ihre Schmerzen. Mehr Schmerzen erzeugen mehr Verspannung – ein wahrer Teufelskreis kann hieraus entstehen. Berufliche und private Stressfaktoren können oft nur reduziert, aber nicht vollkommen ausgeschaltet werden. Auch sie können den Selbstläufermechanismus Stress – Verspannung – Schmerz – Stress noch zusätzlich verstärken.

Entspannungstechniken können helfen, diesen Teufelskreis zu durchbrechen. Verschiedenste Verfahren wie die Progressive Muskelrelaxation nach Jacobson, Autogenes Training, Yoga, Meditationen oder auch selbsthypnotische Phantasie- und Traumreisen sind erprobte, entspannende Eigenbehandlungen, die Ihnen helfen können, Ihren Rheumaschmerz zu bewältigen. Diese Möglichkeiten wurden bereits im Kapitel „Entspannungsverfahren“ besprochen.

Eine besondere Behandlung ist die Feldenkrais-Methode, die insbesondere rheumakranken Menschen empfohlen werden kann. Der israelische Physiker Moshé Feldenkrais hat sie entwickelt. Sie dient dazu, harmonische, schmerzfreie und bewusst erlebte Bewegungen zu lernen. Die Feldenkrais-Methode kann gut mit einem Zitat ihres Erfinders beschrie-

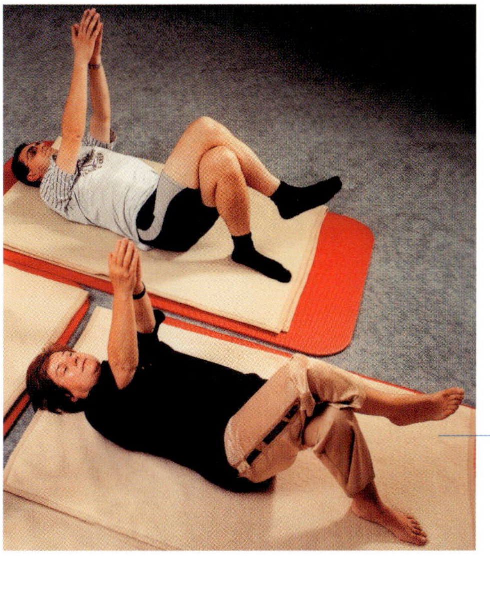

Feldenkrais ist eine Therapieform zur Verbesserung der Körperwahrnehmung.

ben werden: „Nur, wenn Du weißt, was Du tust, kannst Du tun, was Du willst!"

Ziel der Feldenkrais-Methode ist es, Bewusstheit durch Bewegung zu fördern. Durch aktives und passives Ausführen kleinster Bewegungen soll die Körperwahrnehmung verbessert werden. Und durch eine verbesserte Körperwahrnehmung lassen sich körperliche Beschränkungen, aber auch geistige Blockaden besser erkennen und erfahren. Die Feldenkrais-Methode kann in der Gruppe oder im Einzelunterricht erlernt werden.

Doch alle Entspannungsübungen nutzen wenig, wenn man sie nicht regelmäßig anwendet. Versuchen Sie, der Entspannungsmethode Ihrer Wahl einen festen Platz in Ihrem Alltag zuzuweisen – beispielsweise jeden Morgen Yoga-Übungen, in der Mittagspause Autogenes Training oder am Abend Meditation oder Feldenkrais-Übungen. Dabei kommt es nicht darauf an, stundenlang möglichst viele Übungen zu absolvieren. 20 Minuten täglich und diese konsequent und regelmäßig durchgeführt bringen Sie weiter, als gelegentlich zwei volle Stunden.

5 | Rheuma von A bis Z

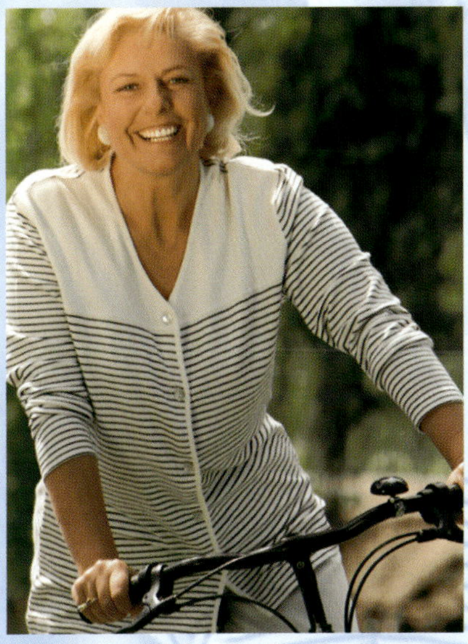

5 | Rheuma von A bis Z

In diesem Kapitel werden häufige Krankheitsbilder des Rheumatischen Formenkreises und ihre Behandlungsmöglichkeiten dargestellt. Dabei wird kein Anspruch auf Vollständigkeit erhoben. Wegen der besseren Übersichtlichkeit werden die Krankheitsbilder in alphabetischer Reihenfolge beschrieben. Damit die entsprechenden Kapitel auch einzeln lesbar bleiben, sind Wiederholungen hierbei unvermeidbar.

Alle Kapitel sind auf die gleiche Art aufgebaut: Jede Erkrankung wird zunächst kurz beschrieben, danach ihre Ursachen, soweit bekannt, dargelegt. Es folgen Behandlungsmöglichkeiten mit der Modernen Homöopathie und weitere Therapien, die in den vorangegangenen Kapiteln ausführlich beschrieben wurden. Die in diesen beiden Kapiteln beschriebenen Maßnahmen sollten Sie immer gemeinsam mit Ihrem Arzt durchführen. Auf konventionelle Rheumatherapien wird hier nicht mehr gesondert eingegangen. Zum Schluss werden jeweils unter „Tipps für den Alltag“ Anregungen zur Selbsthilfe gegeben.

Eine Ausnahme ist das Kapitel 5.1: Hier werden zunächst die allgemeinen Anwendungsmöglichkeiten der modernen Homöopathie bei Rheuma dargestellt.

Was können Sie selbst tun?

Alle Therapiemaßnahmen, die Sie selbst anwenden können, sind in den folgenden Kapiteln unter „Tipps für den Alltag“ zusammengefasst. Unter „Weitere Therapien“ finden Sie Möglichkeiten der Behandlung, die Sie mit Ihrem Arzt besprechen sollten. Er wird diese Maßnahmen mit Ihnen durchführen oder Sie beraten, wie Sie sie selbst anwenden können.

5.1 | Moderne Homöopathie als Basistherapie

Viele rheumatische Leiden äußern sich auf ähnliche Weise: durch Schmerzen, Entzündungen, Schwellungen und Bewegungseinschränkung. Eine allgemeine homöopathische Basistherapie hilft bei all diesen Beschwerden.

Gegen Entzündungen und Schmerzen haben sich die homöopathischen Komplexmittel Traumeel und Zeel compositum bewährt. Beide Mittel sind als Tropfen, Tabletten, Ampullen oder als Salbe erhältlich. Traumeel ist dabei das Schmerz- und Entzündungsmittel der ersten Wahl, während Zeel compositum vor allem knorpelschützend und

-regenerierend wirkt. Insbesondere bei Verschleißrheuma, aber auch bei fast allen anderen Rheumaformen wird Traumeel erfolgreich mit Zeel compositum kombiniert.

Auch Rheuma-Heel Tabletten, Bryaconeel Tabletten und Rhododendroneel Tropfen oder Ampullen gehören zu den komplexhomöopathischen Basismitteln bei Rheuma jeder Art. Bryaconeel hilft vor allem bei akut entzündlichen Gelenkschmerzen, bei denen eine Besserung der Beschwerden in Ruhe vordergründig ist. Rhododendroneel kommt zum Einsatz bei rheumatischen Gelenkbeschwerden, die sich durch Nässe und Kälte, insbesondere bei Wetterwechsel verschlechtern.

Weitere homöopathische Komplex- und Einzelmittel werden individuell je nach Symptomatik ausgewählt und mit Traumeel, Zeel compositum und anderen Basismitteln gemeinsam verabreicht. Die meisten Präparate sind als Globuli, in Ampullenform als Injeele (Injektionslösungen) oder als Tropfen verfügbar. Die Tabelle im Anhang enthält eine Auswahl aus dem reichhaltigen Arzneimittelschatz der Homöopathie zur individuellen Therapie rheumatischer Leiden. Die Gliederung richtet sich nach häufigen Schmerzarten und Begleitbeschwerden bei Rheuma (siehe Seite 190).

Eine grundlegende homöopathische Therapie geht jedoch über die Behandlung der Symptome hinaus. Die moderne Homöopathie fasst Krankheit als sinnvolle Abwehrmaßnahmen des Körpers auf, mit denen er versucht, schädigende Einflüsse auszuschalten und bereits erlittene Schäden auszugleichen. Daher ist das Ziel der Therapie, den Körper in diesen Bemühungen zu unterstützen. Verschiedene Maßnahmen sind dazu notwendig. Sinnvoll ist zunächst die Anregung der aus- und ableitenden Organe und eine Entgiftungstherapie. Generell sollte das Immunsystem angeregt werden. Schließlich müssen blockierte Enzymsysteme reaktiviert, der Zellstoffwechsel angekurbelt und die beeinträchtigten Organsysteme zur Regeneration angeregt werden.

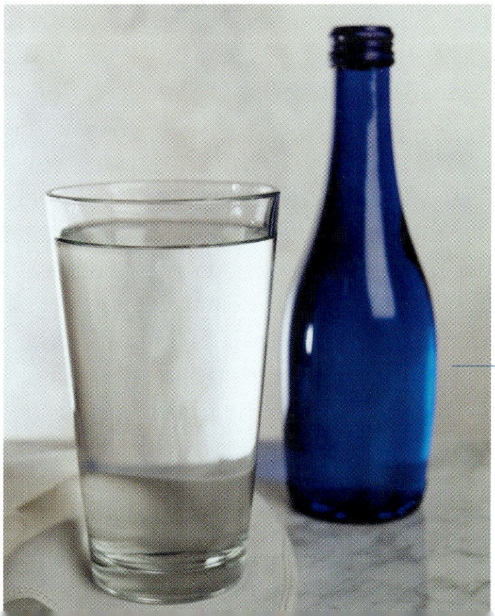

Während der homöopathischen Basistherapie viel trinken.

Um eine solche grundlegende Basistherapie durchzuführen, benötigen Sie einen in der modernen Homöopathie erfahrenen Arzt. Falls notwendig, wird dieser zusätzlich zu diesen allgemein geltenden Grundsätzen eine individuell auf Sie abgestimmte homöopathische Therapie durchführen.

Besonders wichtig ist es, bei einer solchen Basistherapie ausreichend zu trinken – täglich mindestens 1,5 bis zwei Liter Wasser oder leichte Kräutertees. Dabei können Sie auch morgens die Tagesdosis an Tropfen in 1,5 Liter Wasser geben und dieses dann über den Tag verteilt trinken.

Alternativ oder zusätzlich kann ein- bis zweimal wöchentlich eine Auto-Sanguis-Stufentherapie durchgeführt werden.

5.2 | Arthritis

Die chronische Polyarthritis, auch rheumatoide oder progressiv chronische Polyarthritis genannt, ist eine über Jahre, oft schubweise verlaufende Entzündung mehrerer Gelenke. Die Vorsilbe „Poly-" bedeutet „mehrere", „arthros" ist das Gelenk und die Endung „-itis" bezeichnet eine Entzündung. Sie geht mit Schmerzen, Schwellungen, Funktionsbeeinträchtigung und letztlich Zerstörung der befallenen Gelenke einher. Vorwiegend sind kleine, selten auch große Gelenke auf beiden Körperseiten befallen, darüber hinaus auch die Sehnenscheiden und anderes gelenknahes Gewebe.

Vorboten einer Arthritis können schnelle Ermüdbarkeit, vermehrtes Schwitzen, steife Muskeln und erstarrte Gelenke am Morgen sein. Auch sind häufig die Fingergrundgelenke, mit denen die Finger an der Hand ansetzen, und die Handgelenke geschwollen. Hände und Ellenbogen können oft nicht mehr ganz gestreckt werden.

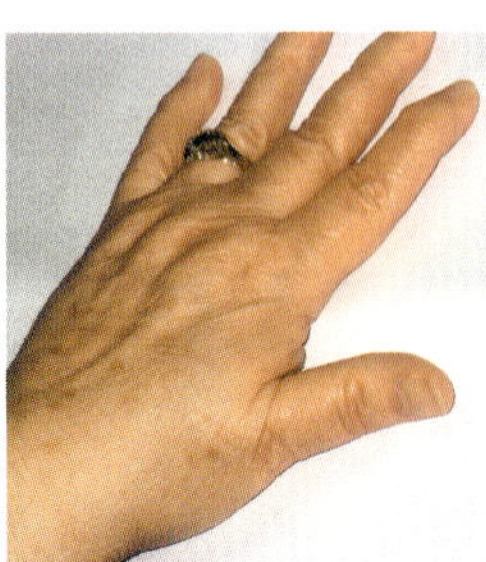

Typische Verformungen bei Arthritis.

Später entzünden sich die Gelenkinnenhäute, es kommt zu den typischen Fehlstellungen. Am häufigsten betroffen sind Hand-, Fingergrund- und -mittelgelenke. Die Fingerendgelenke bleiben in 98 Prozent der Fälle verschont – im Unterschied zur Schuppenflechte-Arthritis. In der Folge gleiten Sehnen aus ihren Führungslogen, Bänder werden geschwächt und das Gelenk verliert an Stabilität. Spontane Sehnenrisse sind nicht selten. Die Hand- und Fingergelenke können sich verformen – es kommt zu „Schwanenhals-", „Knopfloch-", oder „Schusterdaumen".

Auch Fuß- und Zehengelenke sowie die Halswirbelsäule können von Schwellungen, Gelenkkapselverdickungen und schmerzhaften Funktionseinschränkungen betroffen sein. Da sich Gelenkkapseln und Sehnengewebe verdicken, können Druckschäden an Nerven auftreten. Das zeigt sich zum Beispiel an der Hand als Karpaltunnelsyndrom, an den Knöcheln und Füßen als Tarsaltunnelsyndrom. Auch kann sich die Muskulatur an Händen und Oberschenkeln zurückbilden.

Die Polyarthritis befällt den ganzen Körper. Deshalb finden sich auch außerhalb der Gelenke rheumatische Störungen. Zum Beispiel können sich kleinere Arterien entzünden. Durchblutungsstörungen sind die Folge und Geschwüre an Unterschenkeln und Füßen heilen dadurch schlechter. An Ellenbogen, Fingern, Fersen und Zehen können sich „Rheumaknoten" bilden – verschiebbare, meist schmerzlose Knötchen von Erbsen- bis Hühnereigröße. Sogar an Herz und Lunge können solche Rheumaknoten entstehen. Eine Augenentzündung und andere Organbeteiligungen sind möglich.

Die chronische Arthritis bei Kindern und Jugendlichen wird im Kapitel 5.22 besprochen.

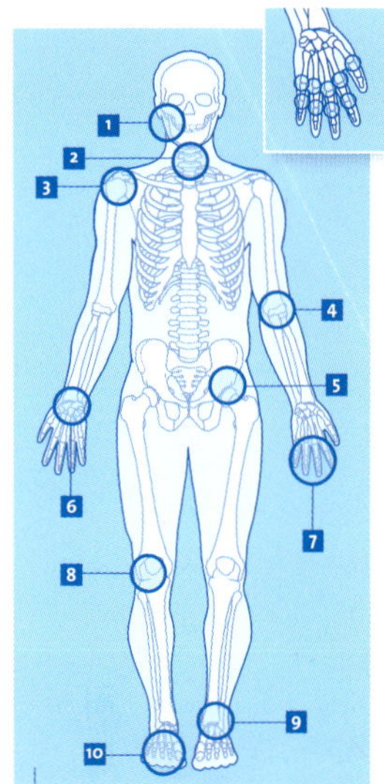

Häufig betroffene Gelenke bei Polyarthritis:
1 Kiefergelenk
2 Halswirbelsäule
3 Schulter
4 Ellenbogen
5 Hüfte
6 Handgelenk
7 Finger
8 Knie
9 Sprunggelenk
10 Zehen

Was sind die Ursachen?

Die chronische Polyarthritis kommt weltweit vor. In Deutschland geht man von jährlich zehn bis 20 Neuerkrankungen pro 100 000 Männern aus, bei den Frauen sind es entsprechend 20 bis 70 Fälle. Das weibliche Geschlecht ist also dreimal häufiger betroffen. Meist tritt die Polyarthritis im Alter zwischen 30 und 50 erstmals auf. Jenseits des 60. Lebensjahres nimmt die Erkrankungshäufigkeit bei Männern stark zu, so dass sich das Geschlechterverhältnis fast ausgleicht.

Erbliche Faktoren spielen hier offensichtlich eine wichtige Rolle. Verwandte ersten Grades erkranken dreimal häufiger als nicht familiär Betroffene. Trotz intensiver medizinischer Forschungen sind die Ursachen der Polyarthritis letztlich noch unklar. Viele verschiedene Faktoren scheinen einzeln oder in Kombination dazu zu führen, dass das Immunsystem körpereigenes Gewebe fälschlicherweise als fremd erkennt und vernichtet. Insbesondere entzünden sich die Gelenkinnenhäute und wuchern wie ein nicht streuender Tumor im Gelenk. Dadurch zerstören sie Knorpel und Knochen. Dies kann letztlich zu Gelenkversteifungen führen.

Dieser Vorgang verläuft in allen betroffenen Gelenken auf die gleiche Weise. Im Blut kreisende Immunkomplexe zwischen als fremd erkannten Substanzen und Antikörpern können zu Gefäßentzündungen führen und bestimmen den Schweregrad der Veränderungen im ganzen Körper.

Moderne Homöopathie bei Arthritis

Die Therapie der chronischen Polyarthritis ist abhängig vom Stadium und den Symptomen. Während die anfänglich uncharakteristischen Erscheinungen noch im Bereich der 3. und Übergang zur 4. Phase nach Reckeweg einzuordnen sind, ist die voll ausgebrochene Polyarthritis bereits in die Imprägnations- oder Degenerationsphase getreten. Die Basistherapie erfolgt mit entzündungshemmenden, schmerzlindernden und individuell symptombezogenen antihomotoxischen Arzneien sowie unter Berücksichtigung der jeweiligen Phase.

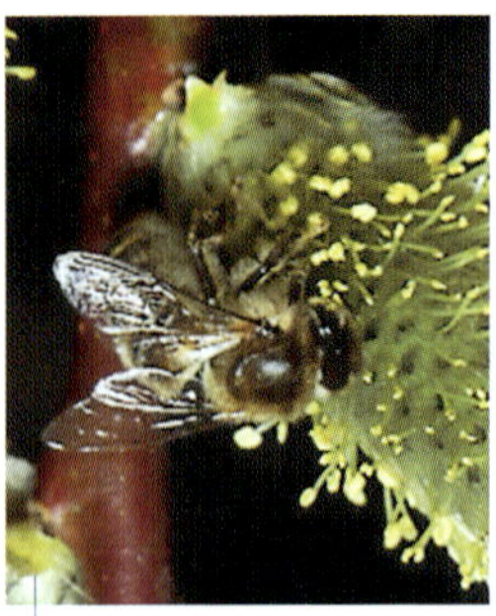
Apis, die Honigbiene

> **MEDIKAMENTE ZUM EINNEHMEN:** Hier empfehlen sich zur Akut- und Langzeit- sowie auch zur unterstützenden Eigenbehandlung Traumeel Tabletten oder Tropfen, Zeel compositum Tabletten oder Rheuma-Heel Tabletten. Je nach Symptomen kommen weitere Mittel zum Einsatz: Bryaconeel Tabletten, wenn Bewegungen und Berührungen schmerzen; Rhododendroneel Tropfen bei ausgeprägter Wetterfühligkeit, wenn Nässe und Kälte die Symptome verschlechtern; Apis-Homaccord Tropfen bei blassen Gelenkschwellungen mit stechenden Schmerzen wie von einem Bienenstich.

> **INJEKTIONSBEHANDLUNG DURCH THERAPEUTEN:** Zur Einleitung einer intensiven Antihomotoxischen Therapie bis zu einer deutlichen Besserung werden zum Beispiel folgende Präparate anfangs mehrmals, längerfristig einmal wöchentlich in wechselnder Kombination verabreicht:

- Lymphomyosot Ampullen: Lymphentgiftung, Anregung der unspezifischen Abwehr und Bindegewebsfunktionen;
- Galium-Heel Ampullen: das „Lymphomyosot der Zelle" – Lymphentgiftung, Anregung der unspezifischen Abwehr und Bindegewebsfunktionen;
- Hepar compositum Ampullen: Anregung und Aktivierung der entgiftenden Leberfunktion;
- Solidago compositum Ampullen: Anregung und Aktivierung der entgiftenden Nierenfunktion;

- Thyreoidea compositum Ampullen: Anregung und Aktivierung der Drüsen- und Bindegewebsfunktionen und Abwehrsysteme;
- Coenzyme compositum und Ubichinon compositum Ampullen: Anregung und Aktivierung blockierter Fermentfunktionen des Stoffwechels;
- Psorinoheel Ampullen: unspezifische Umstimmung und Anregung der Entgiftungsfunktionen;
- Discus compositum Ampullen, Cartilago suis-Injeel, Os suis-Injeel: Anregung der Organregeneration von Knochen, Knorpel und Gelenken.

Besonders bewährt hat sich die zusätzliche Verabreichung der oben angeführten Präparate als Auto-Sanguis-Stufentherapie (S. 77), die in der Regel einmal wöchentlich vorgenommen wird.

Wie bereits aufgeführt, können die Antihomotoxika in Ampullenform auch als Trinkampullen oder Tropfen in Mischungen eingenommen werden. Eine unterstützende Vitamin-C-Hochdosistherapie (7,5 – 15 – 22,5 Gramm), anfangs zwei- bis dreimal pro Woche, führt meist zu einer raschen Besserung der Gesamtsymptomatik. Die Verabreichung von Vitamin-C-Infusionen ist auch über einen längeren Zeitraum sinnvoll, zum Beispiel einmal pro Woche 7,5 Gramm.

Weitere Therapien bei Arthritis

Aus der Pflanzenheilkunde eignen sich Teufelskralle (z.B. Allya Tabletten, Sogoon Filmtabletten), Weidenrinde (z.B. Assplant), Weihrauch (z.B. Olibanum Zilly Tabletten) oder Mischungen wie zum Beispiel Phytodolor (Esche, Pappel, Goldrute) zur Entzündungshemmung und Schmerzlinderung.

Die Enzymtherapie, zum Beispiel mit Mulsal oder Phlogenzym, hemmt die Entzündung und lindert den Schmerz. Neben Vitamin C wirkt auch besonders Vitamin E (400 – 600 Milligramm pro Tag) entzündungshemmend. Thymusextrakt eignet sich zur Immunmodulation und Entzündungshemmung. Schließlich ist die Akupunktur eine wirksame Schmerztherapie und wirkt harmonisierend auf das energetische Gleichgewicht.

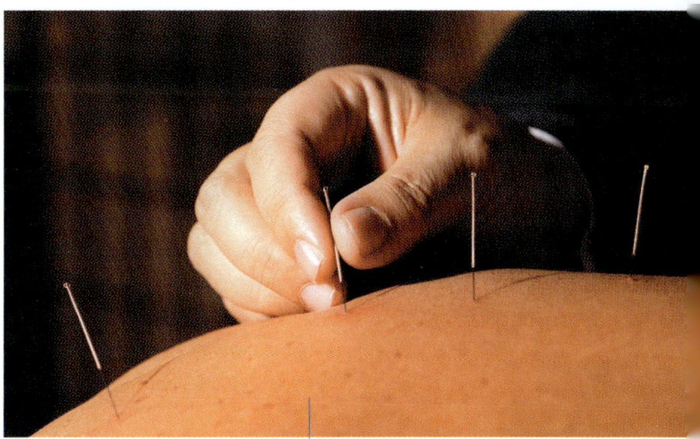

Die Akupunktur hat sich in der Schmerztherapie bewährt

Eine dauerhafte Umstellung der Ernährungsgewohnheiten und Esskultur, wie Sie im Folgenden noch beschrieben wird, kann beispielsweise mit einer Mayr-Kur eingeleitet werden. Auch an eine Mikrobiologische Therapie zur Stabilisierung des Milieus im Magen-Darm-Trakt sollte gedacht werden.

Fragen Sie Ihren Therapeuten auch nach der Hämtogenen Oxidationstherapie und Ozontherapie und lassen Sie sich Krankengymnastik verschreiben.

Tipps für den Alltag

Zur allgemeinen Stärkung und Anregung der Entgiftungsfunktionen und Körperabwehrsysteme eignet sich die Kneipp-Therapie, die Sie gut in Eigenregie durchführen können.

Eine konsequente Krankengymnastik zu Hause, die unter Anleitung gelernt wurde, ist ein absolutes Muss für jeden Polyarthritis-Kranken. Zusätzlich unterstützt eine positive Lebenseinstellung nachweislich die Funktionsfähigkeit der Körperabwehr. Ein ausgewogenes Verhältnis von Arbeits-, Ruhe-, Freizeit- und Schlafphasen ist anzustreben – im Sinn der Ordnungstherapie nach Kneipp. Entspannungsverfahren wie Autogenes Training, progressive Muskelrelaxation nach Jacobson sowie auch die positive Autosuggestion nach Coué können zum allgemeinen Wohlbefinden, zur Schmerzlinderung und auch Reduktion des Schmerzmittelverbrauchs führen. Stressfaktoren im privaten und beruflichen Umfeld sollten so weit wie möglich abgebaut werden.

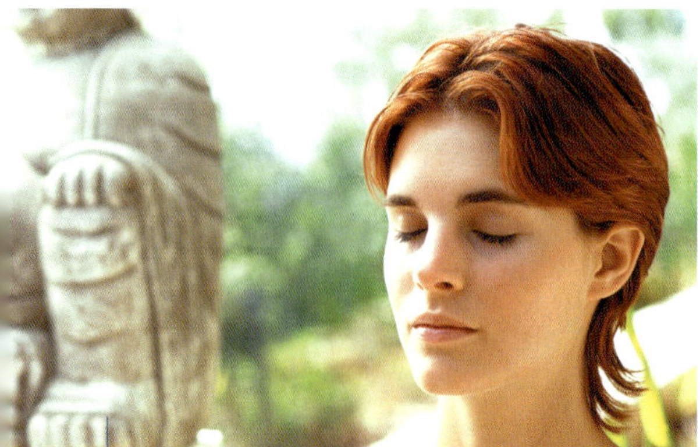

Autosuggestion kann helfen, mit dem Schmerz besser umzugehen.

Auch wenn es aus schulmedizinischer Sicht keine Rheuma-Diät gibt und lediglich auf die Notwendigkeit einer Gewichtsnormalisierung hingewiesen wird, erscheint aus Sicht der Antihomotoxischen Medizin eine Ernährungsumstellung sinnvoll. Frischer, natürlicher Kost ohne Farb- und Konservierungsstoffe aus möglichst einheimischer, ökologischer Herstellung ist der Vorzug zu geben. Getreide, Obst und Gemüse sollten den überwiegenden Anteil stellen, der Fleisch- und Wurstkonsum sowie allgemein tierische Eiweiße drastisch reduziert werden. Insbesondere Schweinefleisch und -bestandteile – auch Kalbsleberwurst, Brat- und Weißwurst und alle Wurstsorten, denen Schweinefleisch ohne besondere Deklaration zugesetzt ist – sollten aus dem Ernährungsplan gestrichen werden. Auch Wildschwein, Hase und Kaninchen, die ebenfalls reich an der entzündungsfördernden Linolsäure sind, sollten gemieden werden. Bei der Aufstellung eines Ernährungsplans sollten möglichst linolsäure- und arachidonsäurearme Nahrungsmittel ausgewählt werden. Entsprechende Literatur und Tabellen sind im Buchhandel erhältlich.

Der regelmäßige Verzehr von frischem Seefisch wird zwar empfohlen, allerdings sollte man sich die Belastung von Fisch mit Schwermetallen wie Quecksilber, Blei, Cadmium und anderen Giften vor Augen halten. Eine regelmäßige Nahrungsergänzung mit Lachsölkapseln, die reich an Omega-3-Fettsäuren sind, Vitamin E, Vitamin C, Zink, Selen und anderen Mineralien und Spurenelementen erscheint dem Verfasser daher sinnvoller. Auch das flüssige Nahrungsergänzungsmittel LaVita oder die verschiedenen „Orthomol"-Präparate sind eine naturgemäße und kostengünstige Alternative.

Leider ist die Schadstoffbelastung unserer Lebensmittel in den vergangenen Jahrzehnten immer stärker geworden. Dagegen nahm der Gehalt an Vitaminen, Mineralien und Spurenelementen wohl durch die industrielle Nahrungsmittelproduktion immer mehr ab. Die Aufforderung des berühmten Arztes Paracelsus, dass unsere Nahrung unsere Heilmittel sein sollten, ist zwar auch heute noch eine naturmedizinische Wunschvorstellung. Allerdings ist dies in unserer modernen Zivilisation nicht mehr realistisch.

Nicht nur die Qualität unserer Lebensmittel ist für unsere Ernährung wichtig, sondern auch die Art der Nahrungsaufnahme. Das Wann und Wie spielt eine wesentliche Rolle, wie im Kapitel 3.4 unter der Mayr-Therapie aufgeführt. Wir sollten nur in Ruhe und langsam essen, gut kauen und den Biorhythmus unseres Verdauungstrakts berücksichtigen. Eine Esskultur nach Mayr ist dauerhaft anzuraten. Rheumatiker sollten klassische Fastenkuren nur nach Rücksprache und Empfehlung eines Therapeuten und unter Anleitung und Kontrolle durchführen.

Arthrose | 5.3

Von Arthrose, auch Osteoarthrose, Arthrosis deformans oder einfach Verschleißrheuma genannt, sind Frauen und Männer gleichermaßen

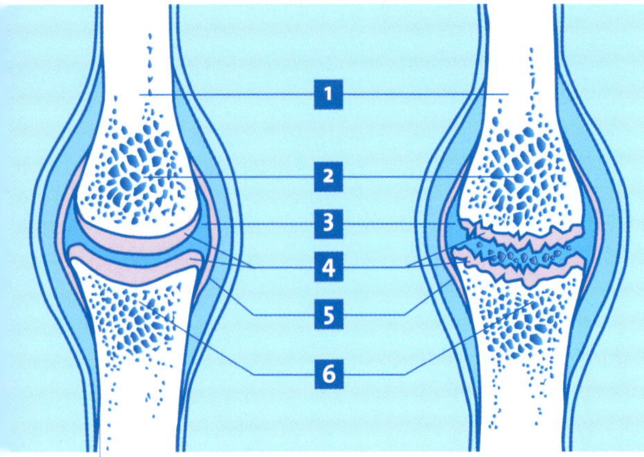

Gesundes und arthrotisches Kniegelenk:
1 Knochen
2 Gelenkkopf
3 Gelenkflüssigkeit
4 Knorpel
5 Gelenkinnenhaut
6 Gelenkpfanne

betroffen. Die Häufigkeit steigt mit zunehmendem Alter. Es werden primäre und sekundäre Formen unterschieden: Alle Arthrosen, die von sich aus und alleine auftreten, gelten als primär. Sekundäre Arthrosen entstehen als Folge anderer Störungen, zum Beispiel bei angeborenen oder erworbenen Form- und Funktionsstörungen von Gelenken und Knochen. Dazu gehören unter anderem X- oder O- Beine, Fehlbildungen am Hüftgelenk oder Fehlstellungen, die nach Verletzungen und Knochenbrüchen aufgetreten sind.

Bei allen Arthrosen kommt es zu Knorpelzerstörungen und Kalkablagerungen. Als Reaktion darauf baut sich mehr Knochensubstanz auf als eigentlich benötigt wird und das betroffene Gelenk mit seinen Sehnen, Bändern und Kapseln kann verknöchern. Dadurch nimmt seine Beweglichkeit ab, bis es völlig steif wird.

Zu Anfang der Arthrose treten die Schmerzen oft nur vorübergehend bei starker Belastung auf. Häufig sind morgens die Gelenke steif und werden im Laufe des Tages wieder beweglicher – man nennt das auch „Anlaufschmerz". Viele Arthrosekranke klagen über eine Verschlimmerung der Beschwerden bei feucht-kaltem Wetter. Wärmeanwendungen lindern den Schmerz. Nach beschwerdefreien Zeiten kann es plötzlich auch zu Schwellungen, Gelenkergüssen und Überwärmung eines Gelenkes kommen – Zeichen einer aktivierten Arthrose. Die Spätphasen sind von Dauerschmerzen, Reiben und Knacken der Gelenke gekennzeichnet. Die Gelenke sind in ihrer Funktion eingeschränkt, haben Fehlstellungen, ziehen sich zusammen. Außerdem bilden sich die Muskeln zurück, so dass der Patient auch an Kraft verliert.

Was sind die Ursachen?

Bei jeder Arthrose besteht ein Missverhältnis zwischen Belastung und Belastbarkeit. Das führt zu einem Knorpelschaden am betroffenen Gelenk. Ist es erst einmal so weit gekommen, verläuft die Arthrose meist nach ihren eigenen Gesetzen weiter, auch wenn der auslösende Faktor nicht mehr weiterwirkt. Die Gleitfähigkeit des Gelenks nimmt ab, jede Bewegung führt zu einem weiteren Knorpelabrieb. Dabei werden Zerstörungsprodukte der Knorpelzellen freigesetzt, die die Gelenkinnenhaut reizen, so dass sie sich entzünden kann. Dies führt wie in einem Teufelskreis zu weiterer Knorpelzerstörung.

Ist die Knorpelschicht so weit vernichtet, dass Knochengewebe freiliegt, werden die Knochen je nach Belastung auch abgeschliffen. Sie reagieren darauf und bilden vermehrt neues Knochengewebe. In den Hauptbelastungszonen entstehen so neue Schichten von Knochensubstanz unterhalb der angegriffenen Knorpelschicht. So kommt es zu Randwülsten an den Gelenken sowie Verknöcherungen an Sehnen, Bändern und Gelenkkapseln. Die betroffenen Gelenke können versteifen. Weitere Informationen zu Ursachen von Arthrosen finden sich im Kapitel 1.2.

Moderne Homöopathie bei Arthrose

Die Arthrose gehört nach der reckewegschen Definition zu der Degenerationsphase.

> **MEDIKAMENTE ZUM EINNEHMEN:** Das Basismittel bei degenerativen Rheumaformen ist primär Zeel compositum in Tablettenform. Es schützt und regeneriert den Knorpel. Als Schmerz- und entzündungshemmendes Mittel ist Traumeel das Präparat der ersten Wahl. Diese beiden Mittel bewähren sich auch in Salbenform bei arthrotischen Beschwerden.

Die symptombezogene Behandlung stützt sich auf die allgemeine Tabellen-Übersicht zur symptombezogenen Therapie auf Seite 190. Häufige und typische Arthrosebeschwerden sind Wetterfühligkeit, Anlaufschmerz und Besserung durch Wärme. Hier können die Präparate Rhododendroneel Tropfen, Rheuma-Heel Tabletten und Bryaconeel Tabletten als Basismittel empfohlen werden, auch unterstützend zur schulmedizinischen Therapie.

> **INJEKTIONSBEHANDLUNG DURCH THERAPEUTEN:** Bei akut schmerzhaften Arthrosen kommen Mischinjektionen zum Einsatz. Sie werden in die Umgebung und auch unmittelbar in die arthrotisch veränderten Gelenke gespritzt. Hier haben sich Zeel compositum und Traumeel bewährt, häufig auch zusammen mit einem örtlichen Betäubungsmittel. Eventuell können sie auch mit einem symptombezogenen Mittel (siehe Tabelle im Anhang) verabreicht werden.

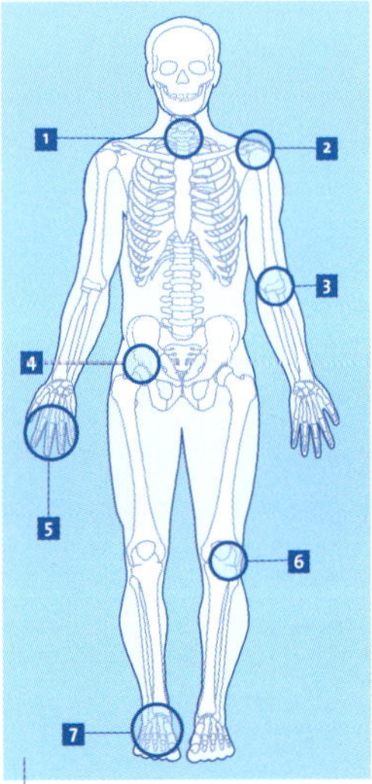

Häufig betroffene Gelenke bei Arthrose:
1 Wirbelsäule
2 Schulter
3 Ellenbogen
4 Hüfte
5 Hand und Finger
6 Knie
7 Sprunggelenk und Zehen

Fachbegriffe

Coxarthrose	= Arthrose des Hüftgelenks
Gonarthrose	= Arthrose des Kniegelenks
Omarthrose	= Arthrose des Schultergelenks
Rhizarthrose	= Arthrose des Daumensattelgelenks
Heberdenarthrose	= Arthrose der Fingerendgelenke
Bouchardarthrose	= Arthrose der Fingermittelgelenke
Osteochondrose und Spondylarthrose	= Arthrose der Wirbelsäulengelenke

Bei der Heberdenarthrose der Fingerendgelenke kommen Injektionsmischungen von Actaea-Injeel, Caulophyllum thalictroides-Injeel sowie Guajacum-Injeel zusammen mit Medorrhinum-Injeel oder dem Medorrhinum enthaltenden Psorinoheel in Frage. Die Bouchardarthrose der Fingermittelgelenke spricht oft gut auf Ruta-Injeel an. Für die Kniegelenksarthrose sollte Sticta-Injeel in die engere Wahl gezogen werden. Auch Discus compositum Ampullen können bei allen Arthrosen zusätzlich eingesetzt werden.

Daneben sollte eine konsequente Antihomotoxische Therapie mit folgenden Mitteln als Injektion oder Auto-Sanguis-Stufentherapie durchgeführt werden:

- Lymphomyosot,
- Hepar compositum,
- Solidago compositum,
- Coenzyme compositum und Ubichinon compositum,
- Os suis-Injeel,
- Cartilago suis-Injeel,
- Medulla ossis suis-Injeel,
- oder als Sammelmittel Discus compositum.

Weitere Therapien bei Arthrose

Neben einer Vitamin-C-Hochdosistherapie können auch die bei der Arthritis dargestellten Behandlungsverfahren individuell eingesetzt werden. Phytotherapie mit Teufelskralle (z.B. Allya Tabletten), Indischem Weihrauch (z.B. Olibanum Zilly Tabletten) und Esche-Pappel-Goldruten-Mischung (z.B. Phytodolor) führen häufig zu Schmerzlinderung bis Schmerzfreiheit.

Außerdem sprechen Arthroseschmerzen in der Regel gut auf Akupunktur an. Lokale aus- und ableitende Verfahren wie Canthariden-pflaster oder Blutegeltherapie sind bei hartnäckiger Arthrose zum Beispiel des Kniegelenks altbewährte Verfahren. TENS-Behandlung als nicht-medikamentöse Therapie ist oft sehr hilfreich (Kapitel 3.2 Elektrotherapie, Seite 49).

Bei Arthrosegelenken mit chronischen Schwellungen und Ergüssen sollte als Alternative die wiederholte Injektion von homöophatisch aufbereiteter Ameisensäure (Acidum formicicum) in das betroffene Gelenk versucht werden. Eventuell kann sie mit einem Lymphmittel wie Lymphomyosot kombiniert werden. Auch kann zusätzlich eine Lymph-drainage-Salbe lokal aufgetragen werden, zum Beispiel Lymphdiaral Drainagesalbe. Entsprechendes gilt für Mistelinjektionen (z.B. Plenosol).

Die Injektion von Hyaluronsäure (z.B. Hyalart) in das Kniegelenk einmal wöchentlich für fünf Wochen kann bei Gonarthrose Besserung und Beschwerdefreiheit für lange Zeiträume bewirken. Neben einer Hämatogenen Oxidationstherapie kann die Injektion von Ozon unter die Haut der betroffenen Gelenke erwogen werden.

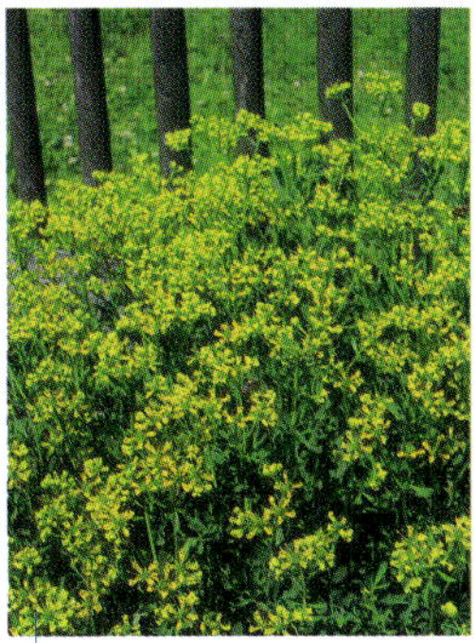

Ruta graveolens, Weinraute

Tipps für den Alltag

Oberstes Gebot bei Arthrose ist eine Entlastung der Gelenke! Hierzu ist eine Gewichtsnormalisierung wichtig, die beispielsweise durch eine Kur nach Mayr und ihre regelmäßige Wiederholung einmal pro Jahr erreicht werden kann. Eine dauerhafte Umstellung auf eine linolsäure- und arachidonsäurearme Ernährung (siehe Kapitel 3.1 und 1.2) sollte vorgenommen werden, um das Normalgewicht zu halten und möglichst wenig Schadstoffe zu sich zu nehmen.

Lokale Wärmeanwendungen mit Fangopackungen, Heublumensack oder Infrarot-A-Bestrahlung kann bei nicht akut entzündlichen Arthrosen gut tun.

Krankengymnastik nach Anweisung eines Physiotherapeuten gehört auch bei Arthrosen zum Alltag. Jede körperliche Aktivität soll im vernünftigen Rahmen bleiben, extreme Beanspruchungen sind zu meiden. Sportlicher Betätigung mit geringer Belastung wie Schwimmen

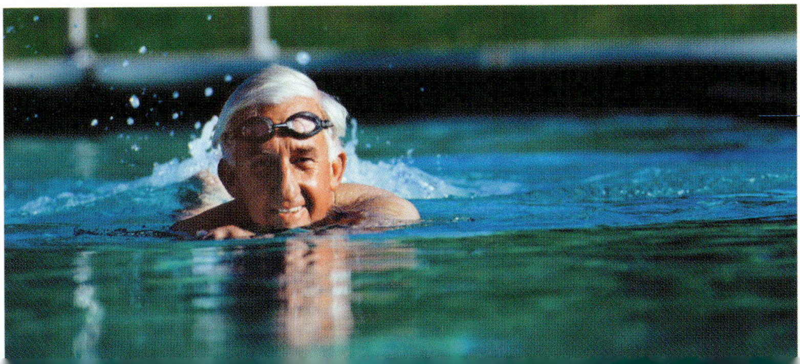

Bei Arthrose: schonende, aber umfassende Bewegung ist wichtig.

oder Fahrradfahren ist der Vorzug zu geben. Beim Schuhwerk sind gepolsterte Schuhe, zum Beispiel Joggingschuhe mit Trampolinsohle, empfehlenswert, um Stoßbelastungen der Gelenke zu mindern.

Haltungsfehler sind – soweit möglich – durch gezieltes Training zu korrigieren. Entspannungsverfahren wie Progressive Muskelrelaxation und Autogenes Training sollten erlernt und gezielt eingesetzt werden. Da sich Arthrose oft durch Kälte und Nässe verstärkt, sollte auf einen entsprechenden Schutz geachtet werden, zum Beispiel mit Handschuhen, Angora-Unterwäsche und anderem.

5.4 | Bandscheibenerkrankungen

Die Bandscheiben liegen wie ein Puffer zwischen den einzelnen Wirbelkörpern der Wirbelsäule. Davon kommt auch ihr lateinischer Name: Discus intervertebralis heißt übersetzt Zwischenwirbelscheibe. Die Bandscheiben federn mechanische Kräfte ab. Sie bestehen aus einem straffen Ring aus Faserknorpel, der einen gallertartigen flüssigen Kern (Nucleus pulposus) umschließt.

Der Verschleiß der Bandscheiben kann je nach Veranlagung und Belastung bereits im frühen Erwachsenenalter beginnen. Der Faserknorpel verliert an Flüssigkeit und Elastizität, so dass sich Risse bilden können. Der verschleißbedingte Dickenverlust der Bandscheibe führt zu Fehlstellungen und Überlastungen der kleinen Wirbelgelenke. Sie reagieren darauf mit einer Arthrose.

Bei Belastung der Wirbelsäule steht der Bandscheibenkern unter Druck. Wenn nun Risse im Faserring sind, kann der Bandscheibenkern durch diese nach außen quellen und dort eventuell auf das Rückenmark drücken. Oder er quetscht eine Nervenwurzel ein, die aus dem Rückenmark abzweigt. Beides löst Schmerzen aus. Diese Verschiebung des Bandscheibenkerns wird Bandscheibenvorfall genannt. Als Folge kann das betroffene Wirbelsäulensegment häufig nicht mehr bewegt werden oder ist sogar gelähmt.

Oft ist hierbei der Rücken im Hals- und Lendenbereich schmerzhaft verspannt, die Wirbelsäule kann nicht mehr gestreckt werden. Auch in Armen und Beinen können Nerven ihre Funktion verlieren. Treten hier Taubheitsgefühle, Muskelschwächen oder gar Lähmungen auf, stehen offenbar Nervenwurzeln unter Druck. Ein Bandscheibenvorfall ist dann sehr wahrscheinlich.

Was sind die Ursachen?

Wie bei den Arthrosen liegt ein Missverhältnis zwischen Belastung und Belastbarkeit der Bandscheiben vor. Dies führt zum Verschleiß des Bandscheibengewebes und der kleinen Zwischenwirbelgelenke (Spondylarthrose). Die schmerzhaften Verspannungen der Rückenstreckmuskulatur erhöhen den mechanischen Druck auf Bandscheibenring und -kern und verstärken so die Symptomatik wie in einem Teufelskreis.

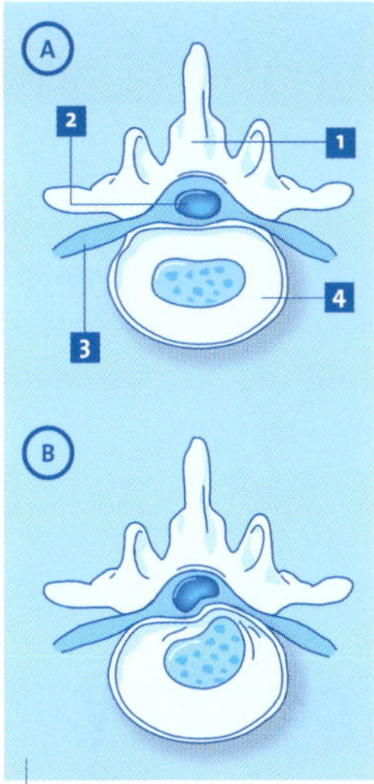

Wirbelkörper mit Bandscheibe.
1 Wirbelkörper
2 Rückenmarkskanal
3 Nerven
4 Bandscheibe mit Gallertkern
A gesunder Zustand
B Bandscheibenvorfall: Der Gallertkern drückt auf das Rückenmark.

Moderne Homöopathie bei Bandscheibenerkrankungen

Bandscheibenerkrankungen sind im Sinne Reckewegs der Degenerationsphase zuzuordnen.

> **MEDIKAMENTE ZUM EINNEHMEN:** Traumeel und Zeel compositum werden zur schmerzlindernden und entzündungswidrigen Basisbehandlung empfohlen. Weitere Präparate sind in der Tabelle im Anhang zu finden. Die nicht in Tropfen- oder Tablettenform erhältlichen Injeele können auch als Tropfen oder Tropfenmischungen eingenommen werden. Zur Behandlung muskulärer Verspannungen sollten Spascupreel Tabletten versucht werden.

> **INJEKTIONSBEHANDLUNG DURCH THERAPEUTEN:** Zeel compositum, Traumeel, Discus compositum können gemeinsam mit den entsprechenden symptombezogenen Mitteln, eventuell gemischt mit einem lokalen Betäubungsmittel, in die Hauptschmerzpunkte injiziert werden. Ebenso können sie in oder unter die Haut gespritzt werden, in oder an Akupunkturpunkte. Neben der schmerzlindernden Behandlung empfiehlt sich eine tief greifende Antihomotoxische Behandlung, um Entgiftungsmechanismen anzuregen, den Zellstoffwechsel und blockierte Enzymsysteme zu aktivieren sowie die Zellregeneration anzuregen. Hierzu können die zur Behandlung der Arthritis im Kapitel 5.2 aufgeführten Präparate gespritzt werden. Auch die Auto-Sanguis-Stufentherapie ist möglich. Eine Vitamin-C-Hochdosis-Infusionstherapie unterstützt und intensiviert die Antihomotoxische Behandlung, auch Vitamin-B-Komplex-Injektionen sind sinnvoll, insbesondere, wenn die Nervenwurzeln betroffen sind.

Fachbegriffe

Eine Vorwölbung der Bandscheibe nennt man Protrusion. Sie ist die Vorstufe zum Bandscheibenvorfall (Prolaps), bei dem der Bandscheibenkern in die Zwischenwirbellöcher vordringt. Die Übergänge zwischen beidem sind fließend.
Strahlt der Schmerz in Schulter und Arm aus, wird von einem Halswirbelsäulen-Schulter-Arm-Syndrom gesprochen. Der Hals schmerzt und ist steif – auch Zervikalsyndrom genannt, von lateinischen „zervix" für „Hals".
Schießt der Schmerz dagegen blitzartig in die Lendenwirbelsäule ein, heißt der Vorgang Lumbago. Im Volksmund wird dies treffend als Hexenschuss bezeichnet. Strahlen die Schmerzen ins Bein aus, spricht man von Ischialgie oder Lumboischialgie. Ursache der Schmerzen kann ein Bandscheibenvorfall sein, aber auch andere Veränderungen an der Wirbelsäule.

Weitere Therapien bei Bandscheibenerkrankungen

Phytotherapie mit Teufelskralle, Weidenrinde oder dem Gemisch aus Esche, Pappel und Goldrute (z.B. Phytodolor) können insbesondere bei Arthrosen der Wirbelsäulengelenke eingesetzt werden. Diese Mittel hemmen Entzündungen und lindern Schmerzen. Das gleiche gilt für Enzympräparate wie Mulsal oder Phlogenzym sowie Vitamin E. Zeigt die Therapie keinen Erfolg, können Mistelpräparate wie zum Beispiel Plenosol oder potenzierte Ameisensäure neben der Wirbelsäule in oder unter die Haut gespritzt werden.

Ohr-, Schädel- und Körperakupunktur können als Schmerztherapie sehr gut mit allen anderen Verfahren kombiniert werden. Von den aus- und ableitenden Therapien kommen in erster Linie Schröpfköpfe, bei hartnäckigen Fällen Blutegel oder Cantharidenpflaster und in Ausnahmefällen Baunscheidtieren in Frage. Wärmetherapie mit Fango, Heublumensack, Infrarotbestrahlungen, Elektrotherapie, wie zum Beispiel Reizstrom, bieten sich als nicht-medikamentöse Methoden an. Bäder, Massagen und intensive Krankengymnastik sind von fundamentaler Bedeutung, um die Muskulatur zur Rückenstreckung beweglich zu machen und zu stärken.

Tipps für den Alltag

Auch bei Bandscheibenschäden ist eine Gewichtsnormalisierung anzustreben, die beispielsweise mit einer Mayr-Kur unter ärztlicher Anleitung erreicht werden kann. Eine langfristige Ernährungsumstellung ist anzustreben. Mit passender Kleidung sollte man sich vor Kälte und Nässe schützen. Tätigkeiten mit starker Belastung der Wirbelsäule, insbesondere in gebückter Haltung, sind zu vermeiden. Rückengerechtes Heben und Tragen können in einer „Rückenschule" erlernt werden.

Schwimmen, insbesondere Rückenschwimmen, wird empfohlen, ebenso Wassergymnastik als Einzel- oder Gruppentherapie. Eine konsequente tägliche Krankengymnastik zu Hause ist unabdingbar. Modellierfähige und entlastende Matratzen im Bett sowie Sitzbälle oder Ballkissen für eine körpergerechte Sitzhaltung sind im Fachhandel erhältlich.

Wärmetherapie lockert Muskelverspannungen auf. Auch Entspannungsverfahren und eine Lebensordnung im Sinne Pfarrer Kneipps helfen, die muskulären Verspannungen zu lösen. Denn oft sind nicht nur die Muskeln, sondern auch die gesamte Person durch beruflichen oder privaten Stress verspannt.

Bechterewsche Krankheit | 5.5

Die Bechterewsche Krankheit, auch Morbus Bechterew, Spondylitis ankylosans oder Spondylarthritis ankylopoetica genannt, ist ein chronisch entzündliches Rheuma. Es befällt in erster Linie die Wirbelsäule, die im Verlauf der Krankheit versteift – daher auch der Name Spondylitis ankylosans: das griechische spondylos heißt Wirbel, und ankylosans bedeutet versteifend. Auch das Kreuz-Darmbein-Gelenk und andere Gelenke können betroffen sein, ebenso Sehnen, Augen, Herz und Lungen. Die Krankheit wurde erstmalig von dem russischen Neurologen Wladimir M. von Bechterew zu Anfang des 20. Jahrhunderts beschrieben. Sie kommt bei 0,2 bis 0,4 Prozent der Bevölkerung vor. Da sich die Erkrankung nicht immer voll ausbildet und teilweise auch nicht erkannt wird, nehmen manche Wissenschaftler sogar eine Häufigkeit von bis zu zwei Prozent an. Männer sind viermal häufiger davon betroffen als Frauen.

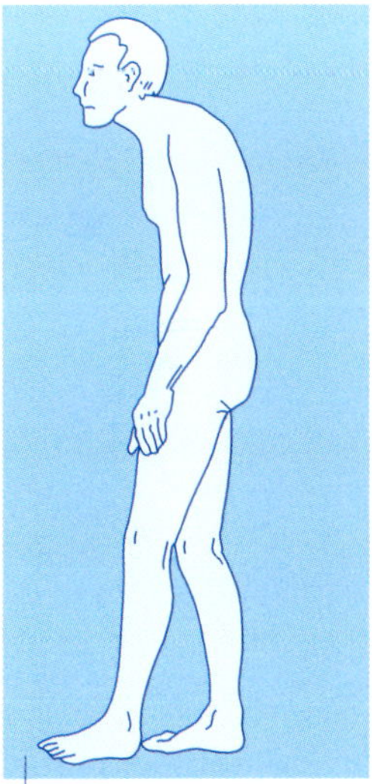

Typische Körperhaltung bei Morbus Bechterew

Das Leiden beginnt meistens zwischen dem 25. und 35. Lebensjahr. Der Verlauf ist schleichend. Erste Anzeichen sind tief sitzende Rückenschmerzen, die sich in der zweiten Nachthälfte verschlimmern und bei Bewegung abnehmen. Besonders morgens fühlt sich der Körper steif an, Wirbelsäule und Becken sind nur eingeschränkt beweglich. Die allgemeine körperliche Leistungsfähigkeit nimmt ab. Im weiteren Verlauf verknöchern die Wirbelgelenke, fortschreitend von unten nach oben. Auch die Kreuz-Darmbein-Fuge ist davon betroffen.

Da die Wirbelsäule so zunehmend versteift, kommt es zu der typischen Bechterew-Körperhaltung: Die Lendenwirbelsäule steht steil und die Brustwirbelsäule ist stark vornüber geneigt. Bücken, gerades Aufrichten und Drehen des Beckens werden immer schwieriger und

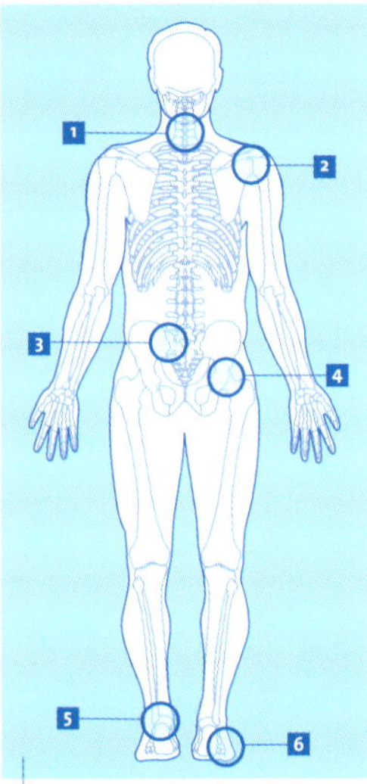

Häufig betroffene Gelenke bei Morbus Bechterew:
1 Wirbelsäule
2 Schultern
3 Kreuzbein-Darmbein-Fuge
4 Hüfte
5 Sprunggelenk
6 Vorfuß

letztlich unmöglich. Auch der Kopf kann nur eingeschränkt gedreht werden, ebenso kann dies bei Hüften und Schultern der Fall sein. Röntgenbilder zeigen in diesem Stadium das typische Bild einer „Bambusstabwirbelsäule“. Der Brustkorb ist kaum noch beweglich, was die Atmung zunehmend beeinträchtigt.

Zusätzlich können hartnäckige Schmerzen an Sehnenansätzen auftreten, zum Beispiel im Bereich der Fersen- oder Sitzbeine. Am Herzen kann es zu Beeinträchtigungen der Klappenfunktionen und zu Rhythmusstörungen kommen. Das bindegewebige Lungengerüst kann sich insbesondere in seinen oberen Arealen verdichten und verhärten, eine Lungenfibrose kann entstehen. Zusammen mit der knöchernen Brustkorbstarre kann dies zu einer verstärkten Anfälligkeit für Atemwegsinfekte führen. Entzündungen der Bronchien, zusammen mit Folgekrankheiten, können immer wiederkehren.

Was sind die Ursachen?

Genetische Faktoren wie die HLA-B27- und HLA-B60-Leukozytenantigene sprechen für eine Veranlagung zum Morbus Bechterew (zum Thema HLA-System siehe auch Kapitel 2.1).

In der Krankenvorgeschichte finden sich häufig chronische Entzündungsherde im Bereich der Harn- und Geschlechtsorgane sowie Infektionen im Magen-Darm-Trakt. Oft können durch spezielle Blutuntersuchungen bakterielle Erreger früherer Infektionen nachgewiesen werden, zum Beispiel Chlamydien, Klebsiellen oder Mykoplasmen. Verschiedene Faktoren scheinen beim Morbus Bechterew ursächlich auslösend zusammenzuwirken, letztlich ist die Ursache jedoch noch weitgehend unbekannt.

Es handelt sich hier um eine Autoimmunerkrankung. Sie unterliegt ähnlichen Mechanismen wie die im Kapitel 5.2 beschriebene chronische Polyarthritis. Die immunologischen Abläufe aber sind andere.

Moderne Homöopathie bei der Bechterewschen Krankheit

Die Bechterewsche Erkrankung ist im Sinne Reckewegs der Degenerationsphase zugeordnet.

> MEDIKAMENTE ZUM EINNEHMEN: Als Schmerz- und Entzündungstherapie dienen Traumeel und Zeel compositum wie bei allen Gelenkleiden der Degenerationsphase. Basismittel kann China-Homaccord (Tropfen und Ampullen) sein, vor allem bei schmerzhaften, degenerativen und entzündlichen Zuständen in Brust- und Lendenwirbelsäule. Wenn Knochen- und Nervenschmerzen auftreten, besonders im Bereich von Lendenwirbelsäule und Becken, kann Colocynthis-Homaccord (Tropfen und Ampullen) als Basismittel eingesetzt werden.

Fallabhängig werden die Basispräparate (Kapitel 5.1) mit individuell-symptombezogenen Mitteln (Seite 190) ergänzt, zum Beispiel mit Ranunculus-Homaccord, Rhododendroneel und anderen. Als Einzelmittel hat sich insbesondere die Gabe von Hekla lava-Injeel (als Trinkampullen oder gemischt in Tropfen) oder Hekla lava D4 (Tabletten) zur Beeinflussung der Verknöcherungstendenz bewährt. Spascupreel Tabletten können bei schmerzhaften Muskelverspannungen hilfreich sein.

> INJEKTIONSBEHANDLUNG DURCH THERAPEUTEN: Zur Injektion neben die Wirbelsäule, zum Einbringen in schmerzhafte Rückensegmente oder Gelenke bieten sich Traumeel und Zeel compositum an, eventuell in Kombination mit einem lokalen Betäubungsmittel. Als Neuraltherapie oder Injektion an Akupunkturpunkte kann die Behandlung erfolgen mit China-Homaccord, Colocynthis-Homaccord, Discus compositum, Lymphomyosot, Neuralgo-Rheum-Injeel und anderen symptombezogenen Mitteln in individueller Mischung.

Entgiftungsmechanismen, Aus- und Ableitungsorgane, Enzymsysteme, Zellstoffwechsel und Zellregeneration können angeregt werden durch Mittel wie Lymphomyosot, Galium-Heel, Hepar compositum, Solidago compositum, Katalysatoren des Intermediärstoffwechsels, Ubichinon compositum, Coenzyme compositum, Os suis-, Cartilago suis-, Medulla ossis suis-Injeel oder Discus compositum. Besonders in Form der Auto-Sanguis-Stufentherapie ist dies zu empfehlen. Nosoden wie Psorinoheel oder spezifische

Was ist Neuraltherapie?

Bei der Neuraltherapie werden örtliche Betäubungsmittel an bestimmten Körpergebieten tief in die Haut gespritzt. Sie dient dazu, Schmerzen zu mindern oder sogar ganz auszuschalten. In welcher Region das jeweilige Mittel die beste Wirkung erzielt, basiert auf den Erkenntnissen der Segmenttherapie. Ein Segment besteht aus Haut, dem darunter liegenden Gewebe und inneren Organen. Ein bestimmtes Segment reagiert auf Reize, die von einem bestimmten anderen Körperteil ausgehen, das heißt, alle Körperzonen stehen über Nerven-Reflexverbindungen mit anderen in Beziehung. Ausschlaggebend für den Erfolg einer Neuraltherapie ist also das Wissen um den richtigen Ort der Injektion. Auch wenn die Neuraltherapie noch nicht sehr verbreitet ist unter den Ärzten, ist sie mittlerweile wissenschaftlich anerkannt.

Präparate, die sich auf die Krankenvorgeschichte und frühere Infektionskrankheiten beziehen, sollten in den Therapieplan integriert werden. Eine Vitamin-C-Hochdosisinfusion dient als breit wirksame Unterstützung aller entgiftenden Maßnahmen.

Weitere Therapien bei der Bechterewschen Krankheit

Eine Phytotherapie kann mit Teufelskralle (z.B. Allya Tabletten, Sogoon Filmtabletten), Weidenrinde (z.B. Assplant), Weihrauch (z.B. Olibanum Zilly Tabletten) oder mit Mischungen wie Phytodolor (Esche, Pappel, Goldrute) zur Entzündungshemmung und Schmerzlinderung beitragen. Auch eine Enzymtherapie mit Mulsal oder Phlogenzym zeigt diese Effekte. Ebenfalls schmerzlindernd wirkt Akupunktur. Dazu ist die Einnahme von Vitamin C und Vitamin E (400 bis 600 Milligramm pro Tag) zur Entzündungshemmung sinnvoll.

Hämatogene Oxidationstherapie und Ozontherapie zur Anregung der Entgiftungsfunktionen und des Zellstoffwechsels oder auch Ozoninjektion unter die Haut, zum Beispiel über den Kreuz-Darmbein-Gelenken, können helfen, ebenso die Mikrobiologische Therapie.

Kneipp-Therapie, die Mayr-Kur und konsequente Krankengymnastik sind Maßnahmen, zu denen Sie sehr viel selbst beitragen können.

Tipps für den Alltag

Hier gelten dieselben Empfehlungen wie bei chronischer Polyarthritis (Kapitel 5.2) und der Schuppenflechte-Arthritis (Kapitel 5.19).

5.6 | Epicondylitis

Die Epicondylitis ist eine Entzündung im Bereich des Gelenkkopfes. Das heißt, Sehnengewebe oder Sehnenansätze am Knochen sind akut oder chronisch entzündet. Sie entsteht durch Überlastung der Muskulatur beim Sport oder im Beruf. Durch wiederholte kleinste Verletzungen haben die Sehnen auch oft kleine Risse. Am häufigsten tritt eine Epicon-

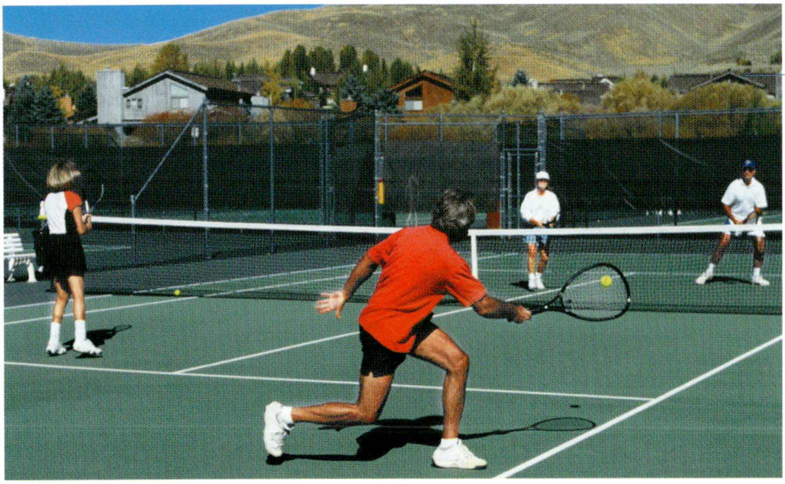

Als Tennisellenbogen kommt die Epicondylitis besonders häufig vor.

dylitis als Tennisellenbogen (Epicondylitis radialis an der Außenseite des Oberarms) oder als Golferellenbogen (Epicondylitis ulnaris an der Innenseite des Oberarms) auf. Aber auch an anderen Gelenken kann sie vorkommen.

Schmerzen bei Bewegung und die dadurch eingeschränkte Funktion des Gelenks stehen im Vordergrund. Der Ellenbogen tut weh, wenn man ihn drückt, und beim Schließen der Faust oder Bewegen des Handgelenks strahlen die Schmerzen in den Unterarm aus. Festes Zufassen, Drehbewegungen und das Tragen von Gegenständen sind teilweise nur unter Schmerzen möglich.

Was sind die Ursachen?

Überlastung durch berufliche oder sportliche Tätigkeiten sind die häufigste Ursache einer Epicondylitis. Sie kann aber auch im Rahmen chronisch-entzündlicher rheumatischer Erkrankungen wie der chronischen Polyarthritis auftreten.

Moderne Homöopathie bei Epicondylitis

Eine Epicondylitis ist der Inflammationsphase nach Reckeweg zuzuordnen.

> **MEDIKAMENTE ZUM EINNEHMEN:** Neben Traumeel kommen in erster Linie Osteoheel Tabletten und Bryaconeel Tabletten zur Anwendung. Lokale Anwendung von Traumeel Salbe hat sich bewährt.

> **INJEKTIONSBEHANDLUNG DURCH THERAPEUTEN:** Das Spritzen von Traumeel, zusammen mit Lymphomyosot, Discus compositum und einem örtlichen Betäubungsmittel kann als Basisbehandlung angesehen werden. Die Verabreichung von weiteren symptombezogenen Mitteln ist abhängig von den individuellen Beschwerden. Katalysatoren wie Coenzyme compositum und Ubichinon compositum können ebenfalls bei hartnäckigen Fällen lokal injiziert werden. Die Anwendung der genannten Präparate als Auto-Sanguis-Stufentherapie nach Reckeweg einmal pro Woche ist ebenfalls empfehlenswert.

Weitere Therapien bei Epicondylitis

Das Spritzen homöopathisch aufbereiteter Ameisensäure zusammen mit einem Lymphmittel wie Lymphomyosot und einem lokalen Betäubungsmittel bringt oft schnelle und dauerhafte Linderung. Die Anwendung von Elektrotherapie als TENS ist zur Schmerzbehandlung sinnvoll. Iontophoresen (vgl. Seite 49) mit Traumeel und anderen Salben können in akuten Phasen angewandt werden.

In besonders hartnäckigen Fällen sollte an Blutegel und Cantharidenpflaster gedacht werden. Auch lokales Schröpfen zeigt häufig sehr gute Wirkung. Zur Schmerztherapie sind außerdem verschiedene Akupunkturformen hilfreich. Krankengymnastik ist insbesondere bei den chronischen Formen angezeigt. Entzündungshemmende und schmerz-

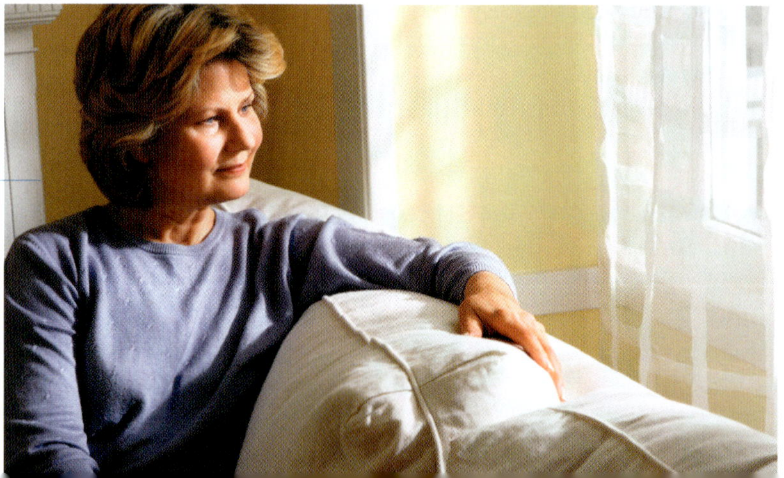

Rückzug und depressive Verstimmung können beim Fibromalgiesyndrom (FMS) das Leben schwer machen.

lindernde Phytopharmaka wie Teufelskralle, Weidenrinde oder Phytodolor können vorübergehend eingesetzt werden.

Tipps für den Alltag

Bei der akuten Epicondylitis sind lokale Kälteanwendungen, bei chronischen Formen eher Wärme sinnvoll. Das Tragen einer Epicondylitis-Spange vermindert den muskulären Zug auf Sehne und Knochen und reduziert die Belastung – zum Beispiel bei der täglichen Arbeit oder beim Sport. Wesentlich sind Schonung und das Vermeiden der entsprechenden Überlastung.

Fibromyalgie | 5.7

Das Fibromyalgie-Syndrom (FMS), auch Fibromyalgie oder generalisierte Tendomyopathie genannt, ist durch chronische Bindegewebs- und Muskelschmerzen gekennzeichnet. Die Schmerzen dehnen sich auf große Körperbereiche aus und sind mit vielen weiteren Beschwerden verbunden, die unterschiedlich häufig und verschieden stark vorkommen. Dazu gehören unter anderem Schlafstörungen, geringere körperliche Leistungsfähigkeit, Kreislaufstörungen, Magen-Darm-Beschwerden, Herzrasen und Migräne.

Die Fibromyalgie beginnt meist schleichend in der Hals-, Schulter- oder Lendenwirbelsäule und entwickelt sich zunehmend über Jahre. Typisch ist ein sehr wechselhafter Verlauf. Die Betroffenen klagen, dass sie nie etwas planen können, weil sie nicht wissen, wie es ihnen am Abend oder nächsten Tag geht. Alles tut weh, morgens besteht häufig Anlaufschmerz und Steifheit. Die FMS-Kranken fühlen sich wie zerschlagen, Muskeln und Sehnen schmerzen bei Bewegung, Druck und Berührung. Diese Symptome wechseln sich mit beschwerdearmen oder gar beschwerdefreien Phasen ab.

Typische laborchemische Befunde finden sich nicht, Gelenkzerstörungen treten nicht auf. Fibromyalgie-Kranke fühlen sich oft unverstanden oder als Simulanten abgestempelt. Hoffnungslosigkeit, depressive Reaktionen und sozialer Rückzug sind die Folgen der chronischen Schmerzen und der mit dem Leiden verbundenen psychosozialen Probleme.

Menschen mit viel beruflichem Ehrgeiz leiden besonders häufig unter FMS.

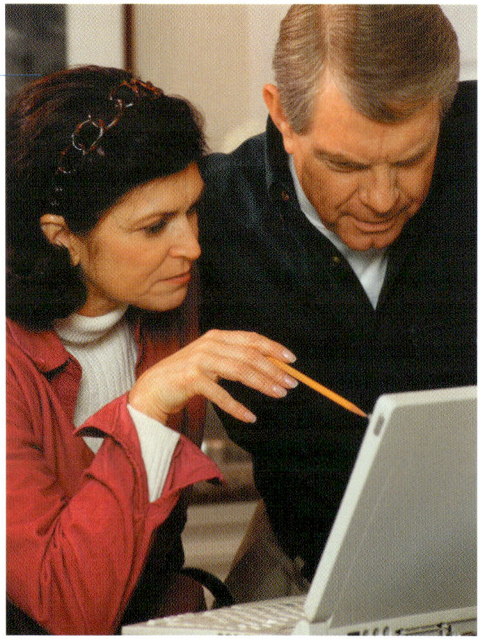

Etwa ein bis zwei Prozent der Bevölkerung leiden an diesem früher „generalisierter Weichteilrheumatismus" genannten Syndrom. Frauen sind achtmal häufiger betroffen als Männer.

Was sind die Ursachen?

Die Ursache der Fibromyalgie ist letztlich trotz verschiedener Theorien ungeklärt. Bestimmte Persönlichkeitsstrukturen scheinen das Auftreten des FMS zu begünstigen. Dazu gehören Ehrgeiz, Perfektionismus, angepasstes Verhalten, das Gefühl, es jedem recht machen zu müssen und ein schlechtes Körpergefühl. Die Fibromyalgie lässt sich jedoch auch an „handfesten" Befunden nachweisen: Sensorische Nerven, die für die Schmerzempfindung zuständig sind, weisen oft Entzündungen auf. Hormonelle Störungen werden als Ursachen diskutiert. Es konnten erniedrigte Blutserumspiegel der Aminosäure Tryptophan, des Nerven-Botenstoffes Serotonin und des Hormons Melatonin beobachtet werden. Zahlreiche Virusinfektionen können wahrscheinlich eine Fibromyalgie fördern.

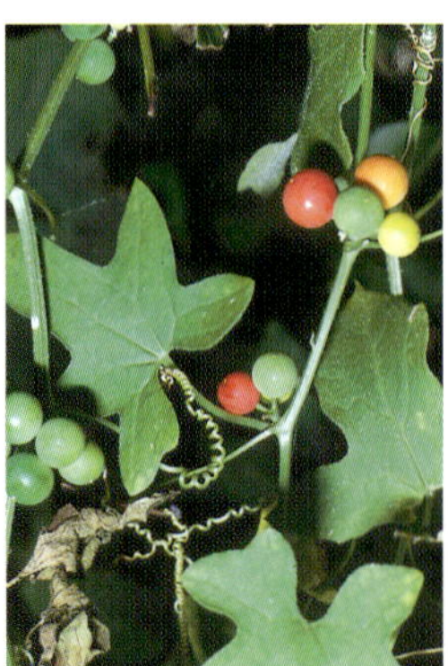

Bryonia cretica, Zaunrübe

Moderne Homöopathie bei Fibromyalgie

Aus Sicht der Antihomotoxischen Medizin ist eine Homotoxinbelastung in der Inflammationsphase mit Übergang in die Degenerationsphase eine Erklärung der Fibromyalgie.

> **MEDIKAMENTE ZUM EINNEHMEN:** Traumeel, Rheuma-Heel Tabletten, Rhododendroneel Tropfen, Bryaconeel Tabletten und andere

symptombezogene Mittel kommen zur Anwendung (Seite 190). Spascupreel Tabletten haben sich besonders bei Verspannungszuständen bewährt. Pulsatilla-Injeel und andere Mittel in Abhängigkeit vom homöopathischen Arzneimittelbild müssen individuell ausgewählt werden. Nervoheel Tabletten sind bei ausgeprägten psychischen Erschöpfungszuständen und nervösen Beschwerden angezeigt.

> **INJEKTIONSBEHANDLUNG DURCH THERAPEUTEN:** Die Schmerztherapie erfolgt mit Traumeel. Entgiftungs- und Bindegewebsfunktionen sowie blockierte Enzymsysteme werden aktiviert mit Lymphomyosot, Galium-Heel, Hepar compositum, Solidago compositum, Coenzyme compositum und Ubichinon compositum. Nach überstandenen Infektionskrankheiten sollte ein entsprechendes Nosodenpräparat eingesetzt werden. Um den Hormonhaushalt und die Drüsenfunktionen zu beeinflussen, sind Thyreoidea compositum und Hypothalamus-, Hypophysis- oder Cerebrum totalis suis-Injeel zu erwägen. Auch Placenta compositum sollte in den Therapieplan eingebaut werden. Einmal wöchentlich empfiehlt sich die Auto-Sanguis-Stufentherapie mit den genannten Präparaten im Wechsel.

Die hochdosierte Verabreichung von Vitamin C als Infusionsserie hat sich zur Unterstützung der Therapie bewährt, ebenso die Gabe von Vitamin-B-Komplex.

Weitere Therapien bei Fibromyalgie

Eine Phytotherapie mit Teufelskralle, Weidenrinde und einer Esche-Pappel-Goldrute-Mischung bessert oft die Beschwerden. In den meisten Fällen von Fibromyalgie sind Wärmeanwendungen lindernd, zum Beispiel als warme Bäder oder Auflagen mit Fango. Auch die Kneipp-Therapie kann vorsichtig dosiert zur Anwendung kommen. Elektrotherapie einschließlich TENS ist oft nur von geringem Nutzen. Ein Therapieversuch mit Blutegeln, die über dem Kreuzbein angesetzt werden, kann sich lohnen.

Physiotherapie als Einzel- und Gruppengymnastik, auch im warmen Wasser, muss vorsichtig begonnen und je nach Befinden langsam gesteigert werden. Psychotherapie und Gesprächstherapie können fallabhängig angezeigt sein. Gute Ergebnisse zeigt die Behandlung nach Mayr, wobei auch diese vorsichtig durchgeführt werden muss.

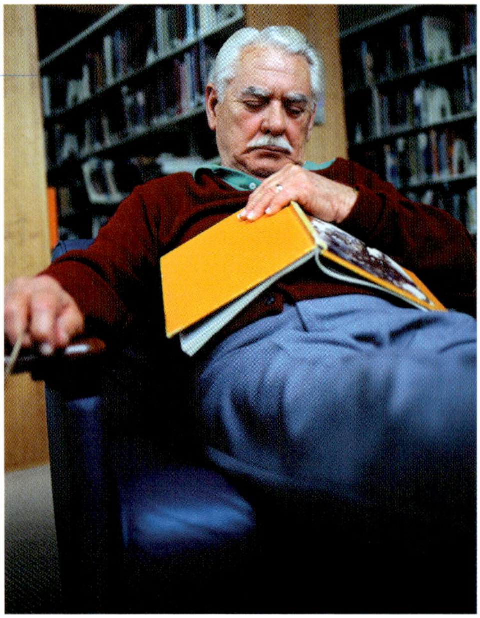

Kein Stress in Beruf und Freizeit: Legen Sie genügend Ruhepausen ein!

Tipps für den Alltag

Fibromyalgie-Kranke sollten unbedingt regelmäßig Muskelentspannungsübungen wie zum Beispiel die Technik nach Jacobson durchführen. Auch Autogenes Training ist hilfreich. Achten Sie auf ein ausgewogenes Verhältnis von Arbeit-, Ruhe-, Schlafphasen und Freizeittätigkeiten. Bei der Ernährung empfiehlt sich – neben einer Esskultur nach Mayr – eine schadstoffarme, linolsäure- und arachidonsäurearme Kost, wie im Kapitel 5.2 bei der Polyarthritis dargestellt ist. Eine Nahrungsergänzung mit Vitamin E, Omega-3-Fettsäuren, Selen, Zink, Vitaminen und Mineralien kann unterstützend wirken. Sie ist möglich durch das Vitalstoffgetränk LaVita, Orthomol-Präparate oder andere.

5.8 | Gicht

Die Gicht gehört zu den pararheumatischen Erkrankungen oder Rheumatoiden. Sie wird auch Arthritis urica genannt, also die durch Harnsäurekristalle ausgelöste Gelenkentzündung. Die früher übliche Bezeichnung ist Podagra. Sie ist Folge einer chronischen Harnsäurestoffwechselstörung. In Blut und Gewebe vermehrt sich der Gehalt an Harnsäure. Übersteigt der Harnsäuregehalt im Blut einen Schwellenwert, können sich Harnsäurekristalle bilden. Diese sammeln sich in den Gelenken an, lagern sich in Knorpel und an Knochen, in Sehnen und Schleimbeutel ab. Die Harnsäurekristalle lösen Entzündungen mit Schmerzen, Rötung, Schwellung und Funktionseinschränkung aus. Ein oder mehrere Gelenke sind betroffen. Es kommt zunächst zu schleichenden rheumatischen Beschwerden, später zum sehr akuten, extrem schmerzhaft-entzündlichen Gichtanfall, häufig in den Großzehengrundgelenken. Schleimbeutel können durch die Reizung der Kristalle so berührungsempfindlich werden, dass Schuhe, Strümpfe oder Decken unerträglich sind. Oft fühlt sich der Kranke ausgesprochen schwach und übel, bis hin zu Erbrechen und Fieber.

Neben den rheumatischen Beschwerden können die Harnsäurekristalle auch Nierensteine und entsprechende Folgekrankheiten in den Nieren auslösen. Außerdem lagert sich die Harnsäure in und unter der Haut ab, wo sie als Gichtknoten oder Gichttophi in Erscheinung tritt. Besonders häufig kommt dies am Ohr vor.

Weit mehr Männer als Frauen leiden an Gicht. Hauptsächlich tritt sie zwischen dem 30. und 55. Lebensjahr erstmalig auf. Am häufigsten befällt sie Gelenke an Beinen und Füßen, insbesondere das Großzehengrundgelenk (Podagra). Prinzipiell können aber alle Gelenke betroffen sein. Unbehandelt dauert eine Gichtattacke drei bis zehn Tage. Nach einer beschwerdefreien Periode nicht vorhersehbarer Dauer bricht sie erneut aus, an demselben oder auch an anderen Gelenken.

Die schulmedizinische Pharmakotherapie besteht in der Regel in der lebenslangen Einnahme von Allopurinol, das die Harnsäureproduktion senkt, oder Brenzbomaron, das die Harnsäureausscheidung fördert. Auch eine Kombination beider Mittel wird eingesetzt.

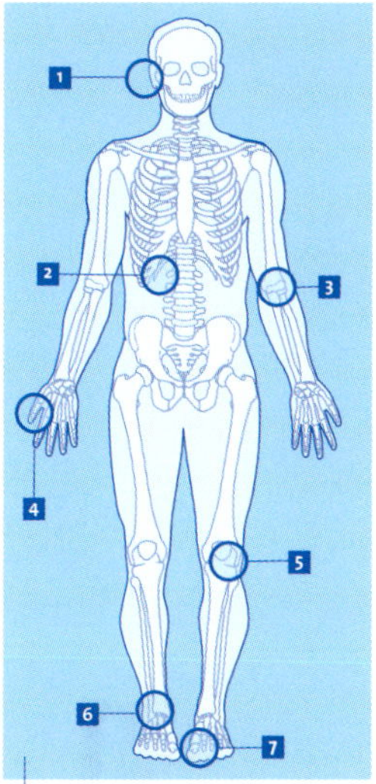

Häufig betroffene Gelenke und Organe bei Gicht:
1 Ohr
2 Niere
3 Ellenbogen
4 Finger
5 Knie
6 Sprunggelenk
7 Großzeh

Was sind die Ursachen?

Die Gicht beruht auf einer erblichen Störung im Purinstoffwechsel. Purine sind organisch-chemische Substanzen, die in den Kernen aller Zellen des Organismus vorkommen. Die Purine überalterter körpereigener Zellen werden ebenso wie jene, die mit der Nahrung zugeführt werden, zu Harnsäure abgebaut. Bei den meisten Gichtkranken ist erblich bedingt die Harnsäureausscheidung über die Nieren stark eingeschränkt, so dass sich die Harnsäure in Blut und im Gewebe ansammelt. Nie-

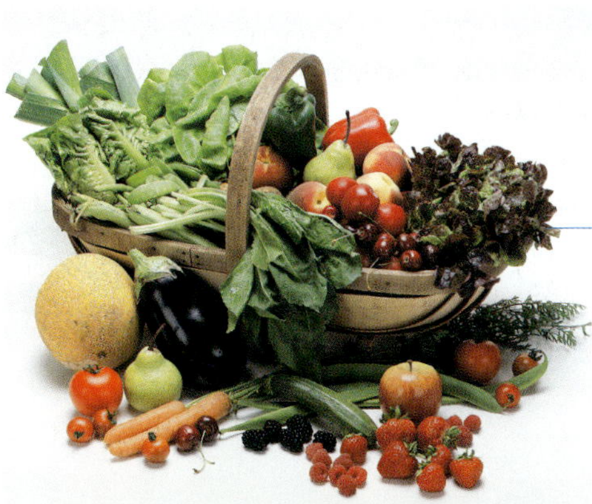

Bei Gicht den Einkaufskorb lieber mit Obst und Gemüse füllen.

renkrankheiten können hier das Ausscheidungsproblem noch verstärken. In nur 0,5 Prozent der Fälle ist eine erhöhte Harnsäureproduktion im Zellstoffwechsel die Ursache.

Gicht tritt häufig zusammen mit Diabetes, Übergewicht, Fettstoffwechselstörungen, Fettleber und Bluthochdruck auf. Die geringe Ausscheidung der Harnsäure kann durch vielfältige Faktoren noch zusätzlich vermindert werden: durch fette und fleischreiche Ernährung, Alkohol, aber auch Hungern und Fasten sowie konventionelle Arzneimittel wie Entwässerungsmittel (Diuretika) oder Salizylate (z. B. Aspirin).

Sehr oft werden Gichtanfälle durch Schlemmermahlzeiten und erhöhten Alkoholkonsum ausgelöst. Insbesondere ein hoher Puringehalt in der täglichen Ernährung, vor allem in Form von tierischem Eiweiß, Fleisch- und Wurstwaren, fördert und verschlimmert die Gicht. Viel seltener treten Gichtattacken bei Tumorerkrankungen auf. Hier kann durch eine Chemotherapie vermehrt Harnsäure anfallen. Auch eine Schuppenflechte kann mit Gicht einhergehen.

Moderne Homöopathie bei Gicht

Die Gicht ist den Inflammations- bis Degenerationsphasen nach Reckeweg zuzuordnen.

> **MEDIKAMENTE ZUM EINNEHMEN:** In der Akutphase sind Bryaconeel- und Lithiumeel compositum Tabletten angezeigt. Wegen der akuten Entzündung wird auf Traumeel zurückgegriffen, alternativ bieten sich insbesondere Belladonna-Homaccord Tropfen an. Zusätzlich kann eine Lokalbehandlung mit Traumeel- oder Arnica-Salbe-Heel durchgeführt werden. Nach Abklingen der akuten Symptome sollte eine langfristige Ausleitung mit Lymphomyosot (Tabletten) und Berberis-Homaccord Tropfen erfolgen.

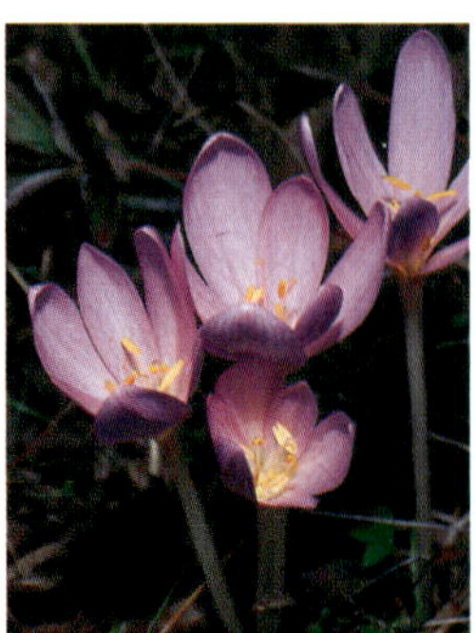
Colchicum autumnale, Herbstzeitlose

> **INJEKTIONSBEHANDLUNG DURCH THERAPEUTEN:** Akut werden Traumeel oder Belladonna-Homaccord zusammen mit symptombezogenen Mitteln verabreicht. Die Leberentgiftung wird mit Hepar compositum angeregt, auch Katalysatoren wie Coenzyme compositum sind angezeigt. Langfristig ist eine Auto-Sanguis-Stufentherapie mit Hepar compositum, Solidago compositum, Coenzyme compositum, Ubichinon compositum sowie Berberis-Homaccord und Lymhomyosot wirkungsvoll.

Weitere Therapien bei Gicht

Phytotherapie mit Colchicum autumnale, der Herbstzeitlosen, stoppt den akuten Gichtanfall in der Regel schnell und zuverlässig. Hier können zum Beispiel Colchysat Tropfen oder Colchicum-Dispert Dragees eingenommen werden. Eine Langzeiteinnahme von Colchicum in reduzierter Dosis zur Senkung des Blutharnsäurespiegels ist möglich. Eine Enzymtherapie mit Phlogenzym oder Mulsal kann unterstützend durchgeführt werden.

Tipps für den Alltag

Im akuten Gichtanfall sind Schonung und Bettruhe sinnvoll. Zu achten ist auf eine besonders reichliche Flüssigkeitszufuhr. Eine Kältebehandlung mit Eisbeuteln, Eishandtuch oder feucht-kalten Umschlägen ist sinnvoll, wenn die Berührungsschmerzen es erlauben.

Bei Übergewicht ist langfristig eine Gewichtsnormalisierung anzustreben, zum Beispiel mittels Mayr-Kur oder ähnlichen Verfahren. Neben ausreichender körperlicher Aktivität ist eine streng purinarme Kost unabdingbar. Fleisch, Wurst und Innereien sind damit tabu! Orthomolekulare Nahrungsergänzung mit Vitaminen, Spurenelementen und Mineralien kann empfohlen werden, zum Beispiel mit dem Vitalstoffgetränk LaVita oder Orthomol-Präparaten. Der Alkoholkonsum muss drastisch eingeschränkt oder am besten ganz vermieden werden.

Wegen der möglichen Gefahr von Nierenkomplikationen durch Harnsäure-Nierensteine sind regelmäßige ärztliche Kontrolluntersuchungen erforderlich.

Ernährung bei Gicht

empfehlenswert:	meiden:
Getreide	Innereien
Kartoffeln	Fleisch
Obst	Fisch
Gemüse	Alkohol, vor allem Bier
Milch und Milchprodukte	

Lupus erythematodes | 5.9

Der systemische Lupus erythematodes, abgekürzt SLE, LE oder LED, ist eine chronisch-entzündliche Autoimmunerkrankung des Bindegewebes. Er heißt „systemisch“, weil er den ganzen Körper betrifft, denn das Bindegewebe ist überall verteilt. Es kommt zu Gelenkbeschwerden und -entzündungen, Veränderungen an Haut, Nieren, Herz und Lunge, im Blut und Zentralnervensystem. Der Name „Lupus“ bedeutet Wolf und bezieht sich auf die verschiedenen Hauterscheinungen, die bei der Erkrankung auftreten. Auch der Zusatz „erythematodes“ hängt damit zusammen. Ein Erythem ist eine entzündliche Rötung der Haut.

Durch den Befall der verschiedensten Organsysteme hat der Lupus erythematodes viele Gesichter und der Zusammenhang mit der Gelenkentzündung ist nicht immer leicht zu erkennen. Typische Frühsymptome sind nachlassende Leistungsfähigkeit, Abgeschlagenheit und scheinbar uncharakteristisches Fieber. Auffällig ist oft eine typisch schmetterlingsförmige entzündliche Rötung der Gesichtshaut sowie anderer Hautareale, die dem Sonnenlicht ausgesetzt sind. Entzündungen und Schmerzen kleiner Gelenke und Muskeln können als rheumatische Beschwerden auftreten. Entzündliche Veränderungen an den Fingergelenken sind häufig. Sie sind kaum geschwollen und die Gelenke bleiben intakt. Muskelentzündungen können sich als schmerzhafte Muskelverspannungen bis hin zur Muskelschwäche äußern. Sie kommen auch bei anderen Rheumakrankheiten vor und machen eine genaue Diagnose schwierig.

Ist der Lupus erythematodes dagegen voll ausgeprägt, ist er leicht zu erkennen: Schmetterlingsförmige Entzündung im Gesicht, Rötungen um Finger- und Fußnägel, ausgeprägte Lichtempfindlichkeit der Haut und Gelenkentzündungen. Häufig kommen Herzrhythmusstörungen, Gefühlsstörungen der Finger, Blutbild- und Lungenveränderungen und andere Symptome dazu.

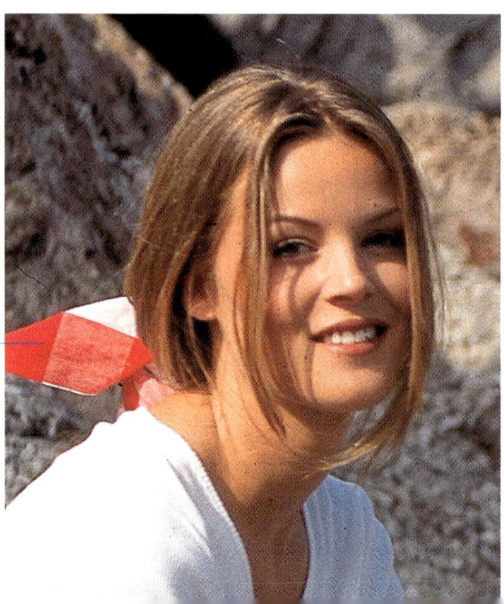

Bereits 16-jährige können an Lupus erythematodes erkranken.

Der überwiegende Teil der Lupus-erythematodes-Kranken ist weiblichen Geschlechts. Das Leiden bricht meist zwischen dem 16. und 40. Lebensjahr erstmals aus. Es verläuft schubweise. Zeiten hoher Krankheitsaktivität wechseln sich mit Phasen relativer Beschwerdefreiheit ab. Nierenerkrankungen, die häufig unbemerkt bleiben, oder die Beteiligung weiterer innerer Organe können Heilungsaussichten verschlechtern. Die Übergänge zu anderen chronischen Bindegewebskrankheiten, zum Beispiel dem Sjögren-Syndrom (siehe Kapitel 5.20), sind fließend.

Was sind die Ursachen?

Die Ursachen des Lupus erythematodes sind unbekannt. Eine familiäre Häufung und Beziehungen zum HLA-System (vgl. Seite 27) weisen auf genetische Faktoren hin. Aus letztlich ungeklärten Gründen bildet sich eine Vielzahl von Antikörpern gegen körpereigene Gewebe. Immunkomplexe lagern sich ab und lösen Blutgefäßentzündungen aus. Auch Organe verändern sich entzündlich. Antikörper gegen Zellkerne und glatte Muskulatur – mit den Namen ANA, anti-DNA-Antikörper, anti-Sm-Antikörper, Ro- und La-Antikörper – kommen zwar auch bei anderen Bindegewebserkrankungen vor. Beim Lupus erythematodes weisen sie aber eine charakteristische Konstellation auf.

Insgesamt ist der Lupus erythematodes jedoch keine Erbkrankheit. Verschiedene Faktoren können einzeln oder kombiniert sein Ausbrechen begünstigen, wenn eine genetische Veranlagung vorliegt. Zu den Auslösern zählen extreme körperliche und seelische Belastungen, verschiedene Medikamente wie Antibiotika, Verhütungsmittel oder weibliche Hormone, Schwangerschaft sowie zahlreiche Infektionskrankheiten.

Moderne Homöopathie bei Lupus erythematodes

Der Lupus erythematodes ist der Degenerationsphase nach Reckeweg zuzuordnen. Eine Antihomotoxische Therapie erfolgt unterstützend zur schulmedizinischen Behandlung.

> **MEDIKAMENTE ZUM EINNEHMEN:** Neben einer schmerzlindernden und entzündungshemmenden Therapie mit Traumeel wird die konsequente Einnahme von Lymphomyosot, Sulfur compositum Tabletten und Psorinoheel empfohlen. Symptombezogene Mittel werden kombiniert, zum Beispiel Lachesis-Injeel bei düster- oder blauroten, entzündlichen Hautveränderungen wie beim Schmetterlingserythem im Gesicht. Eine Stützung der Leberfunktion mit Hepeel Tabletten ist

anzuraten, besonders, wenn zusätzlich eine konventionelle Therapie erfolgt, die möglicherweise die Leber belastet.

> **INJEKTIONSBEHANDLUNG DURCH THERAPEUTEN:** Lymphomyosot, Galium-Heel, Hepar compositum, Solidago compositum, Coenzyme compositum, Ubichinon compositum, Katalysatoren des Zitonensäurezyklus sowie Engystol werden in verschiedenen Kombinationen im Wechsel verabreicht. Mit ihnen werden das System der Großen Abwehr, Aus- und Ableitungsorgane und der Zellstoffwechsel angeregt. Bei Hautbefall wird Cutis compositum in den Behandlungsplan integriert. Auch Placenta compositum und andere regenerationsfördernde Suis-Präparate sind in Erwägung zu ziehen. In Abhängigkeit von der Krankenvorgeschichte – mögliche Infekte und die Einnahme von Medikamenten – sind die entsprechenden Nosoden angezeigt. Die Auto-Sanguis-Stufentherapie mit den genannten Mitteln einmal wöchentlich hat sich bewährt. Eine hochdosierte Vitamin-C-Infusionstherapie ist empfehlenswert.

Weitere Therapien bei Lupus erythematodes

Phytotherapie mit Teufelskralle (z.B. Allya Tabletten), Weidenrinde (z.B. Assplant) oder der Mischung aus Pappel, Esche und Goldrute (z.B. Phytodolor) hemmt das Enzym Cyclooxygenase und damit auch die Entzündung (siehe Kapitel 3.1). Eine hochdosierte Enzymtherapie mit Phlogenzym oder Mulsal ist zu versuchen, um der ausgeprägten Immunkomplexbildung entgegenzuwirken.

Sauerstoff- und Ozontherapie fördern die Zellregeneration. Allerdings sind die Hämatogene Oxidationstherapie und andere mit UV-Licht arbeitende Eigenblutverfahren nicht erlaubt, da die Lichtempfindlichkeit beim Lupus erythematodes stark erhöht ist. Eine Behandlung nach Mayr dient der Ganzkörperentgiftung und Darmreinigung. Eine Mikrobiologische Behandlung zur Symbioselenkung und Sanierung des Darmmilieus ist in den meisten Fällen zu empfehlen.

Tipps für den Alltag

Vorsichtig dosierte Kneippsche Anwendungen können unterstützend zur Therapie eingesetzt werden.

Ist der Lupus erythematodes mit Hautveränderungen verbunden, die sich durch Licht verschlimmern, ist ein konsequenter Lichtschutz wesentlich. Besonders ultraviolettes Licht ist zu meiden – also weder Sonnenbäder machen, noch Sonnenstudios besuchen. Darüber hinaus empfehlen sich Salben mit sehr hohen Lichtschutzfaktoren. Entspannungsverfahren und Einteilung der Arbeits-, Ruhe-, Freizeit- und Schlafphasen reduzieren negative Stressfaktoren. Eine schadstoffarme, linolsäure- und arachidonsäurearme Ernährung und Beachtung der Esskultur nach Mayr wird angeraten. Sinnvoll erscheint außerdem eine umfassende orthomolekulare Nahrungsergänzung mit Vitaminen, Mineralien, Spurenelementen, zum Beispiel mit dem Vitalstoffgetränk LaVita oder Orthomol-Präparaten. Regelmäßige Kontrollen der inneren Organe, insbesondere der Nieren, sind erforderlich und sollten nicht vernachlässigt werden.

Morbus Crohn | 5.10

Chronisch entzündliche Darmerkrankungen können mit ausgeprägten rheumatischen Gelenkentzündungen einhergehen. Der Morbus Crohn, auch Enteritis regionalis oder Crohnsche Erkrankung genannt, gehört zu diesen Erkrankungen. Man nennt dies eine enteropathische Arthropathie, also eine Gelenkerkrankung, die von innen, vom Darm kommt. Die Stärke der rheumatischen Beschwerden, die sich wie eine Arthritis äußern, hängt vom Ausmaß der Darmentzündung ab.

Der Morbus Crohn tritt im Magen-Darm-Trakt und hier besonders im Dünndarm auf. Er geht einher mit Bauchschmerzen, schleimig-eitrigen Durchfällen, häufig starkem Krankheitsgefühl und Gewichtsabnahme. Die Darmschleimhaut ist entzündet, hat Risse und Geschwüre. In weiter fortgeschrittenen Phasen sind Dünn- und Dickdarm häufig stark deformiert. Fisteln bilden sich, also röhrenförmige Querverbindungen zwischen Darmabschnitten. Durch Narben und Verformungen verengt sich der Darm an manchen Stellen. Die Darmfunktion ist stark beeinträchtigt.

Die Gelenkbeschwerden beim Morbus Crohn können der eigentlichen Darmerkrankung folgen oder gleichzeitig auftreten, ihr in seltenen Fällen auch vorausgehen. Am häufigsten sind Knie-, Sprung-, Hand-, Ellenbogen-, Schulter-, Finger- und Zehengelenke entzündet, meist asymmetrisch. Auch ist ein Befall der Wirbelsäule möglich: in

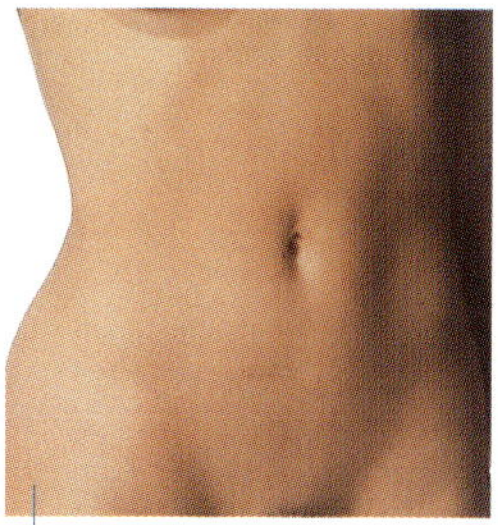

Ein kranker Darm wirkt sich auf den gesamten Körper aus.

Form einer Kreuzbein-Darmbein-Entzündung (Sacroileitis) oder einer Wirbelgelenkentzündung (Spondylitis). Dabei sind Gelenkzerstörungen eher die Ausnahme. Augen, Haut und andere Organe können mitbetroffen sein.

Der Krankheitsbeginn des Morbus Crohn liegt in der Regel im dritten Lebensjahrzehnt. Frauen und Männer sind etwa gleich häufig betroffen. Bei fünf bis 20 Prozent der Crohn-Kranken entzünden sich periphere Gelenke oder die Wirbelgelenke, bei zwei bis fünf Prozent erkranken die Wirbelsäulengelenke an verschiedenen Störungen. Morbus Crohn verläuft in Schüben. Phasen relativen Wohlbefindens bis hin zur Beschwerdefreiheit wechseln mit schwerer Krankheitsaktivität ab.

Was sind die Ursachen?

Die Ursachen des Morbus Crohn sind weitgehend unbekannt. Eine familiäre Veranlagung wird wegen bestimmter HLA-Antigene vermutet (Seite 27). Psychisch belastende Faktoren können die Krankheit fördern und akute Schübe auslösen. Aus nicht näher bekannten Gründen entzündet sich die Darmwand, wobei unbekannte Antigene über den Darm in die Blutbahn gelangen. In den Gelenken lösen diese Immunreaktionen aus und unterhalten so die Autoimmunerkrankung. Bekannt ist, dass Rauchen den Krankheitsverlauf negativ beeinflusst.

Moderne Homöopathie bei Morbus Crohn

Im Reckewegschen Sinne sind chronische Darmentzündungen wie Morbus Crohn als Autoaggressions- und Autoimmunerkrankungen in die zellulären, insbesondere in die Degenerationsphase einzuordnen.

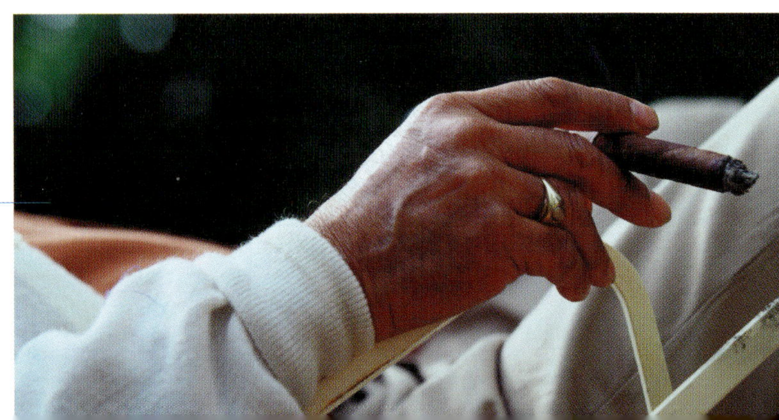

Rauchen verlangsamt den Heilungsprozess.

Neben der symptombezogenen Therapie der arthritischen Beschwerden (Seite 122, Seite 190) steht die Behandlung der Grunderkrankung des Darms im Vordergrund. Die Antihomotoxische Therapie erfolgt unterstützend oder kombiniert mit der konventionellen Behandlung.

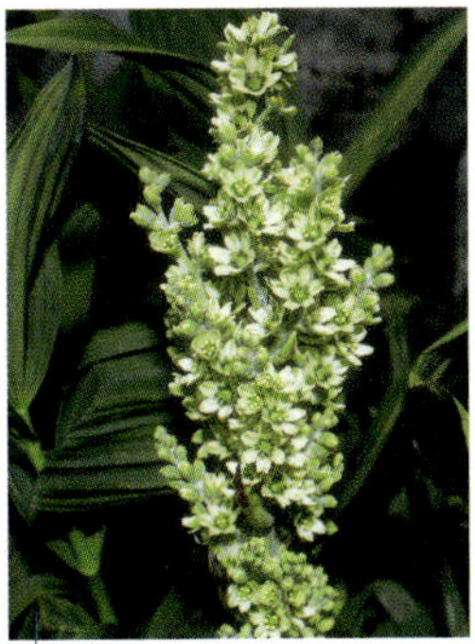

Veratrum album, weißer Germer

> **MEDIKAMENTE ZUM EINNEHMEN:** Traumeel steht als Entzündungsmittel an erster Stelle, sowohl für die arthritischen Beschwerden als auch für die Darmentzündung. Abhängig von den individuellen Gelenkbeschwerden wird es mit weiteren symptombezogenen Mitteln kombiniert. Traumeel Salbe kann auch örtlich an betroffenen Gelenken aufgetragen werden. Bei Durchfällen ist primär an Diarrheel Tabletten, Podophyllum compositum Tropfen sowie Veratrum-Homaccord Tropfen zu denken. Bei Fistelbildungen im Darm sollten Cruroheel Tabletten eingesetzt werden. Generell sollten bei entzündlichen Darmleiden Präparate mit homöopathisiertem Quecksilber angewendet werden, zum Beispiel als Mercurius-Heel Tabletten. Stehen ausgeprägte psychische Verstimmungen mit im Vordergrund, sollten Nervoheel-Tabletten oder Ignatia-Homaccord Tropfen regelmäßig mit den anderen Mitteln kombiniert werden.

> **INJEKTIONSBEHANDLUNG DURCH THERAPEUTEN:** Die genannten Präparate Traumeel, Podophyllum compositum und Ignatia-Homaccord können auch in Spritzenform verabreicht werden, um den Verdauungstrakt zu umgehen. Das Quecksilber, Mercurius solubilis Hahnemanni, ist übrigens auch in Traumeel enthalten, kann jedoch bei Entzündungsprozessen aller Art zusätzlich in die Therapie miteinbezogen werden, zum Beispiel als Mercurius solubilis Hahnemanni-Injeel in verschiedenen Potenzen. Zur Antihomotoxischen Standardtherapie gehören aus- und ableitende und die Entgiftung fördernde Präparate wie Lymphomyosot, Galium-Heel, Hepar compositum, Nux vomica-Homaccord und Solidago compositum, ebenso Katalysatoren des Zitronensäurezyklus, Coenzyme compositum und Ubichinon compositum zur Aktivierung blockierter Enzymsysteme.

Zur Regeneration der betroffenen Gewebe, zur Regulation des Hormonsystems und zur Immunmodulation ist zum einen die Breitspektrumnosode Psorinoheel in die Behandlung miteinzubeziehen. Weitere Mittel wirken unterstützend wie das Schleimhautmittel Mucosa compositum, Suis-Organpräparate wie Colon suis-Injeel sowie Hypophysis suis-Injeel, Hypothalamus suis-Injeel, Thalamus compositum, Tonsilla

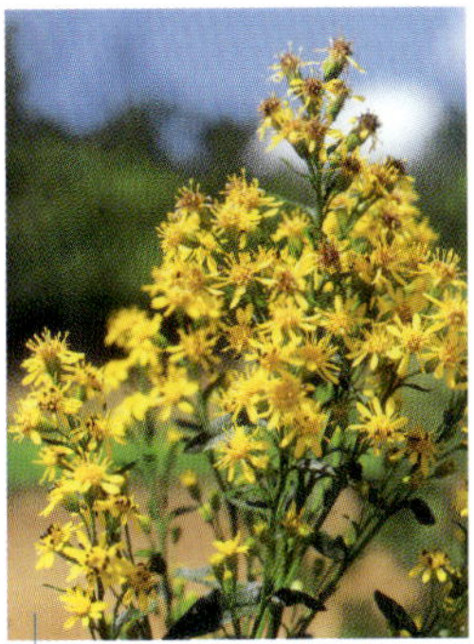

Solidago virgaurea, Echte Goldrute

compositum Ampullen und Thyreoidea compositum Ampullen. Die wechselnde Anwendung einmal wöchentlich als Auto-Sanguis-Stufentherapie hat sich bewährt.

Finden sich in der individuellen Krankenvorgeschichte Hinweise auf medikamentös unterdrückte Infektionskrankheiten, so sind phasenweise die entsprechenden Nosodenpräparate einzusetzen. Eine Vitamin-C-Hochdosis-Infusionstherapie sollte erwogen werden.

Weitere Therapien bei Morbus Crohn

Die üblicherweise schulmedizinisch eingesetzten nicht-steroidalen Antirheumatika stoßen beim Morbus Crohn wegen der bekannten Nebenwirkungen im Magen-Darm-Trakt auf enge Grenzen. Daher sollten pflanzliche Mittel wie Weihrauch (z.B. Olibanum Zilly; H15 Weihrauch Tabletten), Teufelskralle (z.B. Allya Tabletten) sowie eine Mischung aus Esche, Zitterpappel und Goldrute (z.B. Phytodolor) versuchsweise angewandt werden. Sie können sowohl die arthritischen Beschwerden als auch die Darmerkrankung lindern. Eine Enzymtherapie mit Phlogenzym oder Mulsal ist zu erwägen, vor allem im Hinblick auf die entstehenden Immunkomplexe. Insbesondere bei den primären Darmerkrankungen wie Morbus Crohn ist eine Behandlung nach Mayr sowie eine mikrobiologische Therapie sinnvoll.

Sauerstoff- und Hämatogene Oxidationstherapie begünstigen unter anderem den Zellstoffwechsel und die Regeneration beeinträchtigter Organfunktionen. Besonders beim Morbus Crohn kann die Verabreichung von Ozon über eine Darmbegasung (Darminsufflation) sehr gute Wirkung zeigen. Eine psychotherapeutische Behandlung ist in vielen Fällen unterstützend und individuell in Betracht zu ziehen.

Tipps für den Alltag

Vorsichtig und wohldosiert kann die Kneipp-Therapie die Behandlung unterstützen. Eine schadstoff-, linolsäure- und arachidonsäurearme Ernährung nach Mayr-Kriterien ist als eigenverantwortliche Selbstbehandlung uneingeschränkt empfehlenswert. Dabei sollten individuelle Lebensmittelunverträglichkeiten berücksichtigt werden. Das Gleiche gilt für eine grundlegende Nahrungsergänzung mit Vitaminen, Mineralien und

Spurenelementen in Form von Kombinationspräparaten wie beispielsweise dem Vitalstoffgetränk LaVita oder Orthomol-Produkten. Weitere selbstverantwortliche Therapiefaktoren sind die Beachtung des Biorhythmus von Magen und Darm und die Anwendung von Entspannungsverfahren wie Autogenes Training oder Muskelentspannung nach Jacobson.

Muskelerkrankungen | 5.11

Unter den entzündlichen Muskelerkrankungen werden verschiedenartige Erkrankungen zusammengefasst. Die wichtigsten Muskelentzündungen oder Myositiden sind die Polymyositis, die Dermatomyositis und die Einschlusskörper-Myositis, abgekürzt IBM (vom englischen „inclusion body myositis").

Bei der **POLYMYOSITIS** sind Skelettmuskeln chronisch entzündet und geschwächt, vor allem im Schulter- und Beckengürtel. Innere Organe wie Herz und Speiseröhre können mitbefallen sein. Erste Krankheitszeichen sind allgemeine Schwäche, bei Kindern und Jugendlichen oft auch Fieber. Die Beschwerden werden wie ein starker Muskelkater beschrieben. Treppen steigen, Aufstehen aus dem Sitzen und Haare kämmen fallen schwer. Die Schmerzen werden stärker bei Belastung. Gelenkschmerzen und -entzündungen können den Muskelsymptomen vorausgehen. Besonders Finger-, Hand- und Kniegelenke können betroffen sein, die Gelenke werden aber nicht zerstört.

Bei der **DERMATOMYOSITIS** sind zusätzlich Hautgebiete an den Augenlidern, Wangen und am Hals gerötet, auch an den Streckseiten von Armen und Beinen und den Fingernägeln.

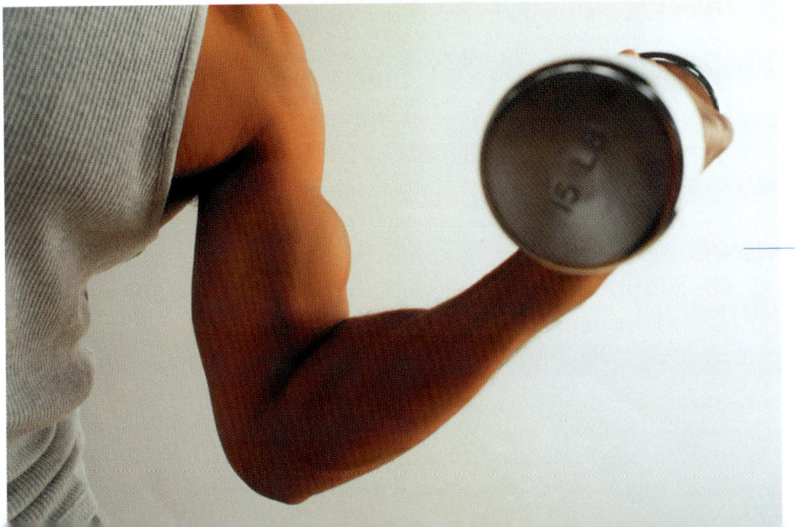

Die Einschlusskörpermyositis betrifft vor allem das Becken, die Oberschenkel und Oberarme.

Bei der **EINSCHLUSSKÖRPER-MYOSITIS** sind die Muskeln asymmetrisch betroffen, vor allem an Oberschenkeln, Becken und Oberarmen. Der Verlauf ist schleichend. Es können Schluckbeschwerden bestehen. Ein Befall anderer innerer Organe ist im Rahmen dieser Grunderkrankung nicht bekannt.

Was sind die Ursachen?

Bei den entzündlichen Muskelerkrankungen handelt es sich um Autoimmunleiden mit letztlich ungeklärter Ursache. Virusinfekte werden als Auslöser diskutiert, konnten aber bisher nicht eindeutig nachgewiesen werden. Insbesondere bei der Dermatomyositis ist ein Zusammentreffen mit bösartigen Tumoren auffällig häufig. Sie kann als Begleiterscheinung bei Lungen-, Magen-, Eierstocks- und Gebärmutterkrebs auftreten.

Moderne Homöopathie bei Muskelerkrankungen

Die chronisch entzündlichen Muskelerkrankungen sind der Degenerationsphase zuzuordnen. Eine Antihomotoxische Therapie erfolgt unterstützend zur konventionellen Behandlung.

> **MEDIKAMENTE ZUM EINNEHMEN:** Traumeel ist als entzündungshemmendes Mittel die erste Wahl. Curare-Injeel, Lathyrus sativus-Injeel, Manganum aceticum-Injeel wie auch Oleander-Injeel zielen auf die Behandlung der lähmigen Schwäche. Sie können zum Beispiel mit Traumeel Tropfen gemischt verabreicht werden.

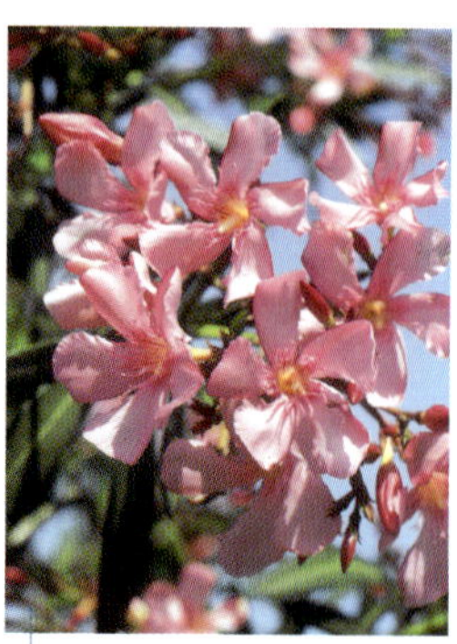

Nerum oleander, Oleander

> **INJEKTIONSBEHANDLUNG DURCH THERAPEUTEN:** Neben Traumeel und den symptombezogenen Injeelen ist eine tief greifende Antihomotoxische Behandlung anzuraten. Hierzu dienen Hepar compositum, Solidago compositum, Lymphomyosot, Ubichinon compositum und Coenzyme compositum. Discus compositum wirkt auf Knochen, Gelenke und Muskulatur, Musculus suis-Injeel sollte zur Regeneration der Muskulatur eingesetzt werden. Psorinoheel ist als Breitspektrumnosode zwischendurch anzuwenden. Thyreoidea compositum, Tonsilla compositum, Ovarium compositum bei Frauen und Testis compositum

bei Männern regen Bindegewebs- und Drüsenfunktionen an.

Auch an die Diphtherinum Nosode sollte gedacht werden. Der wechselnde Einsatz im Rahmen einer Auto-Sanguis-Stufentherapie empfiehlt sich einmal wöchentlich. Vitamin-C-Hochdosisinfusionen zu Behandlungsbeginn und im Intervall unterstützen die Therapie.

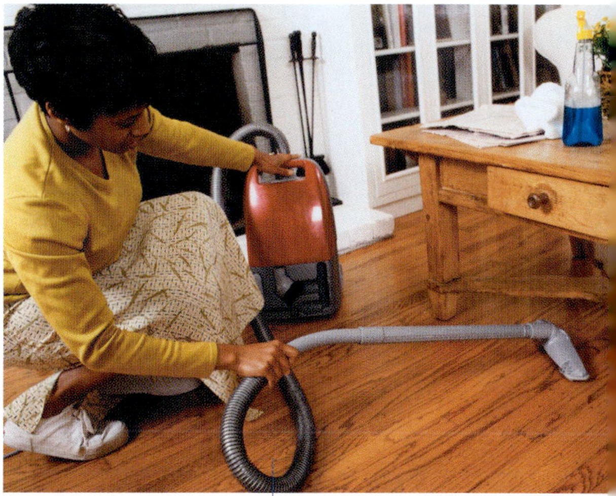

Sind die Muskeln entzündet, können schon einfache Bewegungen schmerzen.

Weitere Therapien bei Muskelerkrankungen

Eine phytotherapeutische Entzündungshemmung mit Weihrauch, Teufelskralle, Weidenrinde oder der Mischung aus Zitterpappel, Esche und Goldrute (als Phytodolor) kann alternativ zu einer Kortisontherapie versucht werden, auch um Kortison einzusparen. Eine Kombination mit Enzymen wie Phlogenzym oder Mulsal ist möglich.

Ozon-Eigenblutinfusionen oder die Hämatogene Oxidationstherapie können nach einer anfänglichen Serienbehandlung im Intervall mit guter Wirksamkeit zum Einsatz kommen (Seite 78).

Injektionen mit homöopathisch aufbereiteter Ameisensäure (Acidum formicicum) sollten im Sinne der Bindegewebsregenerierung versucht werden. Auch sollte an immunmodulierende Thymuspräparate gedacht werden.

Eine Behandlung nach Mayr zur Darmreinigung und allgemeinen Entgiftung kann als Basistherapie angesehen werden, die von einer Mikrobiologischen Therapie gefolgt sein kann.

Tipps für den Alltag

Bei allen Muskelerkrankungen können prinzipiell die im Kapitel 5.2 bei der chronischen Polyarthritis aufgeführten Hinweise empfohlen werden. Zur allgemeinen Stärkung können Kneippsche Anwendungen in vorsichtiger Dosierung probiert werden. Auch die Anregungen bei anderen rheumatischen Autoimmunerkrankungen können hier versucht werden.

5.12 | Nervenschmerzen

Nervenschmerzen oder Neuralgien entstehen durch Reizung sensibler, das heißt schmerzvermittelnder Nervenanteile. Die Schmerzen äußern sich attackenweise reißend, ziehend oder brennend. Sie können zum Beispiel im Gesicht als Trigeminusneuralgie, am Hinterkopf als Occipitalneuralgie oder an den Zwischenrippennerven als Interkostalneuralgie auftreten. Prinzipiell können sie aber an jedem Nerv vorkommen.

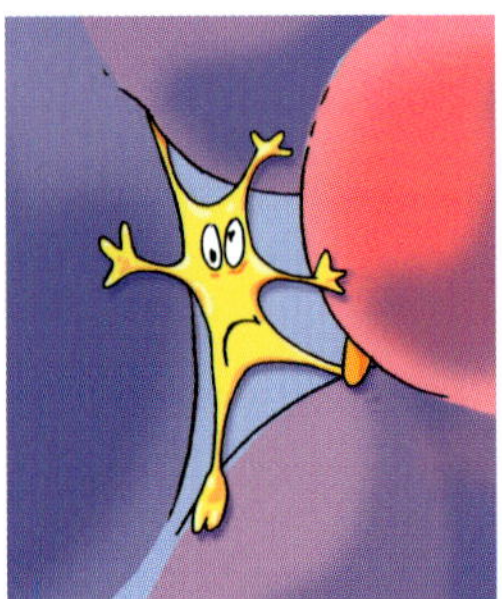

Neuralogie: Ein bedrängter Nerv ruft um Hilfe.

Was sind die Ursachen?

Nervenschmerzen können sich nach infektiösen Erkrankungen, beispielsweise nach einer Gürtelrose einstellen. Sie können jedoch auch im Rahmen anderer Leiden, zum Beispiel dem Morbus Bechterew oder rückenmarksnahen Entzündungen und Tumoren vorkommen. Häufig ist die Ursache aus schulmedizinischer Sicht unbekannt. Naturmedizinisch gesehen, stellen Neuralgien den Hilferuf eines „verschlackten und versotteten Nerven“ dar.

Moderne Homöopathie bei Nervenschmerzen

Nervenschmerzen sind in der Imprägnationsphase anzusiedeln.

> **MEDIKAMENTE ZUM EINNEHMEN:** Je nach Lokalisation sind verschiedene Mittel angezeigt. Bei Neuralgien im Kopf- und Halsbereich empfehlen sich Colocynthis-Homaccord Tropfen oder Spigelon (Tropfen und Tabletten). Bei Interkostalneuralgien haben sich Ranunculus-Homaccord Tropfen, Mezereum-Homaccord Tropfen oder Cimicifuga-Homaccord Tropfen bewährt. Bei Ischiasneuralgien sind Colocynthis-Homaccord Tropfen wirksam. Bei Hoden- und Samenstrangneuralgien können Berberis-Homaccord Tropfen helfen.

Bei stechenden und krampfhaften Schmerzen ist an Spascupreel Tabletten zu denken, auch Bryaconeel Tabletten sind oft allgemein schmerzlindernd wirksam. Bei Auslösung und Verschlechterung durch Kälte und Nässe empfiehlt sich Dulcamara-Homaccord, bei Verschlimmerung durch Wetterwechsel Rhododendroneel.

> **INJEKTIONSBEHANDLUNG DURCH THERAPEUTEN:** Die genannten Präparate zum Einnehmen können auch als Injektionen verabreicht werden. Neuralgo-Rheum-Injeel kann sie ergänzen. Wesentlich ist außerdem eine tief greifende Antihomotoxische Behandlung mit Lymphomyosot, Hepar compositum, Solidago compositum, Coenzyme compositum und Ubichinon compositum oder anderen Katalysatoren des Zitronensäurezyklus. Neben Psorinoheel sollten fallabhängig auch andere Nosoden eingesetzt werden. Die Präparate können auch lokal im betroffenen Nervenbereich in oder unter die Haut oder an Akupunkturpunkten verabreicht werden. Auto-Sanguis-Stufentherapie einmal wöchentlich hat sich bewährt. Vitamin-C-Infusionen können die Antihomotoxische Behandlung beschleunigen.

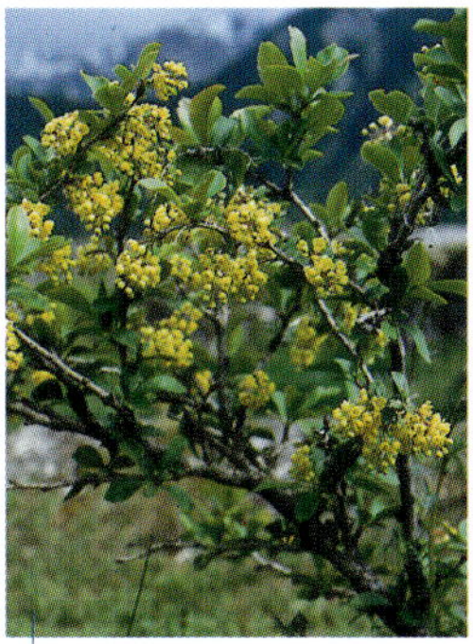

Berberis vulgaris, Berberitze

Weitere Therapien bei Nervenschmerzen

Hochdosierte Vitamin-B-Komplexinjektionen sind sehr wirksam. Aus der Pflanzenheilkunde empfiehlt sich die vorsichtige Gabe von Aconitum, auch Eisenhut genannt. Auch Teufelskralle, Weidenrinde und die Mischung aus Esche, Pappel, Goldrute in Phytodolor können ausprobiert werden. Auch die Pestwurz kann versuchsweise verabreicht werden, zum Beispiel mit Petadolex Kapseln.

Neuralgien sprechen in der Regel sehr gut auf Akupunktur und Neuraltherapie an. Auch vorsichtige Elektrotherapie mit der TENS-Behandlung zeigt häufig gute Erfolge. Lymphdrainagen im betroffenen Areal sind empfehlenswert. Auch Fußreflexzonentherapie kann hilfreich sein. Je nach Ort der Nervenschmerzen ist an lokal ausleitende Verfahren wie Blutegel, Cantharidenpflaster und Baunscheidtieren zu denken. Hochdosierte Enzymtherapie mit Phlogenzym oder Mulsal kann häufig von den Schmerzen befreien. Eine Basisentgiftung mittels einer Mayr-Kur ist – wo immer möglich – empfehlenswert.

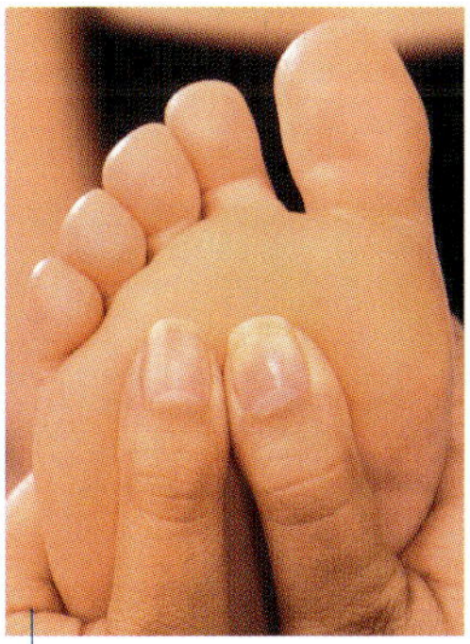

Fußmassage kann die Beschwerden bei Nervenschmerzen lindern.

Tipps für den Alltag

Ausgeglichene Arbeits-, Ruhe-, Freizeit- und Schlafphasen im Sinne der Ordnungstherapie nach Kneipp können hilfreich sein. Entspannungsverfahren wie die Muskelrelaxation nach Jacobson, Autogenes Training und andere können unterstützend schmerzlindernd wirken.

Auch ist eine Nahrungsumstellung auf schadstoff-, linolsäure- und arachidonsäurearme Kost ratsam. Die Esskultur nach Mayr sollte berücksichtigt werden. Auf eine ausreichende Vitamin-, Mineralien- und Spurenelementezufuhr ist zu achten, zum Beispiel mit dem Vitalstoffgetränk LaVita, Orthomol-Präparaten und anderen Produkten.

5.13 | Osteoporose

Die Osteoporose, auch Knochenschwund genannt, ist durch eine Abnahme der Knochenmasse und -qualität des gesamten Skelettsystems gekennzeichnet. Gleichzeitig ist die Anfälligkeit für Knochenbrüche erhöht. Osteoporose ist die häufigste Erkrankung des Knochenstoffwechsels. In Europa, Amerika und Japan sind schätzungsweise 75 Millionen Menschen von ihr betroffen. Rund ein Drittel der Frauen sollen nach der letzten Regelblutung eine Osteoporose entwickeln. Mehr als 50 Prozent der über 75-Jährigen haben osteoporotische Veränderungen an den Knochen.

Die Osteoporose wird in verschiedene Formen unterschieden. Ein verstärkter Knochenabbau im Bereich der Wirbelkörper tritt vor allem bei Frauen nach den Wechseljahren auf. Dagegen werden im höheren Alter eher die langen Röhrenknochen an Beinen und Armen brüchig. Dumpfe Rückenschmerzen, die unter Belastung, bei Stehen und Sitzen zunehmen und sich in Ruhe und beim Liegen bessern, sind typische Beschwerden. Je nach Belastung können die Schmerzen sehr stark sein. Die Betroffenen bemerken, dass sie kleiner werden. Da die Rumpflänge abnimmt, entsteht das Gefühl, als ob die Arme länger geworden wären. Die Körperhaltung ändert sich: Sie ist zunehmend nach vorne gebeugt, der Rücken rundet sich im Bereich der Brustwirbelsäule. Man sprach hier früher auch von einem „Witwenbuckel".

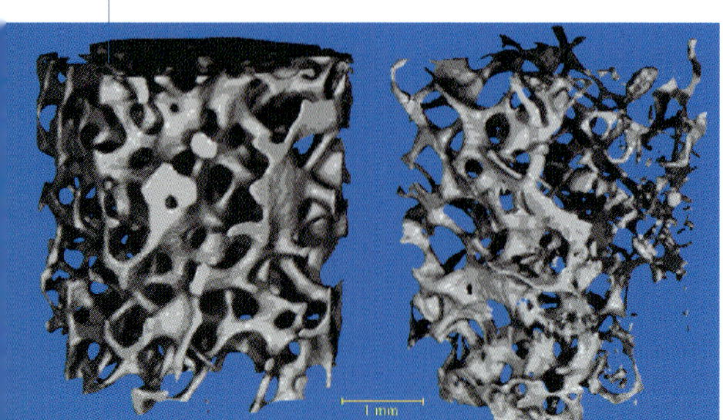

Struktur eines gesunden (links) und eines osteoporotischen Knochens (rechts).

Die Osteoporose ist mit einer erhöhten Knochenbruchneigung verbunden. Die Häufigkeit von Brüchen wird auf acht bis zehn Prozent geschätzt. In vielen Fällen kommt es zu unzähligen Miniaturbrüchen an den Wirbelkörpern der Wirbelsäule, so dass sich die Form der Wirbel verändert (Fisch- oder Keilwirbel). Die Patienten bemerken diese Brüche oft gar nicht.

Massive Wirbeleinbrüche sind seltener. Von größerer Bedeutung sind aber Brüche an Unterarm, Oberschenkel und Schenkelhals, die häufig durch Bagatellverletzungen, Stürze und geringe Gewalteinwirkung verursacht werden.

Was sind die Ursachen?

Neben natürlichen Alterungsvorgängen und einer genetischen Veranlagung werden verschiedenste Faktoren als Ursachen der Osteoporose diskutiert. In jedem Fall besteht ein Missverhältnis zwischen Knochenaufbau und -abbau. Die Aufnahme von Kalzium in die Knochen ist vermindert. Eine ganze Reihe von Faktoren erhöhen das Risiko, an Osteoporose zu erkranken (siehe Kasten).

Risikofaktoren der Osteoporose

- mangelnde Bewegung
- kalziumarme Ernährung
- Störung der Kalziumaufnahme aus dem Magen-Darm-Trakt
- Mangel an weiblichen oder männlichen Geschlechtshormonen nach den Wechseljahren
- hoher Koffein-, Nikotin- und Alkoholkonsum
- Krankheiten der Schilddrüse oder der Nebenniere
- Zuckerkrankheit
- chronische Darmleiden
- chronisch entzündliche Polyarthritis
- Langzeiteinnahme von Medikamenten wie Kortison

Die Schulmedizin verabreicht zur Osteoporosetherapie in erster Linie Kalzium und Vitamin D sowie Fluoride zur verbesserten Kalziumaufnahme und Stimulation des Knochenaufbaus. Auch das Hormon Kalzitonin, das den Kalkstoffwechsel reguliert, wird eingesetzt. Ein neueres Therapiekonzept stellen die Bisphosphonate dar, die eine Zunahme der Knochenmasse bewirken und das Risiko von Wirbelfrakturen verringern. Eine vorbeugende Einnahme von Östrogenen jenseits der Wechseljahre wird propagiert, um den vermehrten Knochenabbau zu stoppen. Eine solche Hormonbehandlung wird aber angesichts eines potenziellen Krebsrisikos zunehmend in Frage gestellt.

Moderne Homöopathie bei Osteoporose

Die Osteoporose gehört der Degenerationsphase an.

> **MEDIKAMENTE ZUM EINNEHMEN:** Begleitend zur schulmedizinischen Behandlung empfehlen sich Calcoheel und Osteoheel Tabletten zur Unterstützung des Kalk- und Knochenstoffwechsels. Symptombezogene Mittel werden in Abstimmung auf die individuellen Beschwerden kombiniert, zum Beispiel Rhododendroneel bei wetterbedingter Ver-

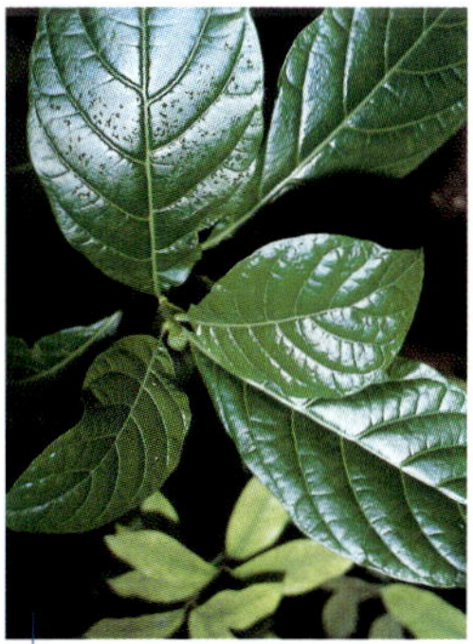

Chinchona succirubra, Chinarindenbaum

schlimmerung, China-Homaccord Tropfen und Ranunculus-Homaccord Tropfen bei Schmerzen im Brustwirbelsäulenbereich. Auch Lymphomyosot (Tabletten oder Tropfen) empfehlen sich zur langfristigen ausleitenden Behandlung.

> **INJEKTIONSBEHANDLUNG DURCH THERAPEUTEN:** Aus- und Ableitungsorgane, blockierte Enzymsysteme, Zellstoffwechsel, Bindegewebs- und Drüsenfunktionen müssen angeregt, Zellen regeneriert werden. Das geschieht mit Lymphomyosot, Galium-Heel, Hepar compositum, Solidago compositum, Coenzyme compositum, Ubichinon compositum und Psorinoheel. Insbesondere sollten diese Mittel auch als Auto-Sanguis-Stufentherapie in wechselnden Kombinationen angewandt werden.

Discus compositum, Os suis-Injeel und Medulla ossis suis-Injeel stimulieren die Knochen, Glandula parathyreoidea suis-Injeel regt die Nebenschilddrüsenfunktionen an, die den Knochenstoffwechsel wesentlich steuern. Bei Frauen sollte zur Regulation des weiblichen Hormonhaushaltes Hormeel oder Ovarium suis-Injeel in den Therapieplan einbezogen werden. Bei Männern ist an Testis suis-Injeel zu denken. Eine Vitamin-C-Infusionstherapie empfiehlt sich zusätzlich.

Weitere Therapien bei Osteoporose

Eine pflanzliche Schmerztherapie kann mit Teufelskralle, Weidenrinde oder Esche-Pappel-Goldrute-Mischung (Phytodolor) bei schmerzhaften Krankheitsphasen erfolgen. Eine Enzymtherapie mit Mulsal, Phlogenzym sowie Vitamin E wirkt oft hilfreich. Zur Schmerzlinderung haben sich auch die verschiedenen Akupunkturverfahren bewährt.

Im Bereich der Wirbelsäule können ausleitende Verfahren wie Schröpfen oder auch Baunscheidtieren vorsichtig angewendet werden. Eine sanft geleitete Mayr-Kur, am ehesten beginnend mit einer milden Ableitungsdiät, erscheint sinnvoll. Auch Ozon-Eigenblutbehandlung und Hämatogene Oxidationstherapie sind unter anderem zur Stoffwechselaktivierung und Regenierung angezeigt.

Schröpfen hilft gegen Rückenschmerzen.

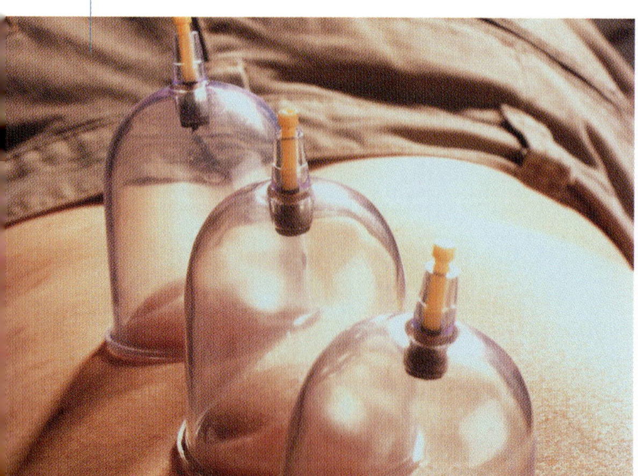

Tipps für den Alltag

Feuchtwarme Wickel, Heublumenbäder, Heublumensäcke und Fangopackungen auf dem Rücken sind empfehlenswert. Dagegen wird von mittelstarken oder gar stark wirkenden Kneippschen Anwendungen abgeraten!

Regelmäßige körperliche Aktivität, ausreichende Bewegung in vernünftigem, nicht übertriebenem oder einseitigem Ausmaß sind vorbeugend sinnvoll. Insbesondere Schwimmen kann empfohlen werden. Das Risiko, im Alltag zu stürzen, sollte wegen der Gefahr von Knochenbrüchen soweit wie möglich minimiert werden. Im Sinne der Kneippschen Ordnungstherapie ist auf ein ausgewogenes Verhältnis von Arbeits-, Ruhe-, Freizeit- und Schlafphasen zu achten.

Lebensmittel	Kalziumgehalt
Milch	120
Joghurt	120
Bergkäse	1 100
Appenzeller	800
Feta	500
Fenchel	109
Broccoli	105
Grünkohl	210
Kichererbsen	124
weiße Bohnen	113
Sesam	783
Amaranth	308
Haselnüsse	225
Oliven	96

Beispiele für kalziumreiche Lebensmittel (Milligramm Kalzium je 100 Gramm Lebensmittel)

Die Ernährung sollte kalziumreich und schadstoffarm sein, unter Beachtung der Mayrschen Esskultur. Übergewicht sollte unbedingt abgebaut werden. Kaffee, Alkohol und Nikotin sind zu vermeiden. Eine orthomolekulare Nahrungsergänzung mit Vitaminen, Mineralien und Spurenelementen, zum Beispiel in Form des Vitalstoffgetränks LaVita oder Orthomol-Präparaten wird angeraten. Frauen jenseits der Wechseljahre können alternativ zu synthetischen Östrogenen die Einnahme von Phytoöstrogenen als Nahrungsergänzung erwägen. Hier bieten sich zum Beispiel Phyto Soya Kapseln oder die Rotklee enthaltenden Menoflavon Kapseln an.

Polymyalgia rheumatica | 5.14

Die Polymyalgia rheumatica ist eine hochentzündliche Erkrankung, die vor allem bei älteren Menschen vorkommt. Typischerweise klagen die Erkrankten über plötzlich einsetzende, sehr heftige symmetrische Schmerzen im Schulter- und Beckengürtel, die Tag und Nacht – oft wellenförmig – vorhanden sind. Morgens sind die Muskeln steif und in der Bewegung beeinträchtigt. Das bedeutet auch der Name der Krankheit: Die Silbe „my“ steht für Muskeln und „algia“ für Schmerz,

„poly“ bedeutet mehrere. Die Polymyalgia rheumatica ist also mit einem rheumatischen Schmerz an mehreren Muskeln verbunden.

Hinzukommen können Abgeschlagenheit, Gewichtsabnahme, depressive Verstimmung und Fieber. 20 bis 50 Prozent der Patienten klagen über anhaltende Kopfschmerzen und Kaubeschwerden. Die Schläfenarterie ist geschwollen und reagiert auf Berührung mit Schmerzen. Auch Seh- und Hörstörungen, vorübergehender Sehverlust und Schwindel können auftreten. Selten kommen Schlaganfälle als Folge einer Minderdurchblutung des Gehirns und andere Organkomplikationen dazu. An Armen und Beinen können sich Durchblutungsstörungen mit einem Kältegefühl entwickeln. In 20 Prozent der Fälle kommen flüchtige Schmerzen und Schwellungen an Knie-, Hand- und Fußgelenken vor.

Was sind die Ursachen?

Oft haben die Polymyalgia-rheumatica-Patienten eine Infektion in ihrer Krankenvorgeschichte. Aber auch ohne greifbaren Grund kommt es zu Entzündungen der Gefäßwände im ganzen Körper. Die Ursache ist letztlich unbekannt. Eine genetische Veranlagung wird diskutiert. Die Polymyalgia rheumatica ist also keine primäre Muskel- oder Gelenkerkrankung, sondern gehört zu den systemischen Blutgefäßentzündungen (Vaskulitiden) mit gleichzeitigen rheumatischen Beschwerden. Frauen sind zwei bis viermal häufiger betroffen als Männer.

Moderne Homöopathie bei Polymyalgia rheumatica

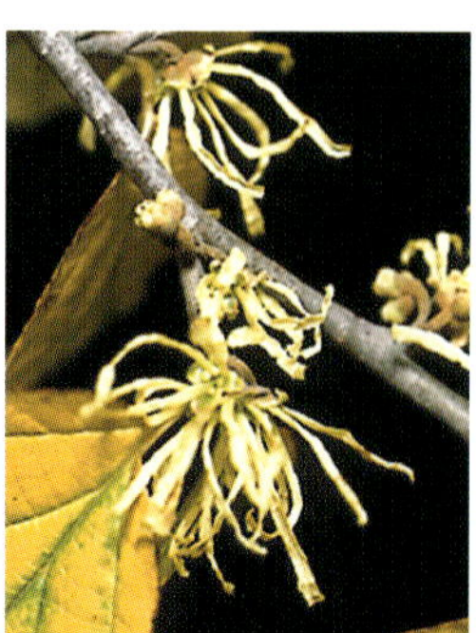

Hamamelis virginiana, Zaubernuss

Im Reckewegschen Sinne ist die Polymyalgia rheumatica eine Inflammationsphase mit hoher Entzündungsaktivität. Die Behandlung erfolgt unterstützend zur schulmedizinischen Therapie.

> **MEDIKAMENTE ZUM EINNEHMEN:** Basismittel ist das entzündungshemmende und schmerzlindernde Traumeel, das mit Rheuma-Heel, Neuralgo-Rheum-Injeel und anderen symptombezogenen Mitteln kombiniert werden sollte. Zur Verbesserung der entzündungsbedingten Durchblutungsstörungen sind Aesculus-Heel Tropfen, Hamamelis-Homaccord Tropfen oder Arteria-Heel Tropfen einzusetzen. Unverzichtbar zur Ausleitungstherapie ist das Lymphomyosot.

> INJEKTIONSBEHANDLUNG DURCH THERAPEUTEN: Traumeel, Neuralgo-Rheum-Injeel und andere individuell symptombezogene Mittel werden mit durchblutungsverbessernden Präparaten wie Circulo-Injeel, aber auch Placenta compositum, Arteria suis-Injeel oder Aesculus-Injeel kombiniert. Lymphomyosot, Galium-Heel, Coenzyme compositum und Ubichinon compositum können mit diesen Mitteln gemeinsam als Auto-Sanguis-Stufentherapie verabreicht werden. Bei überstandenen Infekten in der Vorgeschichte sollten die entsprechenden Nosoden, aber auch Psorinoheel in den Therapieplan eingebaut werden. Hoch dosierte Vitamin-C-Infusionen unterstützen die Therapie.

Weitere Therapien bei Polymyalgia rheumatica

In erster Linie sind hier durchblutungsverbessernde Maßnahmen in Betracht zu ziehen. Die Hämatogene Oxidationstherapie oder die Ozontherapie haben sich dabei besonders bewährt. Neuraltherapie – auch mit den genannten Antihomotoxika – kann reflektorisch die Durchblutung verbessern, ebenso Akupunktur oder Injektionen mit den entsprechenden Präparaten in Akupunkturpunkte. Vitamin E und Enzyme wie Mulsal oder Phlogenzym bieten sich zur Entzündungshemmung an. Weihrauch als Langzeittherapie sollte versucht werden. Weidenrinde (z.B. Assplant), Teufelskralle (z.B. Allya Tabletten) oder die Mischung aus Esche, Pappel, Goldrute (Phytodolor) dienen als pflanzliche Schmerz- und Entzündungsmittel.

Alkohol wirkt sich bei allen entzündlichen Krankheiten negativ aus.

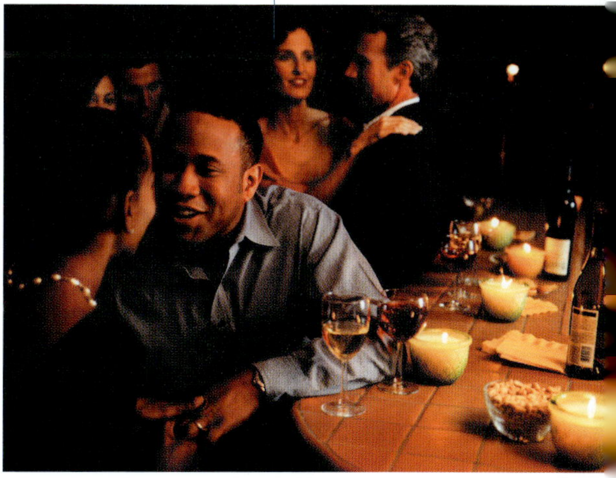

Eine Mikrobiologische Therapie und Darmsanierung ist in den allermeisten Fällen sinnvoll. Empfehlenswert ist eine vorangehende Darmreinigung nach Mayr, unter anderem auch zur Bindegewebssanierung und zur ganzheitlichen Entlastung des Organismus von Schadstoffen.

Tipps für den Alltag

Vorsichtig dosierte Kneipp-Anwendungen können hilfreich sein, wobei Sie selbst austesten müssen, inwieweit Sie diese vertragen.

In Anbetracht der entzündlich bedingten Durchblutungsstörungen bei der Polymyalgia rheumatica sollte das Rauchen absolut vermieden werden. Auch Alkohol sollte – wie auch bei anderen entzündlichen Störungen – weitestgehend weggelassen werden.

Eine schadstoff-, linolsäure- und arachidonsäurearme Ernährung unter Berücksichtigung der Esskultur nach Mayr kann uneingeschränkt empfohlen werden (siehe Seite98 und Ernährungsempfehlungen bei Arthritis).

Nässe- und Kälteschutz sind prinzipiell anzuraten. Die positiven Einflüsse einer Lebensführung mit ausgeglichenem Verhältnis von Arbeits-, Ruhe-, Freizeit- und Schlafphasen bei gleichzeitiger Stressreduktion – soweit realisierbar – sind in ihrer abwehrstärkenden Wirkung nicht zu unterschätzen.

5.15 | Reiter-Syndrom

Das Reiter-Syndrom – auch Morbus Reiter, Fiessinger-Leroy-Syndrom, urethro-okulo-artikuläres Syndrom oder Arthritis dysenterica genannt – ist durch drei Hauptbeschwerden gekennzeichnet: eine Harnröhrenentzündung, eine Augen-Bindehautentzündung und Gelenkentzündungen. Die Patienten sind meist jüngeren Alters und klagen über Schmerzen und Brennen beim Harnlassen, vorübergehende Durchfälle, uncharakteristische Erkältungs-, Haut- und Schleimhautbeschwerden, Fieber und entzündliche Gelenkbeschwerden.

Häufig zeigen sich schmerzhafte, entzündliche Schwellungen an Knie- oder Sprunggelenken, Fingern und Zehen, meist nur auf einer Seite. Sie sind oft begleitet von Entzündungen an Sehnen und anderen gelenknahen Weichteilen an Fersen, Sitzbein, Brustbeinrippen, Fingern und Zehen.

Augenentzündungen – besonders der Bindehäute – sowie Entzündungen der Schleimhäute im Bereich der Harn- und Geschlechtsorgane runden das Vollbild der Erkrankung ab. Am häufigsten sind Männer zwischen dem 20. und 40. Lebensjahr betroffen. Die ersten Erkenntnisse über diese Erkrankung gehen auf Arbeiten des Berliner Bakteriologen Hans Reiter (1881 – 1969) zurück, der der Krankheit ihren Namen gab.

Fachbegriffe

Urethritis = Harnröhrenentzündung
Konjunktivitis = Augen-Bindehautentzündung
Arthritiis = Gelenkentzündung

Was sind die Ursachen?

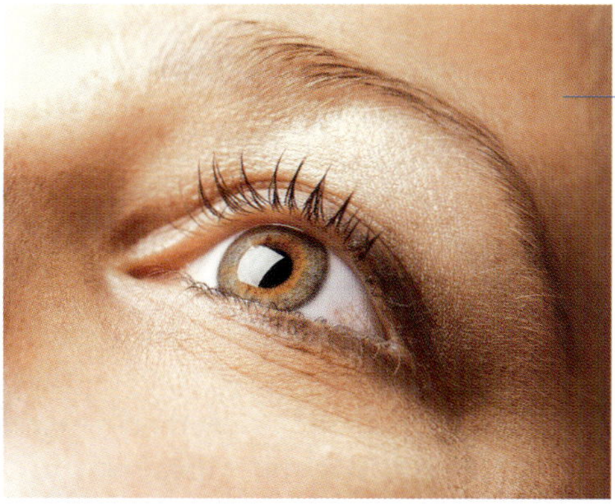

Das Auge ist beim Reiter-Syndrom häufig mitbetroffen.

Die drei Hauptsymptome des Reiter-Syndroms, Harnröhrenentzündung, Bindehautentzündung und Arthritis, treten während oder nach Infektionskrankheiten auf. Häufig handelt es sich dabei um Infektionen des Magen-Darm-Trakts oder der Nieren und Harnwege. Oft sind Bakterien wie Chlamydien, Salmonellen, Shigellen, Yersinien und andere beteiligt, die häufig sexuell übertragbar sind. Wenn aus irgendeinem Grund eine Abwehrschwäche besteht, können sich diese Bakterien im Körper ausbreiten und in den Gelenkhäuten festsetzen. Dort können sie örtliche Entzündungen, aber auch Gefäßentzündungen im ganzen Körper verursachen. Auch die Wirbel- und Kreuzbein-Darmbein-Gelenke können betroffen sein. Der häufige Nachweis des Leukozytenantigens HLA-B27 scheint auf eine erbliche Veranlagung zu reaktiven Gelenkentzündungen und anderen Begleitreaktionen hinzuweisen (Seite 27).

Moderne Homöopathie beim Reiter-Syndrom

Das Reiter-Syndrom ist der Inflammationsphase zuzuordnen.

> **MEDIKAMENTE ZUM EINNEHMEN:** Neben dem entzündungshemmenden Traumeel ist Mezereum-Homaccord als Hauptmittel zu nennen. Rhododendroneel und andere symptombezogene Mittel können kombiniert werden. Zur Behandlung der Augenbeschwerden bieten sich Oculoheel Tabletten, für die Harnröhrenentzündung Reneel oder Berberis-Homaccord an. Zur Ausleitung sollte konsequent Lymphomyosot eingenommen werden.

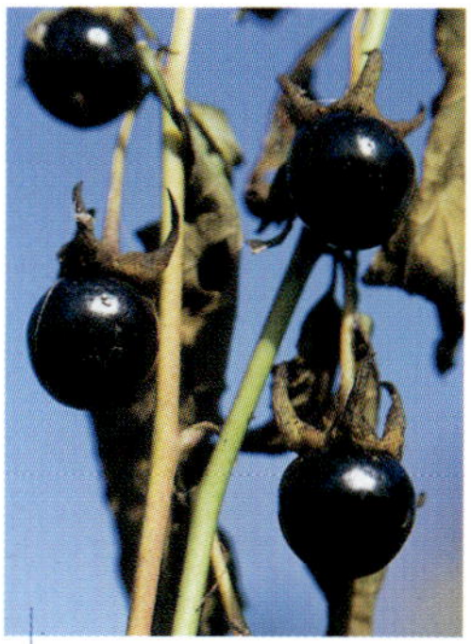

Atropa belladonna, Tollkirsche

> **INJEKTIONSBEHANDLUNG DURCH THERAPEUTEN:** Traumeel, Mezereum-Homaccord und Lymphomyosot gelten als Basismittel. Symptombezogene Mittel wie Apis-Homaccord, Belladonna-Homaccord, Ber-

beris-Homaccord, Solidago compositum und Suis-Organpräparate wie Mucosa compositum für die Schleimhäute, Oculus totalis suis-Injeel für die Augen, Urethra suis- oder Vesica urinaria suis-Injeel für Harnröhre und Blase werden im Wechsel kombiniert. Neben Psorinoheel sollten bei Infektionen in der Vorgeschichte die entsprechenden Nosoden, wie zum Beispiel Bacterium coli- oder Bacterium proteus-Injeel, in den Behandlungsplan eingebaut werden. Neben der konventionellen intramuskulären oder subkutanen Injektion werden die Mittel auch an Neuraltherapie- und Akupunkturpunkte gespritzt.

In der Auto-Sanguis-Stufentherapie werden die genannten Mittel abwechselnd eingesetzt, unter Einbeziehung von Katalysatoren wie Ubichinon compositum und Coenzyme compositum. Vitamin-C-Hochdosis-Infusionen, vor allem am Anfang der Behandlung und bei akut entzündlich-schmerzhaften Phasen, wirken unterstützend.

Weitere Therapien beim Reiter-Syndrom

Entzündungen und Schmerzen werden pflanzlich behandelt mit Weidenrinde (z.B. Assplant), Teufelskralle (z.B. Allya Tabletten), Weihrauch oder der Mischung aus Zitterpappel, Esche, Goldrute (z.B. Phytodolor). Aus der orthomolekularen Medizin bieten sich insbesondere Vitamin E und hochdosierte Enzympräparate wie Mulsal oder Phlogenzym an. Eine Mikrobiologische Therapie ist langfristig sinnvoll.

Bei akuten Gelenkbeschwerden erfolgen in erster Linie Kälteanwendungen, darüber hinaus auch physikalische Maßnahmen wie Iontophoresen, Ultraschalltherapie oder Kneippsche Anwendungen. Ein Versuch mit Blutegeln ist sinnvoll. Akupunktur ist zur Schmerzbehandlung geeignet. Hämatogene Oxidationstherapie und Ozonbehandlung sind oft sehr wirksam, auch subkutane Ozoninjektionen sind in Erwägung zu ziehen.

Tipps für den Alltag

Die unter Anleitung erlernte Krankengymnastik sollte zu Hause konsequent fortgeführt werden. Eine orthomolekulare Nahrungsergänzung mit dem Vitalstoffgetränk LaVita, Orthomol-Präparaten oder ähnlichen Produkten ist sinnvoll. Kühlung und Kneippsche Anwendungen kann die Beschwerden lindern.

Schleimbeutelentzündung | 5.16

Die Schleimbeutelentzündung oder Bursitis gehört zu den rheumatischen Weichteilerkrankungen. Schleimbeutel sind spaltartige Hohlräume an besonders druckbelasteten Stellen in Gelenken. Sie schützen weiche Gewebe wie Sehnen, Muskeln und Haut wie ein Polster vor einer mechanischen Reizung durch Knochen. Die Schleimbeutel enthalten Gelenkflüssigkeit und verteilen den Druck beispielsweise zwischen Knochen und Muskeln gleichmäßig.

Bursitiden kommen akut oder chronisch vor, letztere manchmal mit Kalkablagerungen. Symptome sind schmerzhafte Verdickungen im Bereich von Sehnenansätzen und Gelenkkapseln, zum Beispiel am Knie, an den Ellenbogen oder an den Fersen. Dort sammelt sich auch Flüssigkeit an, die Stellen sind gerötet und heiß – die klassischen Entzündungszeichen.

Was sind die Ursachen?

Die meisten Schleimbeutelentzündungen werden durch Druck und Fehlbelastung verursacht. Sie kommen aber auch als Begleiterscheinung von chronisch entzündlichen Rheumaformen wie der Polyarthritis oder von Bindegewebserkrankungen vor. Im Rahmen einer Gicht können sich die Schleimbeutel aufgrund der Reizung durch Harnsäurekristalle entzünden, die sich in den Gelenken abgelagert haben. Bakterielle Entzündungen der Schleimbeutel sind eher die Ausnahme.

Moderne Homöopathie bei Schleimbeutelentzündung

Akute Schleimbeutelentzündungen sind der Inflammationsphase zuzuordnen. Die chronischen Entzündungen mit Einlagerung von Kalk gehören in die Depositionsphase.

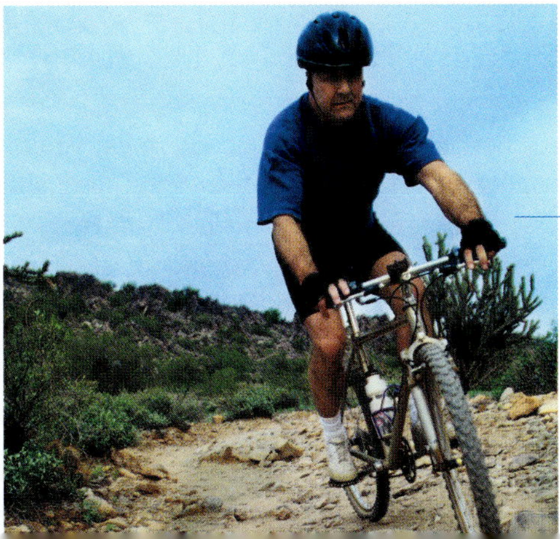

Starke Belastungen wie beim Querfeldein-Radfahren können die Schleimbeutel reizen.

Das entzündete Gelenk regelmäßig eincremen.

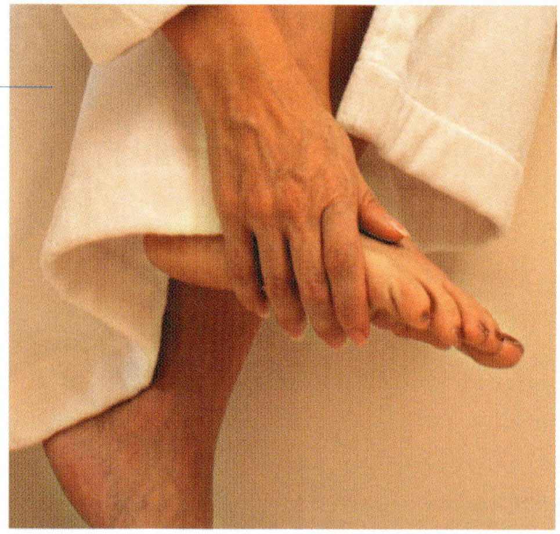

> MEDIKAMENTE ZUM EINNEHMEN: Basismittel ist auch hier Traumeel (Tabletten, Tropfen) in Kombination mit Arnica Tropfen, insbesondere bei druck- oder stoßbedingten Schleimbeutelentzündungen. Bei starken Schwellungen sollte an Apis-Homaccord Tropfen gedacht werden. Osteoheel Tabletten kommen vor allem dann zur Anwendung, wenn Knochenvorsprünge oder Verdickungen (Exostosen) die Schleimbeutelreizung verursachen. Besonders gut haben sich auch Salben wie Traumeel, Arnica-Salbe-Heel, Zeel oder Lymphdiaral Drainagesalbe bewährt.

> INJEKTIONSBEHANDLUNG DURCH THERAPEUTEN: Zunächst sollte der Schleimbeutelinhalt mittels einer Punktion herausgezogen werden.

Zur medikamentösen Behandlung hat sich die Injektion von Traumeel, eventuell zusammen mit Lymphomyosot unmittelbar in den betroffenen Schleimbeutel bewährt. Auch kann der Schleimbeutel mit homöopathisch aufgearbeiteter Ameisensäure umspritzt werden, zusammen mit Lymphmitteln wie Lymphomyosot. Ebenso kann Apis-Homaccord lokal injiziert werden. Discus compositum Ampullen können die Abheilung fördern.

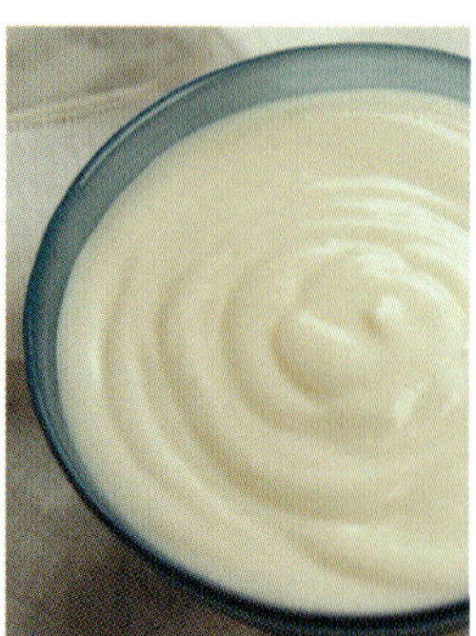

Quarkumschläge wirken der Entzündung entgegen.

Weitere Therapien bei Schleimbeutelentzündung

Bei mechanischen Druck- oder Fehlbelastungen muss die verursachende Tätigkeit unbedingt ausgeschaltet werden. Sind die Schleimbeutelentzündungen durch andere rheumatische Erkrankungen bedingt, sind diese zu behandeln. Bei hartnäckigen Bursitiden können der Einsatz von Blutegeln (Seite 103) oder das Cantharidenpflaster (Seite 104) helfen.

Tipps für den Alltag

Immer wiederkehrende Fehlbelastungen, zum Beispiel das Abstützen der Ellenbogen auf dem Schreibtisch oder berufsbedingtes Knien bei Teppichboden- oder Fliesenlegern, müssen vermieden werden. In akuten Fällen empfehlen sich eine örtliche Kälteanwendung mit Eisbeuteln und eine konsequente Schonung. Als altbewährtes Hausmittel sind nächtliche Umschläge mit Quark in ihrer teilweise erstaunlichen Wirksamkeit nicht zu unterschätzen.

Schultersteife | 5.17

Die Periarthritis humeroscapularis, abgekürzt PHS, auch vereinfacht schmerzhafte oder Duplay-Schultersteife genannt, ist eine degenerative oder chronisch entzündliche Gelenkerkrankung. Wie ihr Name sagt, tritt sie vor allem an der Schulter auf. Das lateinische „humeros" heißt Oberarm, „Scapula" ist das Schulterblatt, und die Vorsilbe „Peri-" bedeutet „um etwas herum". Es handelt sich also um arthritische Veränderungen um Oberarm und Schulter herum. Die Bezeichnung wird aber auch für entsprechende Veränderungen am Hüft- und Kniegelenk sowie am Ellenbogen benutzt. An diesem äußert sich die Erkrankung als Epicondylitis (siehe Kapitel 5.6). Letztlich umfasst die Duplay-Schultersteife eine Vielzahl krankhafter Veränderungen, die auch Weichteile wie Muskeln, Sehnen, Bänder und Kapseln betreffen. Genau genommen gehören auch die Sehnenscheidenentzündungen hierzu (siehe auch Kapitel 5.19).

Die Periarthritis humeroscapularis ist in der akuten Phase durch eine

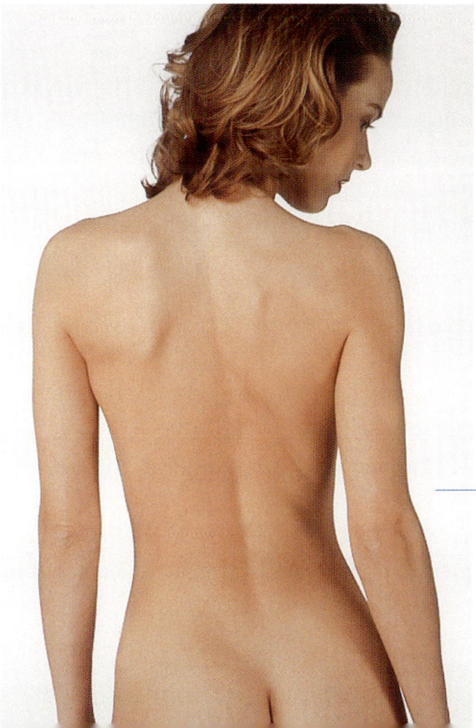

Der gesamte Bereich der Schulter und des Oberarms kann betroffen sein.

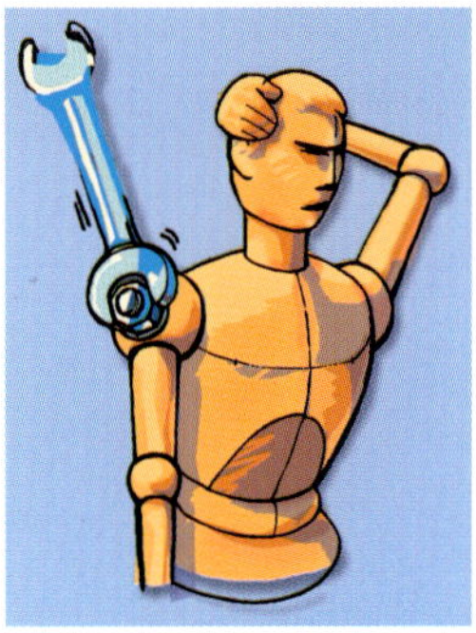

schmerzhafte Bewegungseinschränkung des Schultergelenks gekennzeichnet. Je nachdem, welche Weichteilstrukturen mitbetroffen sind, finden sich typische Schmerzpunkte an Sehnen, Bändern und Schleimbeuteln. Sie tun weh bei Druck oder bei aktiver und passiver Bewegung gegen einen Widerstand. Die Schmerzen können hochakut und durchdringend, aber auch chronisch dumpf sein und sich bei Ruhe und nachts im Bett verstärken.

Der Verlauf der Periarthritis humeroscapularis kann vielgestaltig sein. Nach ersten akuten Reizzuständen, die sich mit Phasen ungestörter Funktion abwechseln, kann sich die Erkrankung zu einer chronischen Versteifung des Schultergelenks entwickeln. Betroffen sein können die Muskeln und Sehnen, die den Oberarm drehen und führen. Man spricht dann von einem Impingementsyndrom. Muskeln und Sehnen können aber auch gerissen sein, dies wird Rotatorenmanschettenruptur genannt. Wenn die lange Bizepssehne, Schleimbeutel mit Verkalkungen und die Gelenkkapsel durch die Entzündung miteinander regelrecht verkleben, ist die Schulter wie eingefroren und kaum noch beweglich.

Was sind die Ursachen?

Neben angeborenen Gelenkformvarianten und -instabilitäten werden aus schulmedizinischer Sicht vor allem chronische Fehl- und Überbelastungen oder Verletzungen als Ursachen angesehen. Die Auslöser gelten als uneinheitlich, sind also letzten Endes unbekannt. Aus Sicht der Antihomotoxischen Medizin handelt es sich bei den Anfangsbeschwerden um eine Erkrankung der Inflammationsphasen, die sich allerdings über die Depositionsphase mit Kalkeinlagerungen bis hin zur Degenerationsphase (eingefrorene Schulter) entwickeln können.

Moderne Homöopathie bei Schultersteife

Bei verletzungsbedingten Rissen in Muskeln und Sehnen ist eine Operation unabdingbar. Allerdings sollte sich danach eine tief greifende Antihomotoxische Behandlung anschließen.

> **MEDIKAMENTE ZUM EINNEHMEN:** Als Basistherapie stehen Traumeel und Zeel compositum zur Verfügung. Ferrum-Homaccord Tropfen

weisen eine ausgeprägte Beziehung zu den Schultergelenken auf. Symptombezogene Mittel können kombiniert werden, zum Beispiel Rhododendroneel bei ausgeprägter Wetterempfindlichkeit oder Bryaconeel Tabletten (siehe auch Tabelle auf Seite 190).

> **INJEKTIONSBEHANDLUNG DURCH THERAPEUTEN:** Zur Schmerz- und Entzündungsbehandlung bieten sich in erster Linie Traumeel, Zeel compositum, Ferrum-Homaccord und Neuralgo-Rheum-Injeel an, auch zusammen mit Lymphomyosot und Chelidonium-Homaccord. Die Präparate können – zusammen mit einem örtlichen Betäubungsmittel – an Schmerzpunkte, Akupunkturpunkte oder im Sinne der Neuraltherapie um das Gelenk gespritzt werden. Auch Ubichinon compositum und Coenzyme compositum sollten intervallweise zugegeben werden. Bei den chronischen Formen empfiehlt sich die Auto-Sanguis-Stufentherapie mit den genannten Mitteln, ergänzt durch Leber- und Nierenmittel wie Hepeel, Hepar compositum und Solidago compositum. Zur örtlichen Behandlung haben sich neben Zeel compositum- und Traumeel Salbe auch Lymphdrainagesalben wie zum Beispiel Lymphdiaral Drainagesalbe bewährt.

Weitere Therapien bei Schultersteife

Injektionen mit Lymphomyosot und homöopathisch aufbereiteter Ameisensäure zeigen oft sehr gute Wirksamkeit. Auch eine Quaddelbehandlung mit Mistelpräparaten ist zu erwägen (siehe nebenstehender Kasten). Dabei wird das Mittel in und unter die Haut gespritzt. Bei der akuten Form kommen Kälte-, bei der chronischen Form Wärmeanwendungen zum Einsatz. Auch Iontophoresen, Infrarotbehandlungen, Elektrotherapie und TENS können eingesetzt werden. Konsequente Krankengymnastik ist

Was ist eine Quaddelbehandlung?

Das Quaddeln ist eine Form der Neuraltherapie (siehe Seite 137) und kann zur Schmerzbekämpfung eingesetzt werden. Hierbei wird ein lokal wirkendes Betäubungsmittel nicht tief, sondern ganz flach unter die Haut gespritzt. Es bilden sich, einem Insektenstich ähnliche, blasse Schwellungen, die als Quaddeln bezeichnet werden. Die Wirkung besteht zum einen in der Beeinflussung von Reflexzonen. Zum anderen beruhigt das Betäubungsmittel die feinen Nervenenden, so dass keine Schmerzsignale mehr vermittelt werden.

unabdingbar. Bei hartnäckig chronischen Formen sollte an Canthariden-pflaster und andere ausleitende Verfahren wie Schröpfen oder der Einsatz von Blutegeln gedacht werden. Auch Hämatogene Oxidationstherapie und Ozontherapie sollten erwogen werden. Eine Ozonspritzung unter die Haut ist häufig sehr wirksam. Neuraltherapie an Narben oder den Mandelpolen zeigt oft erstaunliche Ergebnisse. Schmerzakupunktur wird unterstützend eingesetzt, auch die Mundakupunktur nach Gleditsch ist oft sehr effektiv. Vitamin E und Enzyme wie Mulsal oder Phlogenzym sowie Phytotherapie mit Teufelskralle, Weidenrinde und Esche, Pappel, Goldrute (z.B. Phytodolor) hemmen Schmerzen und Entzündungen.

Tipps für den Alltag

Die erlernte Krankengymnastik sollte täglich konsequent beibehalten werden. Ein Schutz vor Nässe und Kälte ist meistens erforderlich. Neben einer Gewichtsnormalisierung ist Wert auf eine schadstoff-, linolsäure- und arachidonsäurearme Kost unter Beachtung der Mayrschen Esskultur zu legen. Orthomolekulare Nahrungsergänzung mit einem umfassenden Basispräparat wie zum Beispiel dem Vitalstoffgetränk LaVita, Orthomol-Präparaten oder Ähnlichem wird empfohlen.

5.18 | Schuppenflechte-Arthritis

Die Schuppenflechte oder Psoriasis ist eine häufige, chronische, schubweise verlaufende Hauterkrankung. Neben typischen Hautveränderungen kann sie in fünf bis zehn Prozent der Fälle mit chronischen gelenkzerstörenden Entzündungen, der Arthritis psoriatica – auch Psoriasisarthritis oder Arthropathia psoriatica genannt – einhergehen.

Gelenkentzündungen treten bei 15 bis 20 Prozent der Betroffenen bereits vor der ersten Hautveränderungen auf. Ein Befall der Finger- und Zehengelenke, vor allem der Endgelenke, aber auch mehrerer Gelenke eines Fingers oder einer Zehe, ist typisch. Die Kreuzbein-Darmbein-Fuge (Iliosakralgelenk) und die Wirbelsäule können beteiligt sein.

Anfangs sind nur ein oder wenige Gelenke betroffen, beschwerdefreie längere Intervalle sind häufig. Im Gegensatz zur chronischen Polyarthritis sind die Gelenkschwellungen eher derb, die Deformierungen und Behinderungen im Allgemeinen geringer ausgeprägt. Rheumaknoten wie bei der chronischen Polyarthritis finden sich nicht. Die großen Gelenke sind seltener betroffen. Rückenschmerzen spielen in den Frühphasen meistens noch keine Rolle, der Befall der Wirbelsäule stellt sich meist erst im weiteren Verlauf ein.

Zu Beginn des Leidens sind die Allgemeinsymptome und Schmerzen in der Regel geringer ausgeprägt als bei der chronischen Polyarthritis, die langfristigen Veränderungen allerdings nicht weniger beeinträchtigend. Wenn noch keine typischen Haut- und Nagelveränderungen bestehen, kann die Abgrenzung zur Bechterewschen Erkrankung (siehe Kapitel 5.5) zu Anfang schwierig sein.

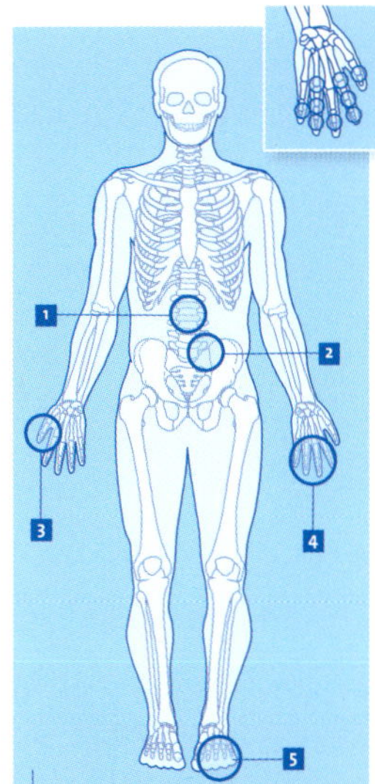

Häufig befallene Gelenke bei Schuppenflechte:
1 Wirbelsäule
2 Kreuzbein-Darm-bein-Fuge
3 Daumen
4 Finger
5 Zehen

Was sind die Ursachen?

Die Schuppenflechte und die mit ihr möglicherweise verbundene Arthritis werden häufig über erbliche Komponenten zu erklären versucht. So hat, wer bestimmte Leukozytenantigene im Blut trägt, ein erhöhtes Risiko, an einer Psoriasis zu erkranken (siehe auch Kapitel 2.1, HLA-System). Umgekehrt werden bei Gelenkbefall in Verbindung mit Schuppenflechte auch häufig bestimmte Leukozytenantigene im Blut nachgewiesen. Weiterhin werden unter anderem verschiedene psychosoziale Faktoren oder Infektionskrankheiten als Ursachen angenommen, die bei einem erblich vorbelasteten Organismus einzeln oder gemeinsam zum Ausbruch der Schuppenflechte führen können – als alleinige Hauterkrankung oder mit rheumatischen Beschwerden. Letztlich sind eindeutige Ursachen weiterhin unbekannt.

Moderne Homöopathie bei Schuppenflechte-Arthritis

Reckeweg sah in der Schuppenflechte und der mit ihr verbundenen Arthritis eine Krankheit der Degenerationsphase, also rechts des Biologischen Schnitts. Zusammen mit dem Gelenkleiden wird selbstverständlich auch die Haut im Sinne einer biologisch-ganzheitlichen Therapie behandelt.

> **MEDIKAMENTE ZUM EINNEHMEN:** Als Basisbehandlung wird neben Rheuma-Heel, Bryaconeel, Traumeel und Zeel compositum die

Einnahme von Psorinoheel Tropfen und Sulfur compositum-Heel Tabletten empfohlen. Psorinoheel dient dabei zur Anregung der Bindegewebsentgiftung und Beeinflussung erblicher Schwächen.
Die schwefelhaltigen Präparate Schwef-Heel Tropfen beziehungsweise Sulfur compositum Tabletten aktivieren die körpereigenen Abwehrmechanismen und helfen bei vielen chronischen Hauterkrankungen. Die Eigenbehandlung mit Psorinoheel, Schwef-Heel oder Sulfur compositum sollte allerdings niemals ohne die Kontrolle durch einen Therapeuten durchgeführt werden, da ausgeprägte Erstverschlimmerungen eintreten können.

> **INJEKTIONSBEHANDLUNG DURCH THERAPEUTEN:** Mischinjektionen mit Traumeel, Zeel compositum, Discus compositum Ampullen und anderen Injektionspräparaten in Abhängigkeit von der individuellen Symptomatik werden in Kombination verabreicht. Dabei wird auch abgewechselt mit Präparaten zur Verbesserung der Entgiftung, Aktivierung blockierter Enzyme und Anregung der Regeneration (siehe Tabelle).

Auch Nosoden können gezielt eingesetzt werden, wenn der Patient schon einmal eine Infektionserkrankung hatte, die mit Medikamenten unterdrückt wurde oder wenn erste Beschwerden im Zusammenhang

Homöopathische Medikamente zur Behandlung von Schuppenflechte-Arthritis.

Homöopathisches Präparat	Wirkung
Hepar compositum und Hepeel	Anregung und Unterstützung der Leberentgiftung
Solidago compositum Ampullen	Anregung und Unterstützung der Nierenfunktion
Lymphomyosot, Galium-Heel	Aktivierung der Entgiftung und der unspezifischen Abwehr
Engystol, Thyreoidea compositum, Tonsilla compositum, Thalamus compositum	Stimulierung zentraler Steuerungsfunktionen, der körpereigenen Abwehr sowie der Drüsen- und Bindegewebsfunktionen
Katalysatoren des Zitronensäurezyklus, Coenzyme compositum und Ubichinon compositum	Anregung des Zellstoffwechsels und Deblockierung gestörter Zellenzymsysteme
Os suis-Injeel, Cartilago suis-Injeel, Discus compositum	Anregung der Zellregeneration

mit einer solchen Erkrankung, beispielsweise einer Grippe, aufgetreten sind. Dann bietet sich zum Beispiel Grippe-Nosode-Injeel an.

Gespritzt wird in den Muskel, unter die Haut, in die Vene oder in Akupunkturpunkte. Besonders bewährt ist die Anwendung als Auto-Sanguis-Stufentherapie.

Weitere Therapien bei Schuppenflechte-Arthritis

In erster Linie kommen die unter Behandlung der chronischen Polyarthritis aufgeführten Verfahren (Kapitel 5.2) zur Anwendung. Bei der Schuppenflechte wird häufig eine Lichttherapie mit UV-A- oder UV-B-Bestrahlungen vorgenommen, wobei sich neben den Hautveränderungen auch die rheumatischen Beschwerden bessern. Vitamin-C-Hochdosis-Infusionen zusammen mit hoch dosierten Vitamin-B-Komplex-Injektionen unterstützen die dargestellten Maßnahmen.

Tipps für den Alltag

Entspannungsverfahren, Ernährungsumstellung und orthomolekulare Nahrungsergänzung wie unter chronischer Polyarthritis dargestellt werden unterstützend empfohlen. Selbstverständlich ist auch bei der Schuppenflechte-Arthritis eine tägliche Krankengymnastik zu Hause unabdingbar.

Bäder mit dem Salz des Toten Meeres sind oft hilfreich. Zur lokalen Behandlung der Haut stehen Präparate wie Rubisan Salbe mit dem Wirkstoff Mahonia aquifolium zur Verfügung. Auch die Indische Weihrauchsalbe Zilly zeigt oft gute Wirkung. Die biochemischen Salben nach Dr. Schüßler können einzeln oder auch gemischt sehr wirksam sein. Es handelt sich dabei um homöopathisch aufbereitete Mineralstoffsalben – wie Silicea-, Calcium fluoratum-, Natrium sulfuricum-Salbe und andere.

Sehnenscheidenentzündung | 5.19

Die Sehnen- oder Sehnenscheidenentzündung, auch Tendovaginitis genannt, gehört wie die Schleimbeutelentzündung zu den Erkrankungen des Gleitgewebes. Dieses umfasst Sehnen, Sehnenscheiden und

Schleimbeutel. Die Sehnenscheidenentzündung äußert sich in Bewegungs-, Belastungs- und Druckschmerz. Außerdem kann es zu Schwellung, Rötung und Überwärmung kommen. Bei der Tendovaginitis crepitans ist zusätzlich bei jeder Bewegung ein Reibe- und Knirschgeräusch zu hören, als ob man durch frischen Pulverschnee gehen würde (crepitans bedeutet knirschend.) Bei knotigen Verdickungen der Sehne oder Verengung der Sehnenscheide spricht man von einer Tendovaginitis stenosans (stenosans bedeutet einengend).

Was sind die Ursachen?

Meist werden chronische Überlastungen im Beruf oder Fehlbelastungen bei ungewohnten Freizeittätigkeiten für eine Sehnenscheidenentzündung verantwortlich gemacht. Sie beruht auf akuten oder chronischen Mikroverletzungen des Sehnengewebes. Auch Durchblutungsstörungen und psychosoziale Stressfaktoren werden als Ursachen diskutiert.

Moderne Homöopathie bei Sehnenscheidenentzündung

Die Sehnenscheidenentzündung wird der Inflammationsphase zugeordnet.

> **MEDIKAMENTE ZUM EINNEHMEN:** Neben dem Entzündungs- und Schmerzmittel Traumeel kommen als Basistherapie Discus compositum

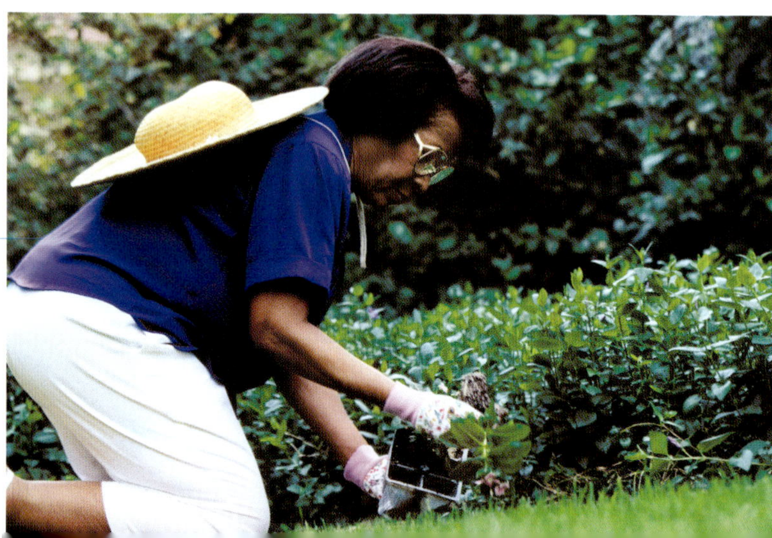

Ungewohnte, einseitig belastende Bewegung kann zu einer Sehnenscheidenentzündung führen.

Tropfen zur Anwendung. Als Ausleitungsmittel empfiehlt sich die konsequente Verabreichung von Lymphomyosot Tropfen. Symptombezogen kommen Apis-Homaccord Tropfen, Arnica Tropfen, Bryaconeel Tabletten oder Rhododendroneel Tropfen in Betracht. Bei Tendovaginitis crepitans oder stenosans sind Graphites-Homaccord Tropfen angezeigt. Zeel compositum Tabletten haben sich besonders bei entzündlichen Veränderungen der langen Sehnen, zum Beispiel der Bizepssehne, bewährt. Zur örtlichen Behandlung stehen Traumeel Salbe, Arnica-Salbe-Heel, die Lymphdrainagesalbe Lymphdiaral Drainagesalbe oder das Beinwellpräparat Infiossan-Lösung zur Verfügung.

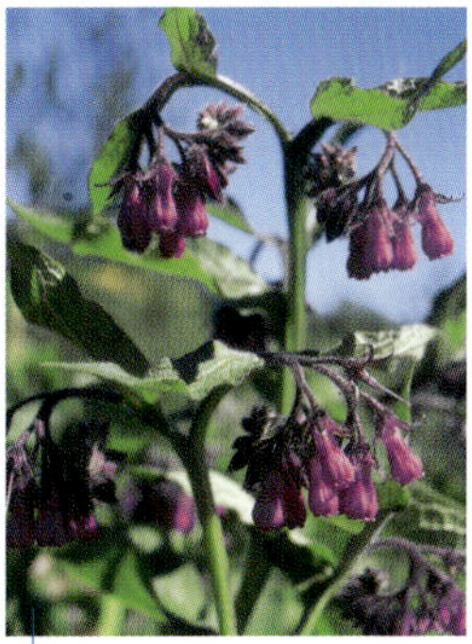

Symphytum officiniale, Beinwell

> **INJEKTIONSBEHANDLUNG DURCH THERAPEUTEN:** Neben den angeführten Mitteln Traumeel, Discus compositum, Zeel compositum, Graphites-Homaccord und den Katalysatoren des Zellstoffwechsels wie Ubichinon compositum und Coenzyme compositum sollte an Einzelmittel-Injeele wie Symphytum, Ruta, Arnica, Bryonia und andere gedacht werden. Diese Präparate können zusammen mit Lymphomyosot auch als Auto-Sanguis-Stufentherapie verabreicht werden.

Weitere Therapien bei Sehnenscheidenentzündung

Die lokale Einspritzung von homöopathisierter Ameisensäure, Lymphmitteln wie Lymphomyosot und eventuell örtlichen Betäubungsmitteln erweist sich in vielen Fällen als sehr effektiv. Auch Neuraltherapie und Akupunktur können sehr hilfreich sein. Lymphdrainage kann empfohlen werden. Neben Ruhigstellung durch Schienen und Schonung wirken örtliche Kälteanwendungen entzündungshemmend und schmerzlindernd. In hartnäckigen Fällen sind Iontophoresen mit zum Beispiel Traumeel Salbe, TENS und andere physikalisch-elektrische Verfahren angezeigt. Ebenso können Blutegel, Cantharidenpflaster, Schröpfen oder Baunscheidtieren helfen.

Tipps für den Alltag

Einseitige Über- und Fehlbelastungen sollten insbesondere in der Freizeit vermieden werden.

Feuchte Umschläge und örtliche Kälteanwendungen sind empfehlenswert, da sie der Entzündung entgegenwirken. Psychosoziale Stressfaktoren sollten – soweit möglich – ausgeschaltet oder durch Entspannungsverfahren kompensiert werden.

5.20 | Sjögren-Syndrom

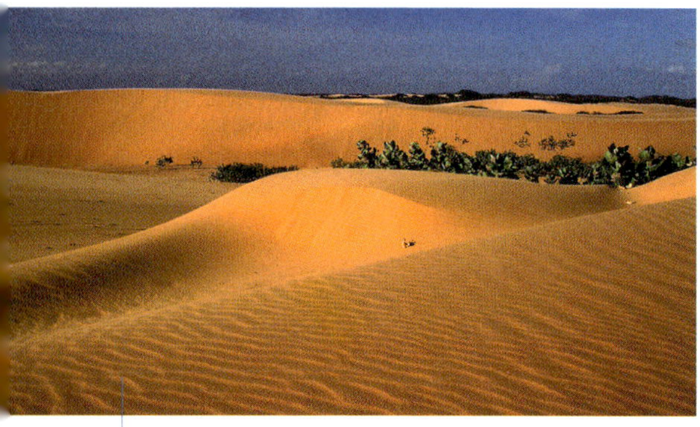

Trocken wie bei einer Wüstenwanderung fühlen sich Augen, Mund und Nase bei Sjögren-Syndrom an.

Das vorherrschende Symptom des Sjögren-Syndroms ist Trockenheit. Die Augen fühlen sich an, als ob Sandkörner darin wären, Mund und Nase sind trocken und die Speicheldrüsen geschwollen. Auch den Schleimhäuten im Bereich der Harnwege und Geschlechtsorgane fehlt Feuchtigkeit.

Damit einhergehend können sich Gelenkentzündungen, Muskelschmerzen, Atemwegs- und Schluckbeschwerden, Bronchitis und Probleme mit dem Magen-Darm-Trakt einstellen wie Magenschleimhaut- und Bauchspeicheldrüsen-Entzündungen. Zusätzlich können Lymphknoten und Milz anschwellen und Nieren und Herzbeutel können sich entzünden. Das Krankheitsbild ist nach dem dänischen Augenarzt Hendrik Sjögren benannt, der es 1933 erstmals genauer beschrieb.

Was sind die Ursachen?

Das Sjögren-Syndrom ist eine chronische Autoimmunerkrankung, bei der sich zahlreiche Antikörper gegen körpereigene Strukturen bilden. Die Ursachen sind bislang unbekannt. Eine genetische Veranlagung wird vermutet.

Etwa 20 Prozent der Patienten mit chronischer Polyarthritis und 10 Prozent derjenigen mit Lupus erythematodes leiden zusätzlich an einem Sjögren-Syndrom. Auch bei anderen Bindegewebs- und bei Leberleiden kann es als Folgekrankheit auftreten. Besonders Frauen im mittleren Lebensalter erkranken an einem Sjögren-Syndrom.

Moderne Homöopathie beim Sjögren-Syndrom

Das Sjögren-Syndrom wird der Degenerationsphase zugeordnet.

> **MEDIKAMENTE ZUM EINNEHMEN:** Hauptmittel sind Belladonna-Homaccord Tropfen, die am besten mit Mitteln in Injeel-Form gemischt werden, die sich gegen die Trockenheitssymptome richten. Solche „trockenen" Mittel sind zum Beispiel Ambra-, Causticum- oder Magnesium carbonicum-Injeel sowie Oculoheel Tabletten als augenspezifische Zubereitung. Lymphomyosot sollte als Ausleitungsmittel in der Basisbehandlung nicht fehlen. Bei Gelenk- und Muskelschmerzen werden die in den entsprechenden Kapiteln aufgeführten Präparate eingesetzt (z.B. Arthritis Kapitel 5.2, Muskelerkrankungen Kapitel 5.11).

> **INJEKTIONSBEHANDLUNG DURCH THERAPEUTEN:** An erster Stelle werden Belladonna-Homaccord und symptombezogene Injeele als Injektion verabreicht, auch an Neural- und Akupunkturpunkte. Entsprechend der Zuordnung zur Degenerationsphase werden Lymphomyosot, Galium-Heel, Engystol, Katalysatoren wie Ubichinon compositum und Coenzyme compositum, Leber- und Nierenmittel wie Hepar compositum und Solidago compositum verwendet. Neben Psorinoheel kommen abhängig von der Krankheitsvorgeschichte entsprechende Nosodenpräparate in Betracht. Mucosa compositum, Oculus totalis suis-Injeel, Mucosa nasalis suis-Injeel, Parotis suis-Injeel und andere Suis-Organ-Injeele werden je nach Befall eingesetzt. Insbesondere die Auto-Sanguis-Stufentherapie mit den aufgeführten Mitteln kann hilfreich sein. Eine Vitamin-C-Hochdosistherapie dient zur breit wirkenden Unterstützung.

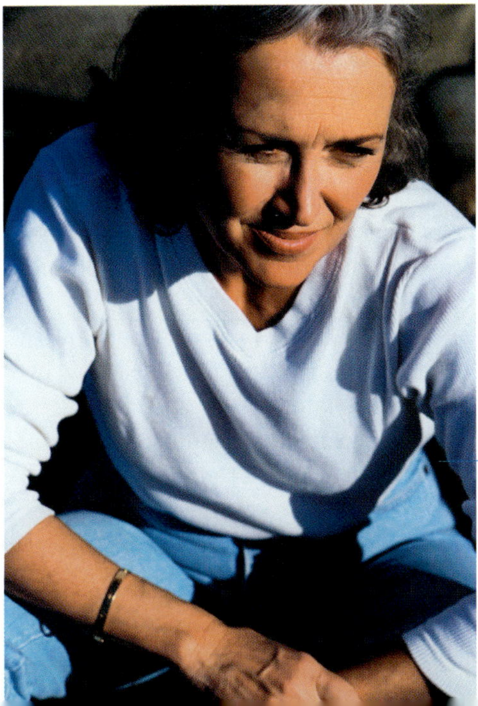

Das Sjögren-Syndrom tritt häufig bei Frauen mittleren Alters auf.

Weitere Therapien beim Sjögren-Syndrom

Die Behandlungsprinzipien entsprechen denen anderer Autoimmunleiden. Bei Gelenkbeschwerden können pflanzliche Schmerz- und Entzündungsmittel wie Teufelskralle (z.B. Allya Tabletten) und Weidenrinde (z.B. Assplant) eingesetzt werden. Eine Enzymtherapie mit Mulsal oder Phlogenzym ist ebenso wie Vitamin E empfehlenswert. Vorsichtig dosierte Kneipp-Therapie und physikalische Verfahren unterstützen die Aus- und Ableitung von Schadstoffen.

Hämatogene Oxidationstherapie und Ozontherapie können in den Therapieplan integriert werden. Eine Behandlung nach Mayr oder eine mikrobiologische Therapie dienen einer tief greifenden Entgiftung des gesamten Organismus und einer Sanierung des Magen-Darm-Milieus.

Tipps für den Alltag

Eine Ernährungsumstellung auf schadstoff-, linolsäure- und arachidonsäurearme Kost unter Beachtung der Mayrschen Esskultur wird empfohlen. Weiterhin sind im Wesentlichen die bei der chronischen Polyarthritis (Kapitel 5.2) angesprochenen Selbsthilfemaßnahmen hilfreich.

5.21 | Vaskulitis

Eine Vaskulitis ist durch entzündliche Veränderungen der arteriellen und venösen Blutgefäßwände gekennzeichnet („vas" bedeutet Gefäß, die Endung „-itis" bedeutet Entzündung). Dazu werden verschiedene Krankheitsbilder gezählt, die sich hinsichtlich Ursachen, Lokalisation, Schweregrad und Art der befallenen Gefäße voneinander unterscheiden.

Neben primär systemischen, also den ganzen Körper betreffenden Vaskulitiden gibt es auch sekundäre Formen, die andersartige Grunderkrankungen wie Infektionen, Krebserkrankungen oder Polyarthrits begleiten. Gemeinsam ist allen diesen Krankheitsbildern, dass sie mit Fieber, Muskelschmerzen und Gelenkentzündungen der betroffenen Körperregionen einhergehen können, also unter anderem auch rheumatische Symptome aufweisen.

Was sind die Ursachen?

Zu Blutgefäßentzündungen kommt es aus meist unbekannten Ursachen. Verschiedene Komponenten des Immunsystems wie Immunkomplexe, Autoantikörper, T-Lymphozyten oder andere hyperaktive Immunzellen sind daran beteiligt. Infektionen, aber auch Medikamente und andere, noch unklare Stoffe und Faktoren können in einigen Fällen die verschiedenen Immunphänomene auslösen.

Moderne Homöopathie bei Vaskulitis

Für die Antihomotoxische Behandlung wie auch für weitere Therapien und Selbsthilfe kann auf die entsprechenden Abschnitte bei der Polymyalgia rheumatica verwiesen werden (siehe Kapitel 5.14). Denn dort besteht auch eine systemische Vaskulitis.

Spezial: Rheuma bei Kindern | 5.22

Dass auch Kinder an Rheuma erkranken können, ist vielen Menschen nicht bewusst. Schließlich klagen Kinder recht häufig über Gelenkschmerzen, besonders im Knie- und Fußbereich, ohne dass ein krankhafter Befund dahinter steht. Flüchtige Gelenkschmerzen ohne organischen Befund können nach Überanstrengung eintreten, aber auch psychogen bedingt sein, um die Aufmerksamkeit der Eltern auf sich zu lenken.

Dennoch muss, wenn die Beschwerden häufiger auftreten, an eine Erkrankung des Rheumatischen Formenkreises gedacht werden. Denn wie für Erwachsene, so gilt auch für Kinder: Je früher die Krankheit erkannt wird, desto besser sind die Heilungschancen und desto sicherer lassen sich Gelenkdeformationen oder andere bleibende Schäden verhindern.

Wenn Kinder unter Rheuma leiden, dann reicht es nicht aus, ihnen die gleiche Behandlung wie Erwachsenen zu geben und lediglich die Dosis zu reduzieren. Kinder benötigen eine spezielle Therapie, die auch die durch die Krankheit unweigerlich eintretende soziale und psychische Belastung berücksichtigt. Es gibt in Deutschland mittlerweile mehrere Rheumazentren, die speziell auf die Behandlung von Kindern eingestellt sind. Adressen erfahren Sie zum Beispiel bei der Deutschen Rheumaliga in Bonn.

Rheuma bei Kindern ist in der Regel ein entzündliches Geschehen. Das Verschleißrheuma des älteren Menschen kommt im Kindesalter noch nicht vor. Bei und nach Infektionskrankheiten kann es zu Gelenkreaktionen kommen – eine reaktive Arthritis. Eine flüchtige Hüftgelenksentzündung, auch Hüftschnupfen genannt, ist nach Infektionen der oberen Atemwege bekannt. Aber auch Magen-Darm- und Harnwegsinfekte können mit solchen reaktiven Gelenkentzündungen einhergehen. Das Rheumatische Fieber kann etwa drei bis vier Wochen nach einem Streptokokkeninfekt im Nasen-Rachen-Raum als Folgekrankheit auftreten. In seltenen Fällen ist insbesondere bei atypischem Gelenkbefallmuster auch an bösartige Krankheiten sowie Bluterkrankungen zu denken.

Kindliches Rheuma im engeren Sinne, die juvenile chronische Arthritis, umfasst verschiedene, uneinheitliche, auch von der Prognose her unterschiedliche Krankheitsbilder. Es beginnt vor dem 16. Lebensjahr und ist mit andauernden oder immer wiederkehrenden schmerzhaften Gelenkentzündungen von mindestens dreimonatiger Dauer verbunden. Hierzu gehören:

- Systemische juvenile chronische Arthritis (Still-Syndrom),
- seronegative Polyarthritis,
- seropositive Polyarthritis,
- Oligoarthritis Typ I (frühkindlich, auch Kleinmädchenform genannt),
- Oligoarthritis Typ II (ab Schulkindalter, auch Großjungenform genannt).

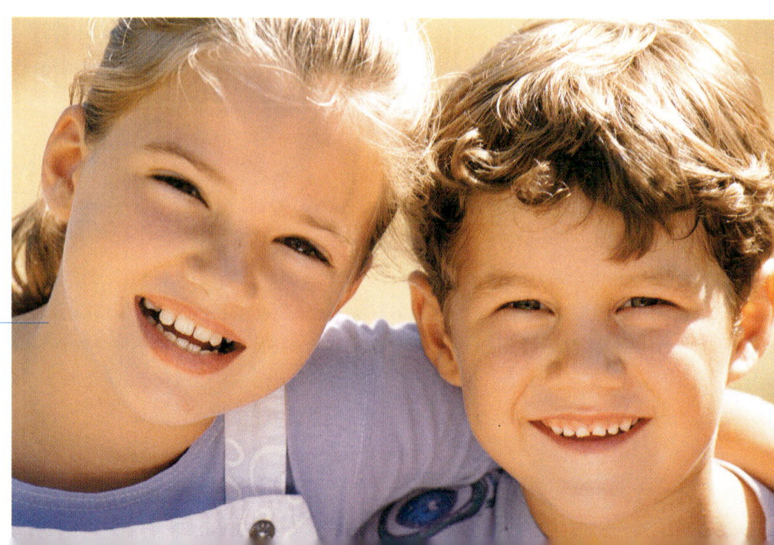

Auch Kinder können an Rheuma erkranken.

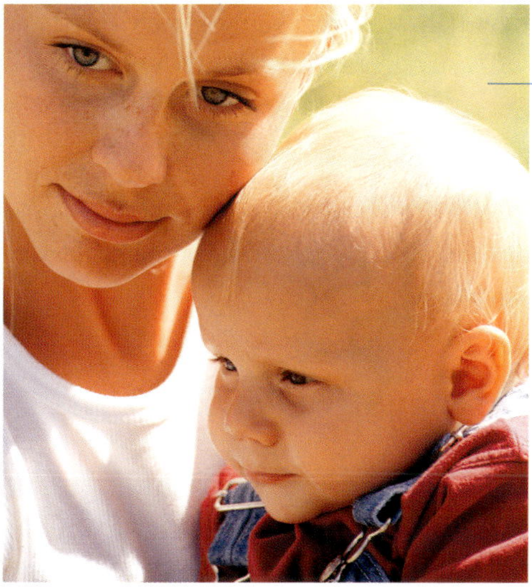

Die systemische juvenile chronische Arthritis tritt vor dem 6. Lebensjahr auf.

Als Untergruppe davon abzutrennen ist die seltenere juvenile Arthropathie bei Schuppenflechte. Auch bei Kindern, die unter chronischen Darmerkrankungen wie Morbus Crohn oder Colitis ulcerosa leiden, kann es zu begleitenden rheumatischen Erkrankungen kommen.

An einem chronisch entzündlichen Rheuma erkranken rund 1 000 Kinder im Jahr neu, für Deutschland wurden fünf Neuerkrankungen pro 100 000 Kinder unter 16 Jahren ermittelt. Mädchen erkranken rund zweimal häufiger als Jungen. Hauptsächliches Erkrankungsalter sind das zweite bis fünfte. sowie das fünfte bis zwölfte Lebensjahr.

Systemische juvenile chronische Arthritis

Die systemische juvenile chronische Arthritis ist auch unter dem Namen Still-Syndrom bekannt – nach dem englischen Pädagogen Sir George Still (1868 – 1941). Sie ist die schwerste Form der kindlichen Polyarthritis. Die Erkrankung tritt vor dem sechsten Lebensjahr auf, wobei das Geschlechtsverhältnis gleich ist.

Hohes, über Wochen täglich schubweise auftretendes Fieber mit schwerstem Krankheitsgefühl geht mit fleckig-knotigem, rotem Hautausschlag einher. Mit dem Rückgang des Fiebers verschwindet. auch der Hautausschlag wieder. Lymphknoten, Milz und Leber können stark anschwellen. Bauchschmerzen, Herzbeutelentzündung, im weiteren Verlauf auch Lungen- und Nierenveränderungen, können sich einstellen. Dagegen finden sich keine Augenveränderungen oder Rheumaknoten.

Anfangs klagen die betroffenen Kinder über allgemeine Muskel- und Gelenkschmerzen ohne sichtbare Gelenkschwellungen. Oft erst Monate oder Jahre später können sich deutliche arthritische Schwellungen einzelner oder auch mehrerer großer und kleiner Gelenke zeigen.

Die Erkrankung verläuft oft in Schüben mit beschwerdefreien Zeiten und erneuten Krankheitszeichen. Ein Drittel leidet unter den Schüben, auch mit Zerstörungen zum Beispiel der Hand- und Hüftgelenke. Zwei Drittel der kranken Kinder werden spätestens mit der Pubertät wieder gesund. Fünf bis zehn Prozent der Kinder können an dieser Rheumaform sterben.

Seronegative Polyarthritis

Die seronegative Polyarthritis, auch als kindliche Polyarthritis oder polyartikuläre Form der juvenilen chronischen Arthritis bezeichnet, ist die zweithäufigste Rheumaform bei Kindern. Sie kann in jedem Kindesalter, auch schon im ersten Lebensjahr auftreten, wobei Mädchen häufiger als Jungen betroffen sind.

Kennzeichnend ist der seitengleiche Befall der großen Gelenke und oft auch der Halswirbelsäule, seltener der Fingergelenke. Die Sehnenscheiden an Händen und Füßen können mitbetroffen sein. Ohne Behandlung kommt es dadurch zu Verkürzungen und Einschränkung der Beweglichkeit. Im Blutserum lassen sich keine Rheumafaktoren feststellen, daher der Name seronegative Polyarthritis. Der Verlauf dieser kindlichen Rheumaform ist günstiger als die Erwachsenenform, verursacht weniger Gelenkzerstörungen und wird von vielen Kindern langfristig überwunden.

Seropositive Polyarthritis

Die seropositive Polyarthritis, auch Erwachsenentyp der Arthritis genannt, ist bei Kindern relativ selten und betrifft bevorzugt Mädchen zu Beginn der Pubertät. Die Symptomatik ähnelt der chronischen Polyarthritis der Erwachsenen, mit symmetrischem Befall von Finger-, Zeh-, Hand- und Fußgelenken und auch frühzeitig der Halswirbelsäule. Im Blutserum können Rheumafaktoren gemessen werden, deshalb die Bezeichnung „seropositiv". Die Krankheit schreitet rasch fort mit Gelenkzerstörungen, entzündlichen Gefäßveränderungen und Rheumaknoten in Weichteilen an Gelenken und Sehnenscheiden.

Oligoarthritis Typ I

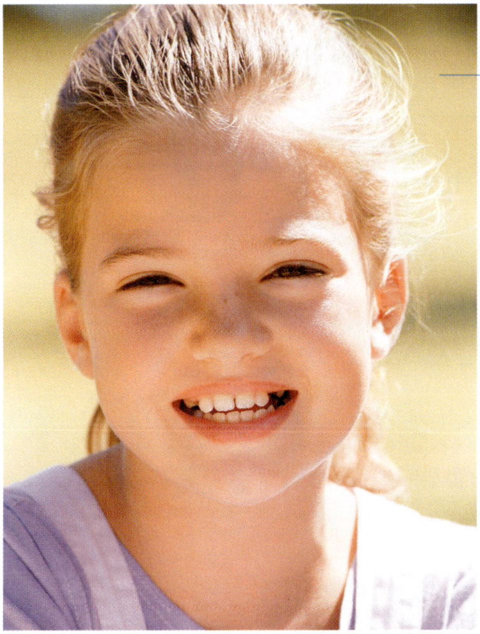

Vorwiegend Mädchen können an einer Oligoarthritis Typ I erkranken.

An der Oligoarthritis Typ I erkranken überwiegend Mädchen zwischen dem ersten und sechsten Lebensjahr. Daher wird sie auch Kleinmädchenform genannt. Betroffen sind meist wenige, etwa ein bis vier Gelenke, und zwar nur an einer Körperseite. Davon leitet sich der Name ab: „Oligo-“ bedeutet wenig. Es handelt sich überwiegend um Gelenke an den Beinen, also Knie-, Sprung- und Zehengelenke. Aber auch Hand- und Ellenbogengelenke können arthritisch mitbefallen sein. Bei der Hälfte der Kinder tritt gleichzeitig eine Entzündung der Regenbogenhaut im Auge auf, auch als Iridocyclitis bezeichnet. Sie verläuft schleichend und oft beschwerdefrei, kann aber zu schwerwiegenden Sehstörungen führen. In seltenen Fällen geht die Oligoarthritis Typ I in eine Polyarthritis über. Im Allgemeinen aber sind die langfristigen Heilungsaussichten bei entsprechender Behandlung als günstig zu bezeichnen.

Oligoarthritis Typ II

Die Oligoarthritis Typ II betrifft überwiegend Jungen ab dem Schulkindalter mit meist asymmetrischen Gelenkentzündungen. Häufig sind es ein oder zwei große Gelenke an den Beinen – Hüft-, Knie- oder Sprunggelenke. Oft bestehen Schmerzen im Bereich von Sehnenansätzen, besonders an der Achillessehne der Ferse, aber auch an Knie, Beckenkamm, Schulterblatt oder Ellenbogen. Auch die Kreuz-Darmbein-Fugen oder die Wirbelsäule können im weiteren Verlauf befallen sein. Tief sitzende Kreuzschmerzen, insbesondere nach längerem Sitzen oder

Vorwiegend Jungen können an einer Oligoarthritis Typ II erkranken.

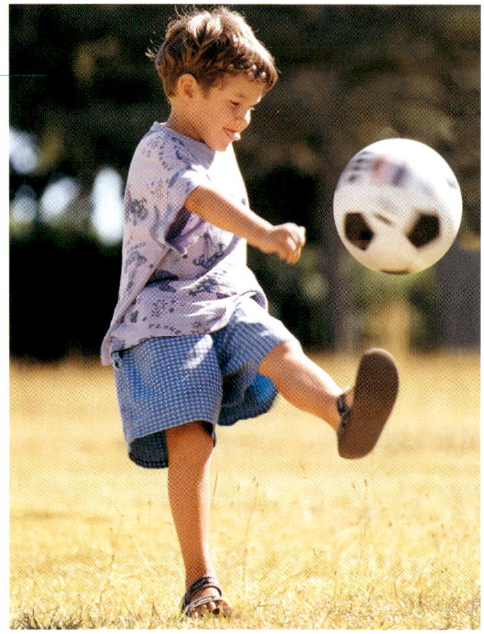

Liegen werden oft beklagt. Rheumatische Mitreaktionen der Augen zeigen sich als Iridocyclitis mit Augenschmerzen, Rötung, Lichtscheu und Sehstörungen. Der Verlauf dieses Rheumaleidens ist recht günstig. In seltenen Fällen geht es in eine Bechterewsche Erkrankung über (siehe hierzu Kapitel 5.5).

Was sind die Ursachen?

Letztlich ist die Ursache der verschiedenen kindlichen Rheumaformen noch unklar. Genetische Veranlagung ist sicherlich ein Aspekt. Die Autoimmunreaktionen können nach vorangehenden Erkrankungen wie Virusinfektionen auftreten, oft sind jedoch selbst die Auslöser nicht bekannt.

Moderne Homöopathie für Kinder mit Rheuma

Die Antihomotoxische Behandlung erfolgt unterstützend zur schulmedizinischen Rheumatherapie. Prinzipiell kommen die Präparate in Frage, die bei der chronischen Polyarthritis von Erwachsenen aufgeführt sind (siehe Kapitel 5.2). Allerdings wird man in aller Regel von Spritzen absehen. Die entsprechenden Mittel in Ampullenform können problemlos als Trinkampullen verwendet werden. Dabei wird die Dosis gemäß dem Alter des Kindes reduziert. Auch kann der Ampulleninhalt mit anderen flüssigen Zubereitungen gemischt werden, zum Beispiel Traumeel Tropfen oder Lymphomyosot Tropfen.

> **DOSIERUNG BEI SÄUGLINGEN UND KINDERN:** Die Dosierungsangaben in der Tabelle sind nur als praxisbewährte Richtlinien,

Mittel	Säuglinge und Kinder unter 2 Jahren	Kinder zwischen 2-5 Jahren	Kinder ab 6 Jahren
Tropfen allgemein	3-mal 3 Tropfen	3-mal 5 Tropfen	3-mal 10 Tropfen
Lymphomyosot-Tropfen	3-mal 5 Tropfen	3-mal 8 Tropfen	3-mal 15 – 20 Tropfen
Tabletten	3-mal 1/2 Tablette	3-mal 1 Tablette	3-mal 1 Tablette
Ampullen 1,1 ml	1/3 Ampulle	1/2 Ampulle	1 Ampulle
Ampullen 2,2 ml	1/6 – 1/3 Ampulle	1/4 – 1/2 Ampulle	1 Ampulle

Dosierung homöopathischer Heilmittel bei Kindern.

keinesfalls als starres Schema anzusehen. Grundsätzlich sollte die Dosierung auch bei Kindern individuell erfolgen. Bei akuten Beschwerden kann die altersentsprechende Dosis alle 15 Minuten über einen zweistündigen Zeitraum verabreicht werden. Die Ampullen können in der angegebenen Dosierung auch als Trinkampullen in Wasser oder gemischt in Tropfen gegeben werden. Injektionen sollten bei kleineren Kindern nach Möglichkeit nicht durchgeführt werden.

Weitere Therapien für Kinder mit Rheuma

Die weiteren Therapien und Selbsthilfemaßnahmen entsprechen denen, die bei der Erwachsenenform der Polyarthritis genannt wurden. Auch hier sollten bei Medikamenten, Vitaminen, Mineralien und Spurenelementen die Dosierung dem Alter des Kindes angepasst sein.

Nicht-medikamentöse Behandlungsverfahren und Selbsthilfemaßnahmen können nur dann durchgeführt werden, wenn dies das Alter des Kindes zulässt und sie in kindgerechter Form praktiziert werden können.

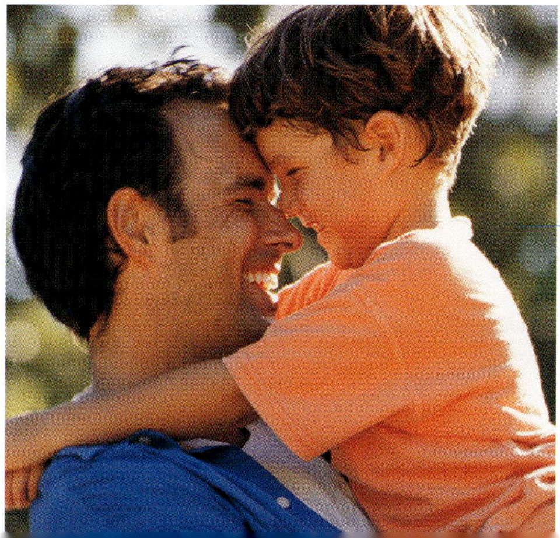

Wenn Kinder an Rheuma erkranken, ist sehr viel Eigeninitiative der Eltern gefragt

Moderne Homöopathie bei verschiedenen rheumatischen Beschwerden

Beschwerdebild	Homöopathisches Mittel
Anlaufschmerz	
schlimmer nach Ruhe und bei zu langer Bewegung, besser durch Wärme und fortgesetzte Bewegung	Rhus tox-Injeel
schlimmer bei beginnender und besser bei fortgesetzter Bewegung	Capsicum
schlimmer bei beginnender und besser bei mäßiger Bewegung	Pulsatilla-Injeel
Belastungsschmerz	
schlimmer bei Bewegung, besser bei Ruhe plötzliche Kraftlosigkeit in den Gliedern beim Gehen	Arnica-Injeel Naja tripudians
Gelenkgeräusche (Knarren, Reiben)	
Sehnen wie zu kurz, schlimmer durch Hochdruckwetter und trockenes, sonniges Winterwetter	Causticum-Injeel
schlimmer bei beginnender Bewegung, bei Ruhe, nach Ruhe und wenn die Bewegung zu lange dauert, besser durch Wärme und fortgesetzte Bewegung	Rhus tox-Injeel
Kältegefühl	
Kältegefühl allgemein, nach Durchnässen und Unterkühlung	Dulcamara-Injeel
schlimmer durch Wasser allgemein und kaltes Wasser	Ammonium carbonicum
Frostigkeit, als ob die Knochen aus Eis wären, selbst im Sommer, Kältegefühl in den langen Röhrenknochen, Missempfindungen an der Haut, Schlaflosigkeit	Aranea diadema
mit Nervenschmerzen, nervlicher und seelischer Schwäche, immer in Eile, Unsicherheit in den Beinen, schlimmer durch Hitze, besser durch Kälte und in frischer Luft	Argentum nitricum-Injeel
Verlangen nach Wärme, Nervenschmerzen, Brennschmerz	Arsenicum album

Beschwerdebild	Homöopathisches Mittel
Frostigkeit verbunden mit Abneigung gegen beginnende Bewegung, schlimmer durch Ruhe und gegen Morgen	Capsicum
Frostigkeit und Kälte, besonders von den Knien abwärts, schlimmer durch feucht-warme-Luft	Carbo vegetabilis-Injeel
Frostigkeit, empfindlich gegen Luftzug, kalte Füße, behäbig, mit gutem Appetit	Graphites-Injeel
braucht übermäßig warme Kleidung, besser durch lokale Wärme und feuchtwarmes Wetter	Hepar sulfuris-Injeel
Luftzug wird als schmerzhaft empfunden	Kalium carbonicum-Injeel
kalte Hände und Füße, eventuell Missempfindungen an der Haut und lähmige Schwäche	Latrodectus mactans
Verschleiß der Fingergelenke, schlimmer durch Kälte	Medorrhinum-Injeel
Kältegefühl am ganzen Körper oder einzelnen Abschnitten mit Verlangen nach Wärme, plötzliche Kraftlosigkeit in der Gliedern beim Gehen	Naja tripudians
schlimmer durch Sonnenhitze	Natrium carbonicum-Injeel
schlimmer durch Sonnenhitze bei Frauen	Natrium muriaticum-Injeel
schlimmer durch Kälte, Nässe, feuchtes Wetter, Nebel, aber auch Hitze	Natrium sulfuricum-Injeel
herumziehende Schmerzen, Verlangen nach frischer Luft, Venenstauungen, schlimmer durch herabhängende Beine und bei beginnender Bewegung, besser bei mäßiger Bewegung	Pulsatilla-Injeel
Frieren auch im warmen Bett, schlimmer durch Kälte	Sabadilla
Frostigkeit, schlimmer durch Wind	Sepia-Injeel
Arme und Beine wie gelähmt, Venenstauungen	Zincum metallicum-Injeel
Liegeschmerz	
Missempfindungen an der Haut, Schlaflosigkeit, Kältegefühl	Aranea diadema
schlimmer bei beginnender und besser bei fortgesetzter Bewegung, schlimmer durch Ruhe und gegen Morgen	Capsicum

Beschwerdebild	Homöopathisches Mittel
Gelenkschmerzen nachts, eventuell mit Steifigkeit der Wirbelsäule	Sulfur-Injeel
schlimmer bei Ruhe und nachts	Tarantula
Schwäche, vor allem beim Treppabgehen	
lähmige Schwäche	Latrodectus mactans
Muskelschwäche	Stannum-Injeel
Arme und Beine wie gelähmt	Zincum metallicum-Injeel
Wetterempfindlichkeit	
schlimmer durch Kälte allgemein	Psorinum-Injeel
schlimmer durch Feuchtigkeit allgemein	Aranea diadema
schlimmer durch feuchte Kälte allgemein	Medorrhinum-Injeel
schlimmer vor nasskaltem Wetter, bei kaltem Wind und bei Wetterwechsel, besser nach Abflauen eines Sturms	Rhododendron-Injeel
schlimmer vor nasskaltem Wetter und nach Regen und Durchnässen	Rhus tox-Injeel
schlimmer vor feuchtem Wetter, Nebel und bei Wärme	Natrium sulfuricum-Injeel
schlimmer bei feuchtkaltem Wetter, nach Durchnässen und Kälte, besser durch Wärme	Dulcamara-Injeel
schlimmer durch Kälte, trockene Luft im Freien, bei Sonne und Licht	Sabadilla-Injeel
schlimmer durch Hochdruckwetter und trockenes, sonniges Winterwetter	Causticum-Injeel
schlimmer durch Sonnenhitze allgemein	Natrium muriaticum oder Natrium carbonicum oder Natrium sulfuricum
schlimmer durch feuchte Wärme und Sonne	Carbo vegetabilis-Injeel
schlimmer durch Wärme und Sonne, besser durch Kälte und kalte Güsse	Ledum-Injeel

Moderne Homöopathie bei Bandscheibenerkrankungen

Wirbelsäulenabschnitt und Symptome	Homöopathisches Mittel
Halswirbelsäulen-Syndrom	
schmerzhafte, degenerative Erkrankungen der Halswirbelsäule und Brustwirbelsäule, einhergehend mit Krampf- und Muskelschmerzen, eventuell nervöser Erregung und depressiven Verstimmungszuständen	Cimicifuga-Homaccord
auffallende lähmige Schwäche, eventuell Zittern, Kopfschmerz mit Blutandrang, Migräne, Nervenschmerzen, Beschwerden schlimmer durch Witterungswechsel, dumpfe Schmerzen tief in den Muskeln	Gelsemium-Homaccord
hauptsächlich linksseitige Migräne und Nervenschmerzen, heftige Schmerzen, sehr empfindlich gegen Berührung, Schmerzen fangen morgens an, nehmen im Laufe des Tages zu und gegen Abend wieder ab (mit dem Lauf der Sonne)	Spigelon Spigelia-Injeel
arthritische, neuralgische und von der Wirbelsäule ausgehende Beschwerden	Neuralgo-Rheum-Injeel
psychosomatische Beschwerden, psychische Erschöpfung	Neuro-Injeel
Ausstrahlung in die Arme, vor allem links	Ferrum-Homaccord oder Ferrum metallicum
Ausstrahlung in die Arme, vor allem rechts	Ferrum phosphoricum
Verschleiß der Wirbel (Osteochondrose), Schwäche und Erschöpfungszustände	China-Homaccord als Basistherapeutikum
Brustwirbelsäulen-Syndrom	
Verschleiß der Wirbel (Osteochondrose), Morbus Scheuermann (Wirbelsäulenerkrankung mit Rundrückenbildung), Erschöpfung, Schwächezustände	China-Homaccord als Basistherapeutikum
Schmerzen an den Nerven der Zwischenrippen (Interkostalneuralgien), Gürtelrose, Schmerzen in der Brustwirbelsäule	Ranunculus-Homaccord

Wirbelsäulenabschnitt und Symptome	Homöopathisches Mittel
Lendenwirbelsäulensyndrom	
Nervenschmerzen, Nervenentzündungen, Ischiasschmerz, Ischiasschmerzen, Nervenschmerzen, Kreuzschmerzen	Colocynthis-Homaccord Ammonium muriaticum-Injeel
Nervenschmerzen mit Taubheitsgefühlen und anderen Missempfindungen an der Haut, besonders an Fingern und Zehen	Circulo-Injeel
Rheumatismus, Nervenschmerzen, Beschwerden wetterabhängig, schlimmer in Ruhe und nachts	Rhododendron-Injeel
Nervenschmerzen, ausgehend von den Wirbeln	Neuralgo-Rheum-Injeel
Allgemein	
heftige Muskelkrämpfe, Hexenschuss, Nackensteifigkeit, schlimmer durch die geringste Bewegung und morgens, besser in Ruhe	Bryonia-Injeel, Bryaconeel-Tabletten
heftige, schmerzhafte, akute Muskelverspannungen in verschiedenen Bereichen der Wirbelsäule, Muskelkrämpfe, Umdrehen im Bett nur mit Aufsetzen möglich, schlimmer durch Bewegung, besser in Ruhe	Nux vomica-Homaccord

Sachwortverzeichnis

Bibliografische Information Der Deutschen Bibliothek
Die Deutsche Bibliothek verzeichnet diese Publikation in der Deutschen Nationalbibliografie; detaillierte bibliografische Daten sind im Internet über http://dnb.ddb.de abrufbar.

Bitte beachten:
Jeder Benutzer ist angehalten, durch sorgfältige Prüfung der Beipackzettel der verwendeten Präparate und gegebenenfalls nach Rücksprache mit dem Arzt oder Apotheker festzustellen, ob die dort angegebenen Informationen zu Dosierung und Kontraindikationen gegenüber den Angaben in diesem Buch abweichen. Eine Haftung des Autors oder des Verlages und seiner Beauftragten für Personen-, Sach- und Vermögensschäden ist ausgeschlossen. Zu beachten sind die Hinweise im Text, die auf die Notwendigkeit ärztlicher Untersuchung und Behandlung aufmerksam machen.

Fotos: Botanik-Bildarchiv Laux, Biberach (59, 61, 63, 124, 131, 142, 146, 153, 156, 159, 161, 164, 167, 179); Prof. U. Bonse, Institut für Physik, Universität Dortmund (160); Edition Rarissima, Taunusstein: Petra Schramm, Vom Zipperlein und Gliederreißen (12); Fachklinik für Naturheilmedizin Schloss Gelchesheim, Gelchesheim (80, 82); Prof. Dr. L. Geldsetzer, Philosophische Fakultät der Universität Düsseldorf (6); Gesundheits-Zentrum Saarschleife, Mettlach-Orscholz (117); Volkhard Hühn, Wiesbaden (20, 103, 122); Institut für Geschichte der Medizin, Robert-Bosch-Stiftung, Stuttgart (66); Margaretenzentrum, Kappeln (69); Ostimex GmbH, Waldachtal (50); A. Pflüger GmbH, Rheda-Wiedenbrück (105); Radiologische Gemeinschaftspraxis Friedrichstraße, Wiesbaden (5, 29, 55); Radiologisches Institut der Hardtwaldklinik, Bad Zwesten (30); Ruck Feinmechanische Medizinprodukte, Havixbeck (51); Strathmann AG, Hamburg (62)

Zeichnungen: Maximilian Krauß
Alle übrigen Abbildungen aus dem Firmen-Archiv.

1. Auflage 2003
ISBN 3-922907-90-3

Bahnackerstraße 16, 76532 Baden-Baden
info@aurelia-verlag.de
www.aurelia-verlag.de

Umschlag- und Grundlayout: Atelier Reichert, Stuttgart
Gestaltung: Dunja Nonnenmacher
Lektorat: Frauke Bahle, Dr. Andrea Groß
Druck: Westermann Druck, Zwickau
Printed in Germany